의학 · 과학으로 입증한 탐사 보고서!

# 역삼투압 정수기를
# 고발합니다

KB191594

# 역삼투압 정수기를 고발합니다

개정판 1쇄 : 인쇄 2024년 09월 20일
개정판 1쇄 : 발행 2024년 09월 25일

지은이 : 박치현
펴낸이 : 서동영
펴낸곳 : 서영출판사

출판등록 : 2010년 11월 26일 제25100-2010-000011호)
주소 : 서울특별시 마포구 서교동 465-4, 광림빌딩 2층 201호
전화 : 070-5101-0524  팩스 : 02-338-7160
이메일 : sdy5608@hanmail.net

디자인 : 이원경

ⓒ2016박치현 seo young printed in seoul korea
ISBN 978-11-92055-32-9 03510

의학 · 과학으로 입증한 탐사 보고서!

# 역삼투압 정수기를
# 고발합니다

2015 · 서영

이 책은 물의 비밀을 자세히 밝히기 위해 광범위한 문헌조사 (논문 분석 포함)와 현장 탐사, 각종 임상실험 등을 병행하였고 20 여 명의 국내외 전문가들의 조언과 감수를 거쳐 객관적이고 과학적인 사실을 근거로 집필하였다. 그 이유는 우리가 물에 대해 너무 모르고 있다는 생각 때문이었다.

물은 결코 물이 아니었다. 우리가 매일 마시는 정수기 물이 그렇다는 것이다.

태아는 인체의 95%, 성인은 70%, 그리고 노인은 약 60%가 수분으로 이루어져 있다.

우리 몸은 20~30%의 세포가 70~80%의 물속에 떠 있는 셈이다. 그래서 동의보감에서는 인간의 수명은 물이 좌우한다고 강조하고 있다.

국내 정수기 시장의 80% 이상은 역삼투압방식, 증류수를 생산해 시중에 팔고 있다.

물의 기능을 연구하고 있는 외국 과학자들은 증류수를 죽은 물로 규정하고 있다. 죽은 물을 음용수로 사용할 수 없음은 상식적이다. 인체는 미네랄이 풍부하게 살아 있는 물을 원하기 때문이다.

역삼투압 정수기의 필터 직경은 0.0001마이크로미터로 인체 대사 기능의 필수요소인 미네랄 등 필수미량원소를 모두 걸러 버리고 pH6.0 이하의 산성수로 변한다.

인체의 pH는 7.4의 약알칼리이다. 그런데 미네랄이 없는 산성수를 계속 마시면 몸이 산성으로 변하면서 각종 질병 발생 가능성이 높은 것으로 알려져 있다.

특히 역삼투압 정수기 물을 장기적으로 마시면 암, 당뇨, 혈압, 심장병 등을 유발시키는 등 인체에 많은 부작용을 불러일으킨다는 사례 연구 보고서들이 해외 학계에서 계속 나오고 있다.

그런데 미네랄이 없는 산성수인 역삼투압 정수기 물을 온 국민이 매일 마시고 있는 나라는 한국 밖에 없다.

이유는 두 가지였다. 대부분의 국내 의사들과 정부 관계자, 심지어 물 전문가들조차 역삼투압 정수기의 문제점을 모르고 있거나 외면하고 있었다.

정수기업체들이 물 학회 관련 심포지엄 때 항상 거액의 행사 비용과 연구비를 역삼투압 정수기 업체들이 협찬하는 것도 이와 무관하지 않다고 본다. 우리나라 국민들이 믿고 마시는 역삼투압 정수기 물이 인체에 부정적인 영향을 미칠 수밖에 없는데도 국내 물 전문가들과 정부 당국이 침묵하는 배경에는 이렇게 정수기 업체들의 로비가 작용하고 있다는 의혹이 제기되고 있다.

필자는 이 책을 쓰기 위해 국내 물 전문가 수십 명을 만나 역삼투압 정수기에 대해 심도 있는 토의를 했으며 대부분 역삼투압 정수기의 문제점에 공감하면서도 선뜻 나서지 않아 애로가 많았다. 또 정수기의 문제점을 연구하고 있는 일부 전문가들도 자료만 제공하고 인터뷰에는 응하지 않았다.

필자는 시중에 가장 많이 유통되고 있는 역삼투압 정수기의 문제점을 과학적으로 입증하기 위해 독일 음용수 분석 공인기관인 독일 본 의과대학에 우리나라 정수기를 긴급 공수, 정밀조사를 실시했다.

미네랄이 전혀 없고 산성수인 한국 정수기 물은 식수로 부적합하고 장기 음용하면 인체에 악영향을 준다는 조사결과를 얻어 냈다.

또 세계물학회 미네랄 연구팀을 이끌고 있는 스웨덴의 잉그리드 박사를 만나 역삼투압 정수기가 인체에 미치는 악영향을 재입증하였다.

필자는 이 같은 외국의 연구 결과를 토대로 국내 유명 의과대학 교수들과 물 전문가들을 찾아 다니며 다시 조언을 구했다.

당시 필자는 먹는 물을 소재로 한 다큐멘터리 "워터 시크릿(2부작) — 제 1부 미네랄의 역설, 제 2부 수돗물의 역습"을 제작하기 위해 자료 수집과 전문가를 만나고 다녔다.

서울대 의과대학 이동호 교수와 건양대 의과대학 유병연 교수, 연세대 원주의과대학 이규재 교수, 상명대 강태범 교수, 최무응 박사 등 국내 최고 물 전문가들이 "워터 시크릿"의 기획의 도에 공감하고 기꺼이 참여하겠다는 답을 얻어 냈다.

역삼투압 정수기 물이 인체에 미치는 영향을 과학적으로 입증하는 국내 최초의 실험이 이때부터 시작되었다.

7개월 동안 실시된 동물실험과 식물성장실험, 세포실험, 임상실험 등에서 역삼투압 정수기 물이 인체에 미치는 부작용이 예상보다 훨씬 심각했다.

우리가 믿고 마셔온 정수기 물과 국민건강과의 상관관계를 최초로 밝혀낸 다큐멘터리가 완성돼 방송된 후 정수기업계에 지각변동이 일어나기 시작했다.

역삼투압 정수기 판매업체는 잇따른 민원과 환불 소동으로 매출이 떨어지기 시작했고 SNS를 통해 방송 내용이 전국으로 퍼지면서 수돗물을 먹는 인구가 조금씩 늘어나는 조짐을 보이기 시작했다.

국민건강을 해칠 위험성 때문에 선진국에서는 이미 음용수 사용을 제한하고 있는 역삼투압 정수기가 우리나라에서는 지금도 판매되고 있다.

정부 관계부처의 침묵이 무엇을 의미하는지 묻고 싶다.

최근 암과, 당뇨, 고혈압 등 성인병 발병률이 우리나라가 상대적으로 높다. 보건당국은 식생활의 서구화가 원인이라고 보고 있다. 그렇다면 대표적 서구화 음식인 육류를 주식으로 하는 미국과 유럽 등에 비해 우리나라 질병 발병률이 높은 이유는 무엇으로 설명할 수 있을까?

미네랄이 없는 산성수인 역삼투압 정수기 물을 마시면 미네랄 자연수를 마실 때보다 암과 당뇨 등 각종 질병 발생 가능성이 상대적으로 높다는 사실이 다큐멘터리 "워터 시크릿"의 각종 실험을 통해 밝혀졌고 외국의 연구 논문들이 이를 재입증하고 있다.

필자는 이 책을 쓰기 전에 제작한 다큐멘터리 "워터 시크릿"이 국민건강을 위한 티핑 포인트(다른 국면으로 바뀌는 임계점)가 되기를 기대했다. 국민들 대부분이 건강을 망치는 역삼투압 정수기를 맹신하고 있기 때문이었다.

물론 우리나라 국민들이 역삼투압 정수기를 비롯 다양한 정수기를 맹신하는 데에는 또 다른 문제가 있다. 업체들의 마케팅 전략, 즉 광고나 홍보에 속고 있기도 하지만 정부 당국의 대한 불신과 실제적 상황에 기인한다.

우리나라 국민의 4%만 수돗물을 식수로 사용한다. 주원인으로는 상수원 오염에 대한 불신과 노후관 방치로 인한 녹물 발생이 수돗물을 외면하는 것으로 조사되고 있다. 그런데도 정부 당국은 더 큰 일을 저지르고 있다. 그것은 바로 에폭시 배관이다.

전국 자치단체들은 상수도 배관의 부식을 방지하기 위해 관 내부를 화학물질로 코팅한 에폭시 배관을 채택하고 대대적인 교체작업을 벌이고 있다.

에폭시 배관의 내부 코팅 재료에는 강력한 접착제 역할을 하는 비스페놀A가 필수적으로 들어간다. 그래서 독일 등 선진국에서는 비스페놀A가 수돗물에 녹아 나올 가능성이 높다고 판단해 에폭시 배관 사용을 금지하고 특수제작한 주철관을 사용하고 있다.

현재 우리나라에서 에폭시 배관 사용이 폭발적으로 늘어나고 있는데 대해 전문가들은 우려의 목소리를 높이고 있다. 특히 상수도 배관 업계에서는 에폭시 배관 제작업체들이 자치단체를 상대로 물밑 로비를 벌이고 있다는 소문이 떠돌고 있다.

필자는 에폭시 배관이 국민의 건강에 미치는 영향을 알아보기 위해 발암성 환경호르몬 물질인 비스페놀A의 용출 여부 실험에 착수, 국내외 전문가들의 도움으로 비스페놀A가 상수도 배관에서 용출되고 있는 사실을 국내 최초로 입증하였다.

이와 함께 또 다른 불신 원인인 상수원 오염실태를 입체적으로 추적, 원수의 오염실태를 유역별로 정밀 분석하는 한편 환경 선진국인 독일의 상수도 정책을 현지 취재, 구체적인 대안과 해법을 제시하였다.

이 책의 바탕이 된 다큐멘터리 '워터 시크릿'은 "우리가 물을 얼마나 알고 마시는가? 우리가 마시는 정수기 물이 왜 인체에 나쁜 영향을 주는가? 김치, 된장, 고추장 등 항암음식을 많이 먹는 우리나라 사람들의 암 발병률이 상대적으로 높은 이유는 무엇인가? 당뇨병 등 노인 질환이 다른 나라보다 높은 이유는 무엇인가? 물과 건강은 어떤 상관관계가 있는가?"라는 의문점을 과학적으로 입증하고자 시작되었다.

물의 비밀을 둘러싼 의문은 끊이질 않고 있지만 우리나라의 물 연구는 초보적이 아니라 거의 전무한 상태이다.

다큐멘터리 '워터 시크릿'은 정수기 물이 필터의 세균 오염으로 건강을 해치고 있다는 단순한 관리소홀 문제의 차원을 넘어 정수방식의 심각한 문제로 인체에 독이 되는 물을 국민들이 모르고 마신다는 사실을 국내 최초로 밝혔다.

세계 장수촌 사람들이 마시는 물은 미네랄이 풍부한 약알칼리 물인데 반해 우리나라는 이와 정반대인 미네랄이 없는 산성수의 정수기 물을 마시고 있으니 건강에 적신호가 오는 것은 당연한 일이다.

이 책의 바탕이 된 다큐멘터리 '워터 시크릿(2부작)'의 주요 내용은 다음과 같은 주제를 선정해 해당 분야 최고 전문가들과 함께 과학적이고 입체적인 분석을 했다.

### 1. 동물실험, 임상실험으로 입증된 정수기물의 독성(연세대 의대 이규재 교수)

(1) 정수기 물과 미네랄워터를 한 달 동안 생쥐에게 먹여 혈당을 조사한 결과 정수기 물을 먹은 대조군의 혈당치가 현저히 올라갔다

(2) 순창군 공무원 60여명을 대상으로 정수기 물과 미네랄워터를 먹게 한 뒤 각종 건강 수치를 측정한 결과 미네랄워터 군의 활성산소가 현저히 줄어 노화예방에 크게 기여하는 것으로 밝혀졌다.(국내 최초 임상실험)

(3) 암 세포 성장률 실험에서도 정수기 물의 암 세포 성장이 빠른 것으로 조사되었다.

### 2. 부산대 의대 노인전문병원 당뇨병 임상실험

정수기 물을 마시고 있는 노인 200여 명을 대상으로 식수를 미네랄워터로 바꿔 한 달 동안 먹게 한 뒤 혈당 측정, 정수기 물을 먹던 한 달 전보다 당뇨병이 개선된 노인이 많아졌다.

### 3. 모발검사를 통한 체내 미네랄 부족현상 (대전 건양대 의대)

미네랄 부족으로 각종 질환을 앓고 있는 환자들의 공통점은 물을 적게 먹거나 정수기 물을 마시는 것으로 확인되었다.

### 4. 물과 인체의 미네랄 비교 임상 실험

미네랄이 풍부한 지하수를 먹는 농촌 초등학교 6학년 20명과 미네랄이

없는 정수기 물을 먹는 도시 초등학교 6학년 20명을 대상으로 모발검사를 실시한 결과 도시 초등학생들의 미네랄 결핍현상이 현저하게 나타났다.

## 5. 물과 막걸리 유산균의 상관관계

정수기 물과 미네랄워터, 수돗물을 이용해 막걸리를 제조해 한국식품연구원에서 유산균을 조사한 결과 정수기 물로 만든 막걸리의 유산균이 상대적으로 적게 나타났다.

## 6. 정수기 물을 먹으면 혈액 백혈구가 응고

한국물학회 김광용 박사에 의뢰해 정수기 물과 미네랄워터를 각각 먹기 전과 먹은 후의 혈액을 채취해 전자현미경으로 관찰한 결과 정수기 물을 먹은 사람들의 혈액 백혈구 응고현상이 심해 혈관질환과 물과의 상관관계가 입증되었다.

## 7. 독일 환경국에서 한국의 역삼투압 정수기 검증

한국의 역삼투압 정수기를 독일로 가져가 독일 환경국의 협조로 분석한 결과 먹는 물로 부적합 것으로 판명, 독일은 역삼투압 정수기의 부작용 때문에 사용하지 않았다. 역삼투압 정수기를 식수용으로 사용하는 나라는 거의 없었다.

## 8. 세계적인 물 과학자가 말하는 정수기 물의 부작용

스웨덴 출신의 세계적인 물 과학자는 미네랄이 없는 정수된 물을 그대로 마시면 인체에 해가 된다는 연구 논문을 소개하였다.

## 9. 미네랄이 없는 정수기 물의 부작용 지적하는 논문 정리

미네랄이 없는 정수기 물이 인체에 미치는 악영향을 밝힌 논문들을 정리하였다.

## 10. 서울대 의대 이동호 교수의 나쁜 물과 좋은 물

미네랄이 없는 물과 있는 물의 차이, 인체에 미치는 영향을 분석하였다.

## 11. 식물실험으로 입증된 정수기물의 악영향

상명대학교에서 콩나물 재배실험 결과 정수기 물이 생장속도, 크기, 비타민C 함유량에서 미네랄워터보다 훨씬 나쁜 것으로 확인되었다.

## 12. 우리나라 장수촌 물의 조건

전북 순창군 귀미리 마을 우물의 비밀과 100세 넘은 할머니의 물 먹는 습관, 그리고 물과 건강과의 상관관계를 입증하였다.

## 13. 물과 질환(울산대학 병원)

30대 여성의 대장암 종양제거 수술을 밀착 취재하면서 암과 물과의 상관관계를 분석하였다.

## 14. 물고기 실험으로 역삼투압 정수기 물의 독성 입증

어항 2개에 물고기를 넣어 수돗물과 역삼투압 정수기 물을 주입한 뒤 24시간이 지나자 정수기쪽 물고기 대부분이 폐사하였다.


필자는 이 책에서 방송 다큐멘터리의 취재 내용을 보다 자세하게 그리고 광범위하게 분석한 내용을 수록하였다. 또 그 동안 역삼투압 정수기의 부작용을 둘러싼 논란에 종지부를 찍는 과학적인 데이터를 실었다. 필자가 이 책을 쓴 가장 큰 목적은 우리가 마시는 식수에 대한 단순한 문제제기 차원을 넘어 정수기의 불편한 진실과 이론적 허구성을 파헤쳐 국민건강을 위해 정부 당국이나 전문가들이 해야 할 양심적인 의무를 부여하기 위해서이다.

2015년 6월 편집실에서 박치현 씀

# 서론

이 시대에 살고 있는 우리는 누구나 컴퓨터를 쉽게 잘 다룬다. 휴대폰이나 비디오 프로그램에도 능하고 인터넷 쇼핑도 활발하게 즐긴다. 이제 스마트 폰과 인터넷이 없는 세상은 상상할 수도 없게 되었다.

그런데 이런 시대에 정작 우리 몸의 기능을 잘 모른다. 또 인체의 70%를 차지하고 있는 물에 대해서는 몰라도 너무 모르고 있다.

물은 인간이나 동물 및 식물을 비롯해 모든 생물에게 없어서는 안 될 생명 그 자체의 일부분이다.

우리의 생명을 유지하고 있는 세포의 원형질은 평균 80%가 물이다. 따라서 수분감소현상이 나타나면 생명 자체가 위험에 빠지게 된다.

살아있는 세포의 신진대사와 성장을 위한 생리화학적인 대부분의 반응에는 물이 직접적으로 관여하고 중요한 과정에는 항상 물을 매개로 해서 진행된다.

자연에는 어디에나 물이 존재한다. 공기 중에도 100L의 부피에 1g의 물이 구름이나 수중기 상태로 있으며 땅 속에는 지하수와 복류수로 곳곳에 분포되어 있다. 바위도 물을 품고 있다. 화강암을 1000도 이상으로 가열하면 1세제곱킬로미터 당 500만 톤의 물이 나온다.

천연샘물은 바위틈으로 스며든 물이 여러 가지 광물질을 용해시켜 지반 밖으로 솟아나는 것을 말한다. 그런데 이 물을 약수라 칭하는 나라는 우리나라뿐이다.

대기권에서 오염이 없는 정상적인 공기는 약 365ppm의 이산화탄소와 20.95%의 산소를 포함하고 있다. 비나 눈이 공기 중에서 이산화탄소와 산소를 흡수해 지상으로 떨어질 때 이산화탄소가 물속에 용해 흡수되면서 산성을 띠고 지상에 떨어진다.

지상으로 떨어진 빗물은 중력 작용으로 땅속 지하층을 침투하게 되고 이 산성의 물이 지하층을 이루는 여러 가지 미네랄과 금속 등과 반응해 약알칼리성의 물로써 지상으로 솟아나온 물이 샘물의 일종이다.

몸에 좋은 물을 찾기란 쉽지 않았다. 그러나 우리 주변 곳곳에는 몸에 유익한 천연 자연수가 존재하고 있다. 또 먹어서는 안 되는 역삼투압 정수기 물이 아무런 규제 없이 음용수로 사용되면서 국민건강을 해치고 있다. 인체에 맞지 않는 물은 몸을 병들게 한다. 반면에 인체에 좋은 물은 노화방지와 질병을 예방한다. 불행하게도 우리는 어떤 물을 먹지 말아야 하는지도 모르고 허위 과장광고에 현혹되어 정수기에 건강을 맡기고 있다. 좋은 물과 나쁜 물을 과학적으로 풀어본다.

# 차례

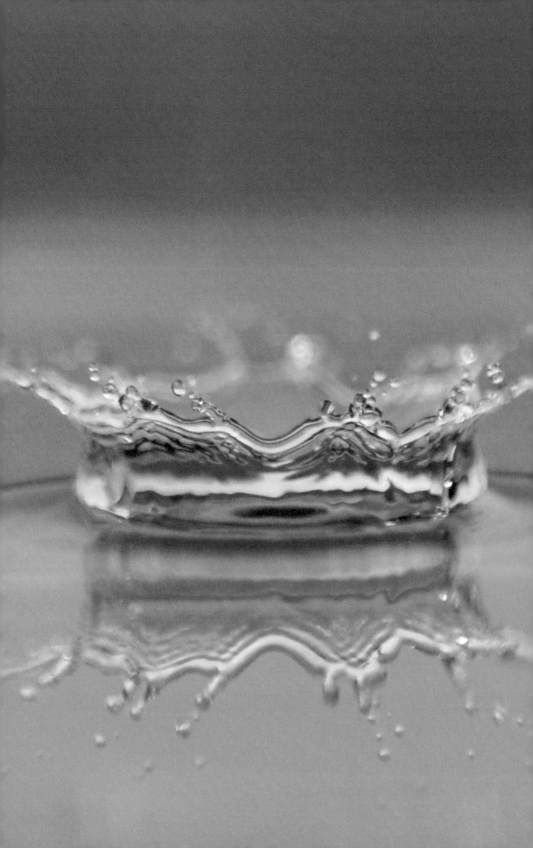

# 제1장

# 물은
# 무엇일까?

과학자들은 약 46억 년 전에 해를 감싸고 있던 가스 구름 속에서 지구를 비롯한 태양계의 별들이 생겨났고 최초의 지구는 뜨거운 가스로 구성되었을 것이라고 추정한다.

오랜 세월 동안 가스가 냉각되면서 수소와 산소의 원자가 안개처럼 한 덩어리로 만났다. 이 수증기 안개가 수백 년 동안 끊임없이 비를 뿌려 지표면이 식어가면서 단단한 층을 이루었다. 여기서 시냇물이 흘러 둥근 모양의 지구가 만들어졌다. 여기저기서 일어난 화산폭발은 산의 형태를 만들었고 이것이 세월이 지나면서 대륙으로 되었다는 것이다.

지구 탄생의 역사에서 물은 최초로 생긴 물질 중의 하나이다. 물은 지구에서 가장 풍부한 자원이다. 그렇기 때문에 지구를 물의 행성이라 부르기도 한다.

우주 공간에서 지구를 내려다보면 파란색이 가장 많다. 그것은 물이 많기 때문이다. 과학자들은 지구가 생겨났을 때의 물이 한 방울도 늘거나 줄어들지 않았다고 믿고 있다. 지구에 있는 물의 양은 13억 8천 5백만㎦가 민물로 존재한다.

민물 중 69% 정도인 2천 4백만㎦는 빙산형태이고 지하수는 29%인 1천 만㎦ 정도이며 나머지 2%인 1백만㎦가 민물호수나 늪, 강, 하천 등의 지표수로 대기층에 있다.

이 2%의 물 가운데 21% 정도가 아시아주에, 26% 정도가 미국, 캐나다 등의 북미주에, 28% 정도가 아프리카주에 있으며 나머지 25%의 물은 이 3대주를 제외한 곳에 있다.

하천이나 강에 있는 물은 1,200㎦로서 지구 총수자원의 0.0001%이므로 전체로 보아 매우 적은 양이다. 그러나 수자원 이용측면에서 이것이 가장 귀중하다.

지구상에 존재하는 물은 장소에 따라 물의 형태의 차이는 있으나 결국은 자연계 여기저기로 이동한다.

즉 0℃ 이하에서는 고체인 얼음으로 존재하고 100℃에서는 끓어서 수증기로 존재한다. 수증기는 증발해 공기 중의 구름의 형태로 있다가 비나 눈, 우박 형태로 지상에 떨어진다.

지상에 내린 물은 중력의 작용에 의하여 높은 곳에서 낮은 곳으로 흐른다. 이들 중 일부는 다시 증발하여 공기에 포함되며 일부는 땅속으로 침투되어 지하수를 이루고 최종적으로는 바다로 흘러든다. 이와 같이 물은 하늘, 육지, 바다를 전전하며 순환하고 있다.

다시 말해서 공기 중의 구름과 같이 수증기상으로 대기권과 하천, 호수, 지하수, 해수 등의 수권 및 양극지역의 빙하나 높은 산위의 빙하 바위중의 결합수와 같은 암석권으로 나뉘어 이동하고 있다.

대기권에서 오염이 없는 상태의 정상적인 공기는 이산화탄소를 약 365ppm과 산소 20.95%를 포함한다.

비나 눈이 공기 중에서 이산화탄소와 산소를 흡수하여 지상으로 떨어질 때 이산화탄소가 물속에 용해 흡수되어 수소이온농도(pH)가 약 5.7정도인 산성으로써 지상에 떨어지게 된다.

이렇게 지상에 떨어진 빗물은 중력 작용에 의해 땅속으로 스며들고 이 산성의 물이 지하층을 이루는 여러 가지 미네랄 및 금속 등과 반응하여 수소이온농도(pH)가 약 7.4 ~ 7.6 사이의 물로써 지상으로 솟아나온 물이 샘물의 일종이다.

지표면이나 지하를 구성하는 금속 및 여러 가지 원소 등에 의해서 솟아나오는 물의 pH는 강산성에서 강염기성에 걸쳐 이동되며 이들의 pH에 따라 이용되는 물의 종류도 다양하다.

또한 지표면을 흐르는 동안 여러 암석과 작용하여 미네랄 및 금속이온 등을 함유한 물도 다양하며 호수 및 바다에 모인 물도 다양한 농도 분포를 나타내게 된다.

pH5.7의 물이 지상 지하에서 미네랄 및 금속이온 등을 함유하여 pH가 7.4 ~ 7.6 및 그 외의 다양한 pH를 가진 형태의 물로 변한다. 물의 순환 과정은 〈그림1〉과 같다.

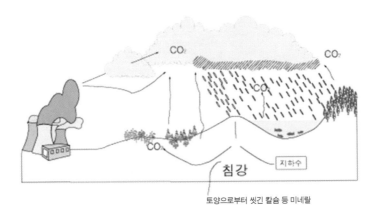

〈그림1〉 물의 순환

지구 표면의 70.8%는 물이며 해수면 이외의 하천이나 호수 등은 해수면의 4 ~ 5%에 불과하다. 지구에 있는 지하수 중 45% 정도가 땅속 800m 이내에 저장되어 있다. 그 대부분은 대수층 속에 괴어 있다가 수위가 올라가고 수압이 높아짐에 따라 지표로 나와 샘이나 강에 이른다.

지구상의 순환에 참여하는 물을 순환수라 부른다. 하지만 땅속에 스며든 물중에서 어떤 것은 수십 년부터 수천 년 동안 순환하지 못한 것이 있다. 수만 년 동안 바다 밑 깊은 곳의 수성암 구멍 속에 가두어진 물을 유류수(遺留水)라고 한다.

지구가 형성된 이후 수많은 지각변동에도 불구하고 땅 속 깊은 곳에서 물의 순환에 참여할 수 없는 물이 있다. 이 물은 결정수의 형태로 바위 속에 들어 있으며 이를 처녀수라 한다. 이 처녀물은 자신을 가두고 있는 바위가 화산활동에 의해 열리지 않는 한 밖으로 나올 수 없다.

지구에 사는 모든 생물체는 물이 없이는 생명을 유지할 수 없다. 평균 성인의 체중의 3분의 2, 신생아에서 약 5분의 4가 물이 차지하고 있다.

신장은 생체 내에서 생기는 모든 과정의 노폐물을 처리하여 체외로 배출한다. 물을 처리하는 정수장 역할을 하는 것이다. 성인의 경우 하루에 약 180리터의 물이 재생된다. 체외로부터 흡수하여 배출되는 물의 균형을 이루기 위해서는 체중 50㎏의 사람에게서는 항상 체내에 있는 물 30리터를 신장에서 평균 6회 정도 재생하는 것이 된다.

지상에서 물의 순환과 체내에서의 물 순환 과정의 유사점을 살펴보면, 물은 극성($+\delta$, $-\delta$)을 가진 모든 물질의 용매인 것이다.

물은 수소와 산소를 가지고 있다. 분자 구조를 열역학 측면에서 보면 극저온의 세계에서는 H-O-H, H-O-O-H, H-O-O-O-H의 안정된 상태로 존재하고 있다.

산소와 수소로 된 새로운 분자는 아래와 같은 형태로 원자끼리 결합한 것으로 추측되고 있다.

즉, ⚬⚬⚬ 와 같은 형이다.

이들이 안정한 것은 섭씨 0도 보다도 낮은 온도에서이다. 온도가 높게 되면 분해된다.

저온에서 산소와 수소의 방전에 의하여 얻어질 수도 있다. 따라서 이와 같은 수소의 3산화물이 존재한다는 추론이 이론적으로 증명되었다.

물 분자구조의 특징을 전자배치(전자상태) 측면에서 보면 수소는 주기율표에서 1족이며 원자번호는 1이다. 산소 원자번호는 8이다. 또한 수소는 양성 원소의 대표, 산소는 음성 원소의 대표이다. 따라서 산소는 8개의 핵외 전자를 가지고 있다.

산소의 핵으로부터 첫 번째 내각 1S에는 2개의 전자, 다음 각 2S에도 2개의 전자, 그다음 각 2P에는 전자 4개가 있어 총 8개의 전자를 갖는다.

산소의 원자핵은 8개 핵외전자의 전체 전하 -8e(e는 전자의 전하의 크기)를 없앨 수 있는 +8e의 전하를 갖는다. 이는 산소의 원자량이 16이므로 핵을 구성하는 핵자는 플로톤 8개와 중성자 8개가 있다는 것을 의미한다.

수소 원자핵은 플로톤(양자)1개 그 자체이다.

산소 원자의 핵외전자배치는 (1S)2, (2S)2, (2P)4로 되어 있으나 1S 각의 전자 2개는 핵에 가까이 접근해 강하게 끌리면서 화학결합에 참여하지 못하고 이 외의 각 (2S)2(2P)4인 6개의 전자가 결합에 참여하게 된다. 따라서 산소 전자 1개와 수소 전자 1개가 서로 결합하는 전자의 공유결합이 이루어진다. 산소 원자에 남은 4개의 전자는 고립전자쌍을 형성하여 존재한다.

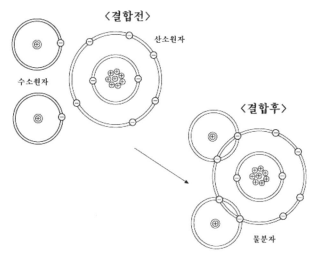

〈그림2〉 물 분자의 공유결합의 전자 궤도

1920년대 이후에 양자역학이 등장하면서 원자의 핵외 전자배치 상태 및 화학결합의 본질이 체계적으로 정립되었다. 전자가 핵 주위에 존재할 때의 궤도가 명확한 형으로 나타나게 되었다.

산소 2S의 전자는 구형의 대칭이고 2P의 전자는 각각 직교하는 축을 가진 궤도이다.

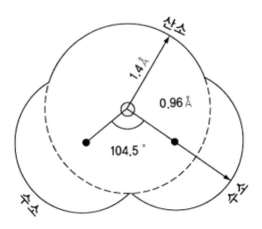

〈그림3〉 물 분자의 형태(직경 약 3Å의 구)

　　〈그림 3〉에서 보면 물 분자 $H_2O$가 직선 결합구조를 한 것처럼 보이지만 실제로는 90도 각보다 약간 큰 104.5도의 결합각을 갖는 것은 결국 2P각의 전자가 서로 직교하는 축을 가진 궤도로 되어 있기 때문이다. 또한 산소 원자와 수소원자의 유효결합간 거리는 구성원자의 중심, 즉 핵간거리가 산소에서 1.4Å 수소에서 1.2Å 이며 유효직경은 3Å인 구형의 형태를 갖는다.

　　결과적으로 산소원자에서 결합에 관한 2S, 2P(2PX, 2PY, 2PZ) 궤도는 물 분자를 구성할 때 결합에 관계하는 2S궤도와 3개의 2P궤도가 SP3(S궤도1개 P궤도3개)라는 혼성궤도를 만든다. 이 상태에서 2개의 수소원자와 결합하고 있는 것이다. 따라서 SP3 혼성궤도는 전체적으로 정사면체의 중심으로부터 4개의 정점으로 향하는 정사면체 형 방향을 궤도의 축으로 한다.

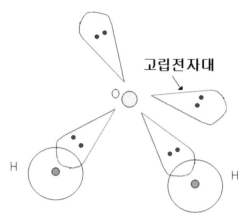

고립전자대

H                              H

〈그림4〉 사면체형 궤도

　산소 6개의 전자 중 2개는 수소와 공유결합하고 나머지 4개는 두 개씩 역으로 대칭한 고립전자쌍 두개를 형성한다. 따라서 정사면체의 중심으로부터 4개의 정점을 향한 방향은 서로 정사면체의 각 109.5도를 이루게 된다. 실제로 한 개 분자의 경우와는 그 각이 다소 차이가 있는데 이는 양자역학의 본질적 타당성을 나타낸 것이다.

　이와 같은 사면체적 성격은 얼음의 결정을 나타내는 중요한 의의가 있다. 물 분자 생성에 관계하는 전체적인 전자 수는 산소 원자 8개와 수소 원자 2개 등 총 10개이다. 따라서 물 분자 전체로써는 양자 10개와 전자 10개의 동수로써 중성이다.

　그러나 산소 원자의 원자핵이 크고 전자를 끌어당기는 힘이 크기 때문에 10개의 전자는 결국 산소 쪽에 속하는 결과가 된다. 수소 원자의 원자핵은 전자를 결합에 내어놓은 채로 남아있게 된다. 전자는 마이너스 에너지를 가지고 있고 양자는 플러스 에너지를 갖는다.

즉 산소는 8개의 양자에 10개의 전자가 작용하므로 전기적으로 마이너스가 우세하다. 반면에 수소 원자 쪽은 플러스 에너지가 우세하게 된다. 그러므로 물 분자를 극성분자라고 한다.

물 분자의 전자구조에서 음성인 산소 원자와 양성인 수소 원자로 된 결합으로써 수소 원자에 대해서는 $+\delta e$, 산소원자에 대해서는 $-\delta e$로써 서로 같은 전하가 존재하게 된다.

즉 O-H결합은 $-\delta e \rightarrow +\delta e$의 두 극인 전기 쌍극자가 형성된다.

이 결과 구조의 대칭성으로부터 물 분자의 산소원자로부터 원자가 각을 이등분하는 방향으로 향하는 벡터의 전기 쌍극자 모멘트를 가지게 된다.

물이 지니고 있는 이와 같은 극성은 다른 물질을 녹일 때 큰 위력을 발휘한다. 물에 이온결합으로 된 소금이 들어오면 물 분자는 반대 하전을 지닌 소금의 이온에 전기적으로 달라붙어 소금 분자를 물속에서 서로 이온으로 떨어뜨린다.

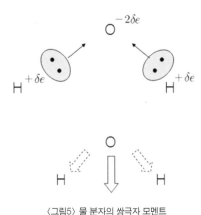

〈그림5〉 물 분자의 쌍극자 모멘트

이때 녹은 원자의 일부는 이온 형태로 되고 반응성이 큰 상태가 된다. 설탕과 같이 극성물질이 아닌 물질이나 금속처럼 외부에서 전기력이 작용하면 전기적으로 편극현상을 일으키는 물질도 물 분자의 극성으로 인하여 녹게 된다.

또한 물이 얼어서 고체의 얼음이 되면 물 분자는 서로 결합력이 세어져서 굳고 단단한 구조가 된다. 이때 물 분자의 각 산소와 수소는 서로 엉성하게 당기듯이 배치되어 매우 빈틈이 많은 구조가 된다. 이 현상은 앞서 언급한 정사면체 구조의 배열과 관계가 있는 현상이며 물보다 빈틈이 많아 비중은 10% 정도 작다. 그러므로 얼음이 물에 뜨는 이유이다.

빛깔도 맛도 그리고 냄새도 없는 물이 여러 가지 작용을 하는 것은 물이 특이한 분자구조를 가지고 있기 때문이다.

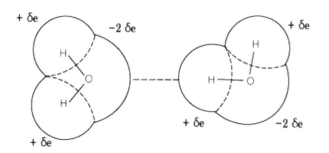

〈그림6〉 물의 수소결합

물 분자의 전기음성도는 두 원자에서 형성되는 수소 결합이 강할수록 이온성이 커지게 된다. 얼음의 결정은 물분자사이의 결합력이 수소결합 O-H……O 에 있다

물은 이와 같이 전형적인 수소결합 결정이므로 서로 가장 가깝게 접근하는 분자 수는 4개이다.

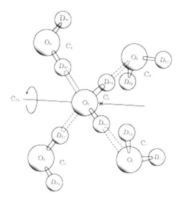

〈그림7〉 물의 정4면체 배위구조

배위구조를 평면에 원자기호를 써서 나타내면 다음과 같다.

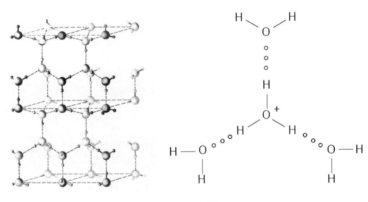

〈그림8〉 물의 배위구조

수용액 속에서 수소 이온은 물에 수화되어 $H_9O_4$+와 같은 구조를 가지는 $H_3O$+의 수화물을 형성한다는 증거는 여러 가지가 있다.

수소결합이 이루어진 얼음의 원자간 거리는 다음과 같이 O-H의 결합거리가 0.957 → 1.01 Å로 크게 되고 수소결합 쪽 H……O의 거리는 1.75 Å 이다. 이를 나타내보면 다음과 같다.

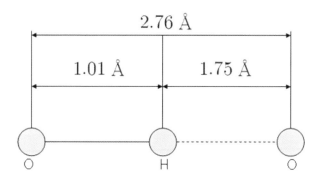

〈그림9〉 얼음의 결정구조

수소결합을 하지 않은 물 분자 자체에서 산소원자의 반경 1.4 Å과 수소원자의 반경 1.2 Å을 더하면 2.6 Å 이다. 수소결합의 경우 2.76 Å 인 것과 약간 차이가 있으나 이 이유는 수소결합의 결합력이 다른 분자력보다 훨씬 강한 현상을 구체적으로 나타내고 있다.

수소결합에 의한 4면체 배위구조는 액체 중에서 보다 밀도가 낮은 구조이며 물로써 액체의 입장에서 볼 때의 특이한 물성을 나타내고 있는 것이다.

물이 다른 산소족의 수소화합물인 $H_2S$, $H_2Se$, $H_2Te$에 비해 어는점과 끓는점이 매우 높은 이유는 물의 수소결합에 의해서다. 하지만 물이 전체적으로 모두 수소결합으로 연결되어 있다면 물의 어는점과 끓는점은 훨씬 더 높아야 한다.(물의 수소결합 에너지는 상온에서 열에너지에 의해 훨씬 강하다.)

물이 0℃에서 얼고, 100℃에서 끓는 것은 물과 물 사이의 수소결합이 어느 정도 끊어져서 적당한 크기로 존재하고 있다는 것을 의미한다.

실제로 물은 0℃ 근처에서는 약 10% 그리고 100℃ 근처에서는 약 20% 정도가 수소결합이 끊어져 자유롭게 활동하고 있다.

물이 5각수와 6각수를 이루고 있지만 물이 4개의 수소결합을 할 수 있다는 것을 고려하면 각 물 분자는 3차원적으로 더 많은 수소결합을 형성할 수 있을 것이다. 그렇게 물 분자들이 3차원적으로 서로 연결된다면 물은 전체가 수소결합으로 연결되어야 할 것이다.

그러나 얼음이 전체적으로 수소결합으로 연결되어 있는 반면에 물은 수소결합이 어느 정도 끊어져서 자유롭게 활동하고 있다. 그렇다면 물이 전체적으로 서로 연결되어 있지 않고 6각수 이론에서처럼 5개 혹은 6개 물 분자의 중합체인 5각수와 6각수를 이루는 이유는 무엇일까?

바로 물의 엔트로피 때문으로 견해가 많다. 엔트로피는 무질서한 정도를 의미한다.

우주의 엔트로피는 계속 증가한다는 것이 열역학 제2법칙이다. 열역학 제2법칙은 자연계에서 일어나는 모든 사건은 정돈되기보다는 무질서한 상태로 진행된다는 것을 말한다.

물이 수소결합에 의해 한없이 얽히는 것과 물 분자들이 서로 퍼져나가려는 엔트로피의 법칙은 충돌한다. 그래서 적당한 선에서 서로 타협해야 하는 것이다.

그 선이 바로 물이 5각형 고리와 6각형 고리를 이루는 경계선이다. 수소결합으로 물이 정렬되지만 그 힘은 단지 물을 5개나 6개 정도를 모을 정도의 힘밖에 없다. 예를 들어 물이 4각형의 고리를 이루기에는 수소결합이 너무 세고 7각형의 고리를 만들기에는 수소결합이 너무 약한 것이다.

### 아직도 남아 있는 물의 수수께끼

얼음이나 눈의 표면은 매우 미끄럽다. 얼음 이외에는 어떤 물질도 고체 상태를 유지하면서 표면에서 물질들이 부드럽게 미끄러지는 경우가 없다.

얼음은 밀도가 물보다 작기 때문에 강력한 압력을 가하면 고체에서 액체로 변한다. 그러나 이론적인 계산에 따르면 얼음이 물로 녹기 위해서는 130기압의 압력을 가해도 녹는점이 고작 1℃ 정도 내려갈 뿐이다. 따라서 얼음 위에서 스케이트를 탈 수 있는 이유가 체중에 의해서 스케이트 날 밑에서 압력이 높아져 일부 얼음이 녹아 물로 변하기 때문이라는 것은 대단한 과학적인 해석이라고 볼 수 없다.

얼음의 표면 구조는 얼음 자체의 특수한 구조적인 성질 때문에 압력과 상관없이 극히 미량이 항상 액체 상태로 존재한다는 가정을 하기 전에는 얼음의 표면이 미끄러운 이유를 설명할 수 없다. 하지만 아직도 이러한 가설을 뒷받침할 수 있는 과학적인 실험 결과는 없다.

물은 강력한 수소결합에도 불구하고 점도가 매우 낮고 유동성이 뛰어나다. 특히 식물의 물관을 통하여 흐르는 물은 극저온의 액체 헬륨에서나 볼 수 있는 초유동성을 지니고 있다고 추정하는 학자들도 있다.

식물의 물관은 세포로서의 생물학적 기능은 전혀 없고 단지 셀룰로오스 성분으로만 이루어져 있는 구조이지만 물과 수소결합을 잘 할 수 있다. 흔히 물관을 따라 물이 높이 올라갈 수 있는 이유를 식물의 뿌리압, 모세관 현상, 증산 현상 등으로 설명하지만 이것도 사실은 과학적으로는 올바른 견해가 아니다.

수십 미터에 달하는 나무꼭대기까지 물이 올라가기에는 뿌리압은 너무 약하고 모세관 현상은 수막이 형성되어 공기층과 접하고 있을 때에만 생길 수 있는 압력이다.

또한 이른 봄 나뭇가지에 잎이 전혀 없는데도 불구하고 물이 나무꼭대기로 상승하는 것을 볼 때 물의 증산 작용 때문에 물이 상승한다고 볼 수도 없다.

어쨌든 이유는 알 수 없지만 식물의 물관을 흐르는 물은 비정상적으로 높은 유동성을 갖고 있고 그 초유동성 때문에 물이 수십 미터에 달하는 나무꼭대기까지 상승할 수 있는 것이다.

우리 몸에 10조가 넘는 세포가 있다. 이렇게 많은 모든 세포에 주먹만한 심장이 피를 공급한다. 약 20초 만에 피가 온몸의 혈관을 돌아서 10조가 넘는 세포에 영양을 공급하고 오는 것이다.

우리 몸의 혈관을 한 줄로 이으면 지구 4바퀴를 돌 만큼 길다. 이 전체 혈관을 20초 만에 다 돌기위해서 18만 파운드의 기압이 필요하다고 계산한 학자도 있다. 주먹 정도 크기의 심장이 그런 힘을 갖고 있지는 않다.

그렇다면 피가 우리 몸의 모든 세포에 영양을 공급하고 20여 초 만에 돌아올 수 있는 이유도 단순히 심장의 펌프 작용에 의한 것이라기보다는 혈관 자체의 수축력과 그 속을 흐르는 물의 특수한 성질에 의한 것일 수 있다.

초저온에서 존재하는 액체 헬륨은 초유동성을 갖고 있어서 어떤 표면이라도 한없이 따라서 올라가며 액체에서 기체로 변하는 '상전이' 영역에서 비열이 매우 높은 속성을 지니고 있다. 여태까지 보아온 물의 설명할 수 없는 특성과 매우 비슷하다.

현재의 과학에서는 초저온에서 뿐만 아니라 상온에서도 초유동성을 보이는 초전도체가 가능하다는 것이 알려져 있다. 바로 물은 상온에 존재하는 초전도체와 같은 속성을 갖고 있는 것이다. 이러한 물의 영역은 현재의 과학으로 설명되지 않고 있다. 이외에도 물이 갖고 있는 신비한 영역은 한이 없다. 동종요법과 같이 물에 물질의 정보가 기억되는 부분도 과학적으로 아직 완전히 규명이 되지 않았다.

과학적으로 설명이 되지 않는 현상은 무조건 비과학적이라고 볼 수 없다. 존재하는 현상이 있는데 과학적으로 설명이 안 된다면 비과학적이 아니라 초과학의 영역인 것이다.

생명현상을 유지하기 위해서 사람의 뇌는 약 100조 개의 세포에 끊임없이 생체기능 조절신호를 보내고 있다. 이 전기적 신호는 소금과 미네랄 성분이 녹아있는 물(혈액)을 통해 전달된다. 이 신호가 끊어지면 생체기능이 바로 정지된다.

전기적 신호를 일정하게 전달하기 위해서는 수소이온농도가 7.4로 일정해야 한다. 물이 주성분인 혈액은 산소와 영양을 공급하며 대사과정 중에서 에너지를 만들고 남은 찌꺼기를 흘려보낸다.

한국생명공학연구원 이대실 책임연구원은 좋은 물은 중금속, 오염 물질 등의 유해 성분이 없고 미네랄(칼슘, 칼륨, 마그네슘, 나트륨)이 적당량 함유되어 있으며 8~14℃일 때 청량감을 주는 물이 맛있는 물의 조건이라고 말한다.

그러나 콜라 같은 산성(pH5.8 이하)의 물은 맛은 다소 좋을지 모르지만 계속하여 마시면 뇌졸중 발병률이 높아지므로 건강에 해롭다고 지적한다. 최근 미국에서는 학교에 설치된 콜라 자판기를 철수하고 있다고 한다. 산성이 건강에 악영향을 준다는 것을 알게 되면서이다.

물은 특히 자라나는 아이들에게는 혈액 순환이나 신진 대사를 촉진시키므로 아이가 잘 성장하고 발달해 가는데 좋은 물을 마시게 하는 것은 필수 조건이다.

물은 우수한 용매로 각종 미네랄과 몸속에 녹아있는 산소 등 여러 가지 성분이 포함되어 있는데 어느 물에나 성분이 똑같지는 않다. 이들 성분이 인체에 어떤 영향을 미치는지 정확하게 밝혀지지는 않았지만 지금까지의 수많은 연구 성과를 종합해 볼 때 좋은 물, 건강한 물의 기본 요건을 정의하면 다음과 같다.

① 중금속이나 유기물질 같은 인체유해물질이 없어야 한다.
② 인체에 필요한 미네랄이 적절한 양으로 녹아 있어야 한다.
③ 우리 인체와 같이 약알칼리성을 띠고 있어야 한다.
④ 물의 구조를 치밀하게 해주는 6각수가 풍부해야 한다.
⑤ 활성산소를 없애는 능력을 가지고 있어야 한다.

많은 학자들은 물 분자 집단이 미세한 물(육각수)은 세포 내 흡수가 빠르기 때문에 신진대사를 촉진시켜 체내의 노폐물이나 유해물질 등을 몸 밖으로 신속히 방출하도록 돕고 혈액순환이 왕성하게 하며 노화의 주범인 유해 활성산소를 몸 밖으로 배출하도록 돕는다고 말하고 있다.

물이 30초 만에 혈관에 도착한다는 사실에 비춰볼 때 더러워진 혈액을 깨끗하게 하고 만병의 근원이라는 활성산소를 없애려면 반드시 약알칼리성에 미네랄을 갖고 있어야 한다는 것 또한 학자들의 연구결과다.

건강한 물, 몸에 좋은 물을 마시는 것은 질병의 예방과도 밀접한 관계가 있다.

미네랄 자연수의 다양한 효과를 동물실험을 통해 살펴본 결과 항암효과 및 암전이 억제를 보였고 세포성 면역과 체액성 면역을 나타내는 사이토카인들이 모두 증가하였다는 결과를 나타냈다고 한다.

이것은 면역기능 상승이 항암효과 및 암전이 억제효과의 기전일 수 있다는 것을 시사해 주는 것이다.

또한 약알칼리성 자연수는 당뇨와 비만 쥐에서 혈당치와 중성지방, 콜레스테롤 수치를 낮추었다. 특히 콜레스테롤 중에서 혈관에 지방을 쌓이게 하는 저밀도단백질(LDL)은 억제되는 반면에 좋은 콜레스테롤로 알려진 고밀도단백질(HDL)은 증가시키는 것으로 밝혀졌다.

이렇게 좋은 물에 대한 조건을 간단하게 살펴보았다. 그렇다면 현재 우리는 어떤 물을 마시고 있는가? 안타깝고 불행하게도 문제가 아주 많은 물을 마시고 있다. 지금 우리는 도시민의 거의 대다수가 정수기 물에 의존하고 있다. 그리고 이 정수기의 70% 이상을 차지하고 있는 것이 역삼투압 방식의 정수기이다.

본 책은 바로 이 역삼투압 정수기의 실체와 진실을 밝히는 책이 될 것이다.

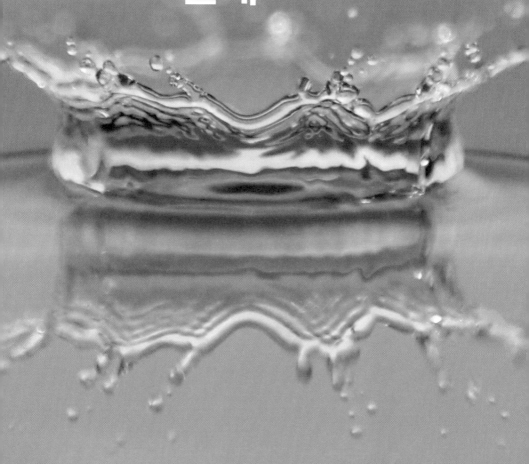

# 제 2 장
# 역삼투압 정수기의 실체

## 역삼투압 정수기의 원리와 실체

　정수기는 여과방식에 따라 분류되고 필터의 종류도 다양하다.
　정수원리 및 방식에 따라 수압에 의해 물이 활성탄(Activated carbon)필터, 정밀여과(Micro filtration)필터, 한외여과(Ultra filtration) 필터 등을 통해 정수하는 필터 여과식 정수기와 원수에 압력을 가해 삼투막(Reverse osmosis)필터를 통과시켜 정수하는 역삼투압 정수기, 이온교환수지가 물속의 이온성 물질을 치환하여 제거하는 이온교환수지식 정수기로 분류할 수 있다. 각 정수기의 필터 별 기능과 특성은 〈표〉와 같다.

### 〈표〉 정수기 필터 종류와 성능

| 구 분 | 기능 및 특징 |
|---|---|
| 전처리 필터 | - 전처리 수단으로 사용(일반적으로 다른 필터에 앞서 사용)<br>- 불용성 고형물질 제거<br>- 세라믹, 폴리에틸렌재질의 다공성필터<br>- 다음 단계에서 사용되는 필터의 수명 연장 역할 |
| 활성탄 필터 | - 맛, 냄새 유발물질, 유기화합물질 제거<br>- 미생물 번식 가능성<br>- 분말 · 입상 · 성형 · 은코팅 활성탄 등이 사용 |
| 역삼투막<br>(0.0001㎛) | - 용해성물질과 박테리아 제거<br>- 미세 유기물질은 제거 불가능<br>- 연수화에는 좋지 않음<br>- 반투과성 막으로 물을 보냄<br>- 펌프를 장착하여 수압을 높여야 함<br>- 처리 과정이 느리며 처리율도 낮음<br>- 막을 보호하기 위해 전처리필터, 활성탄필터를 전단계에 사용 |
| 한외여과막<br>(0.01~0.04㎛) | - 입자성 물질 제거<br>- 합성고분자 소재로 제조됨 |
| 증류장치 | - 끓이고 응축시켜 정수된 물을 사용<br>- 많은 에너지가 필요함<br>- 초순수의 물을 만들지만 모든 유기물질을 직접 제거할 수 없음 |
| 이온교환수지 | - 탈이온화 시켜 연수로 만듦<br>- 수지 재생 필요<br>- 이온교환 성질에 따라 여러 가지 종류의 수지가 있음 |
| 살균장치 | - 오존, 염소, 요오드, UV가 사용됨<br>- 미생물을 파괴시킴<br>- 전염성 질병 예방에 좋음<br>- 일반적으로 정수 시스템에서 마지막 단계에서 사용됨 |

정수 시스템은 80년대 후반까지는 자연여과방식이 주종을 이뤘으나 오염물질에 대한 여과기능이 미약해 90년대부터 멤브레인을 사용하는 정수시스템으로 전환되면서 현재는 정밀 여과막, 한외 여과막 및 역삼투막이 주로 사용되고 있으며, 역삼투압방식이 전체시장의 70% 이상을 차지하고 있다.

역삼투압방식은 침전필터→프리 카본필터→역삼투막→포스트 카본필터→자외선 살균기→정수탱크 등의 5단계 정수 과정을 거쳐 정수가 되도록 설계되어 있다.

역삼투압 정수기는 인공으로 만든 미세한 역삼투막에 삼투압의 반대 방향으로 강한 압력을 가해 물을 통과시키는 방법이다.

90년대 초반 웅진코웨이가 역삼투압 방식을 도입한 이래 국내 정수기 시장은 줄곧 역삼투압방식이 대세를 이루고 있다.

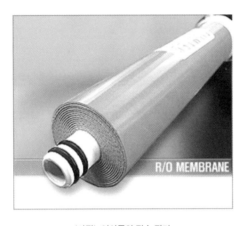

〈사진〉 역삼투압 정수 필터

현재 시중에 나와 있는 정수기의 70% 이상이 역삼투압 방식이다. 역삼투압 정수기의 핵심은 필터이다. 그렇다면 필터는 어떤 구조일까?

필터 단면을 전자현미경으로 살펴보면 구조가 매우 치밀하다. 필터 공극 직경이 0.0001 ~ 0.001μm로 나노 크기의 입자도 통과 시키지 못하는 구조이다. 이 같은 치밀한 기공에 물이 유입되면 물 속에 용존된 유기물, 무기물, 입자상 물질 및 탁도 성분, 세균, 박테리아 비롯한 각종 오염물질이 98%이상 제거된다.

역삼투압 정수기를 고발합니다

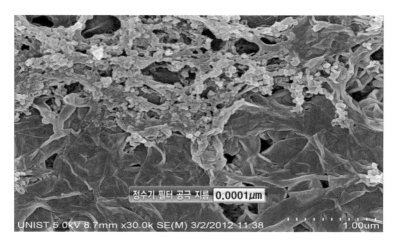

〈사진〉 전자현미경으로 본 역삼투압 정수 필터

역삼투압 필터를 통과한 정수기 물은 과연 어떨까? 일반 수돗물과 비교해 보았다.

울산과학대학 분석실에 정수기 물과 수돗물의 미네랄 함유 분석을 의뢰했다. 물속에 함유된 각종 미네랄의 성분과 양을 분석할 수 있는 최첨단 분석기를 동원해 정밀분석에 들어갔다.

정수기를 통과한 물은 대부분의 미네랄이 제거됐다. 정수기를 통과한 물은 증류수 상태였다.

역삼투방식은 중금속, 이온성 물질, 세균 등의 오염물질 제거가 상대적으로 우수하다. 하지만 미네랄이 거의 제거되고 물에 녹아 있는 탄산가스가 멤브레인을 통과하여 정수된 물의 pH를 낮춰 산성수를 생산하게 된다.

또한 역삼투압 정수시스템은 정수량이 적어 정수된 물을 일시적으로 체류시키기 위해 저장조를 사용하고 있으나 이 저장조에는 각종 미생물이 증식하고 있는 것으로 밝혀지고 있다.

우리나라 대부분의 물은 경수가 아니라 연수인데 연수는 칼슘과 마그네슘 농도가 낮은 물이다. 그런데 역삼투압 방식은 연수에 조금 녹아 있는 필수 미네랄마저 모두 제거하고 있다.

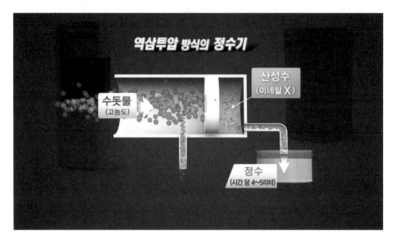

〈그림〉 역삼투압 정수 원리

역삼투압 정수 방식은 강한 압력을 가해 미세기공을 통과시키기 때문에 수돗물의 일부분만 정수되고 나머지 상당량의 물은 버려진다. 물의 사용 방법으로 보아도 막대한 낭비를 초래하고 있는 셈이다.

현대인들은 만성적인 미네랄 결핍현상을 보이고 있다. 역삼투압 정수기를 사용하면서 특별히 보조식품이나 음식 등을 통해 미네랄을 섭취하는 노력을 기울이지 않는다면 인체는 쉽게 미네랄 결핍상태에 빠질 수 있다.

많은 사람들은 역삼투압 정수기 물을 냉장고에 넣어 두고 차게 해서 마시고 있다. 찬물이 맛있고 6각수가 풍부해 차게 마셔야 한다고 생각한다. 하지만 찬물은 내장을 차게 하고 교감신경을 긴장

시켜서 몸에 무리를 줄 수 있다. 따라서 미네랄을 걸러낸 역삼투압 정수기 물을 냉장고에 넣어 마시는 것은 우리 몸을 그만큼 더 힘들게 하는 결과를 초래한다.

미네랄과 알칼리성은 서로 분리될 수 없는 동전의 양면과 같은 것이다. 미네랄이 있을 때 알칼리성이 유지된다. 역삼투압 방식의 물은 공기 중에 내버려 두면 이산화탄소를 흡수해 바로 산성이 된다. 역삼투압 방식의 물은 깨끗함을 얻은 대신 너무 많은 것을 희생하는 셈이다.

그런데 여전히 이해되지 않는 것은 정부가 산성식품과 산성비의 위험성은 강조하면서도 산성수를 생산하는 역삼투압방식의 정수기는 그대로 방치하고 있다.

세계물협회(IWA) 미네랄 연구팀의 잉글리드 로스버그 박사는 "미네랄이 없는 물은 증류수와 마찬가지이다. 이런 물을 먹으면 절대 안 된다. 몸 밖에서 미네랄을 공급받지 못하면 인간의 몸은 미네랄이 고갈되기 때문이다."라고 경고했다.

## WHO도 역삼투압 정수기의 위험성을 강력히 경고

WHO는 역삼투압 정수방식의 미네랄이 제거된 물의 위험성을 강력하게 경고하고 있다. 역삼투압 정수방식은 바닷물의 염분 등을 걸러 증류수를 생산해 공업용수로 이용되고 있으며 선진국에서는 식수로 사용하지 않고 있다.

WHO는 미네랄이 완전히 제거된 물은 동물과 인간의 생태계에 나쁜 영향을 미친다고 결론을 내렸다. 또 물속의 미네랄 함량이 적을수록 건강 위험도 그 만큼 높아질 수 있다고 경고하고 있다.

WHO는 2000년부터 2002년까지 2년에 걸쳐 체코슬로바키아에서 지하수를 역삼투압 정수방식으로 정수한 물을 음용수로 먹는 사람들을 대상으로 역학조사를 실시하였다. 몇 주 또는 몇 개월이 지나면서 마그네슘과 칼슘 결핍 등에 따른 다양한 건강 증세가 나왔다.(NIPH 2003)

식수를 통해 미네랄을 공급받지 못한 지역 사람들은 갑산성종과 고혈압, 허혈성 심장 질환, 위장 및 십이지장 궤양, 만성 위염 및 신장 중의 높은 부각 비율을 보였다. 이 지역은 어린이들의 빈혈 증세와 임산부들이 임신 부종 등을 자주 호소하고 신생아의 높은 사망률을 보였다. 사망률이 가장 낮은 지역의 식수 칼슘 농도는 30-90 mg/L, 마그네슘은 17-35 mg/L 수준을 보였다.

요리를 할 때 연수를 사용하면 식품(야채, 육류, 곡물)의 모든 필수 요소의 상당 부분이 손실된다. 반면에 경수를 사용하면 이러한 요소의 손실을 훨씬 줄일 수 있고 경우에 따라서는 칼슘 성분이 오히려 풍부한 요리를 할 수 있다는 연구 결과도 있다.(WHO 1978)

미네랄 함유량이 적은 물은 불안정해서 인체에 나쁜 영향을 미친다. 또 이러한 물(산성수)은 금속과 파이프, 코팅, 저장 탱크, 호스 라인 등을 부식시키고 독성 물질을 만들 수도 있다.

결론적으로 WHO는 "식수는 최소 수준의 필수 미네랄을 포함해야 한다."고 규정하고 있다. 그럼에도 불구하고 아직까지 우리나라를 포함한 일부 국가에서는 미네랄의 중요성을 무시한 채 역삼투압 정수방식의 산성수가 아무런 규제 없이 식수로 사용되고 있다.

심지어 종합병원이나 대학병원의 암 병동과 중환자실에도 역삼투압 정수기가 설치되어 환자들의 건강 악화가 우려되고 있다. 미네랄이 없는 물이 건강을 위협하고 있음이 최근 여러 연구에 나타나고 있지만 우리나라 정부는 아무런 대책을 세우지 않고 있다.

한편 체코 국립 연구소가 2003년 프라하에서 마시는 물과 접촉하는 제품의 안전성 테스트를 실시한 결과 역삼투압 단위의 압력 탱크는 세균이 상대적으로 잘 자라는 유리한 조건을 갖추고 있는 것으로 나타났다.


## 한국 정수기의 안전성을 검증하다


지구의 3분의 2는 물이다. 물은 생명 탄생의 원천이었다. 인간의 생명 역시 산모의 양수, 즉 물속에서 열 달을 견디다가 탄생한다.

다양한 형태로 존재하는 지구상의 물중에서 우리가 마실 수 있는 물은 고작 0.0067%에 불과하다. 그런데 마시는 물이 변모하고 있다. 수돗물 중심의 음용이 사라지고 대신 그 자리를 정수기 물이 차지했다.

우리나라 사람들의 절대 다수는 정수기 물을 마시고 또 신뢰하고 있다.

과연 정수기 물은 마셔도 괜찮은 것일까? 필자는 우리나라 정수기의 안전성을 알아보기 위해 독일 본 의과대학 위생실험실에 분석을 의뢰했다. 국내의 수많은 물 전문가들에게 정수기의 안전성 검사를 부탁했으나 단 한 명도 응해주지 않았다. 필자는 우리나라에 가장 많이 보급되어 있는 정수기를 독일로 가져갈 수밖에 없었다.

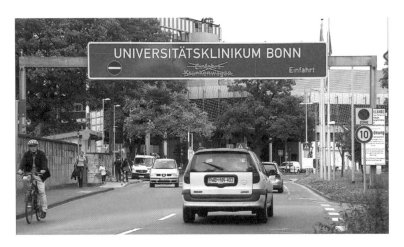

〈사진〉 독일 본 의과대학 전경

정수기를 거친 물의 수질뿐만 아니라 물속에 함유된 성분까지 분석을 의뢰했다. 특히 필자가 주목한 것은 미네랄. 과연 정수기 물과 미네랄과는 어떤 상관관계가 있을까에 관심이 모아졌다.

수질분석은 독일의 식수 수질 총괄 책임자인 이 대학병원 교수인 med. M. Exner 박사와 분석 전문가인 rer. nat. H. Farber 박사가 맡았다.

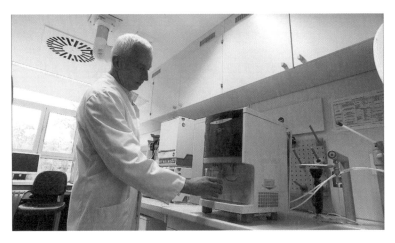

〈사진〉 수질분석 중인 rer. nat. H. Farber 박사 (독일 본 의과대학 위생실험실)

분석 총괄책임자인 독일 본 의과대학 위생실험실장 med. M. Exner 교수는 "좋은 식수는 미네랄이 풍부하고 물맛이 좋아야 한다. 물의 온도가 10-12도에서 물맛이 좋고 미네랄이 풍부해야 하며 유해성 박테리아에 오염되지 않고 청결해야 한다. 이러한 조건을 만족해야 식수로 가능하다."라고 설명했다.

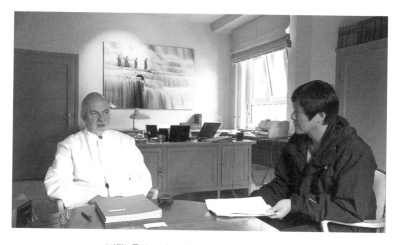

〈사진〉 독일 본 의과대학 med. M. Exner 교수와 필자

독일 본 의과대학에서 한 달 동안 실시한 한국의 역삼투압 정수기 물의 분석결과는 충격적이었다.

### 〈표〉 박테리아, 세균 분석 결과

| 항목 | 분석 값 | 단위 | 제한/요구값 | 방법 |
|---|---|---|---|---|
| 콜리 박테리아 | 2 | KBE/100mL | 0 | Collert-18/Quanti-Tray |
| 대장균 | 0 | KBE/100mL | 0 | Collert-18/Quanti-Tray |
| 세균 콜로니 수(20℃) | 720 | KBE/mL | 100 | TrinkwV 1990 |
| 세균 콜로니 수(30℃) | 5940 | KBE/mL | 100 | TrinkwV 1990 |
| 수도모나스 박테리아 | 0 | KBE/100mL | 0 | DIN EN ISO 16266: 2008 |

복통과 설사를 유발하고 신장까지 손상시키는 병원성 대장균인 콜리박테리아가 검출되었다.

세균 콜로니 수도 기준치를 훨씬 초과했는데 20℃에서는 7.2배, 30℃에서는 무려 59.4배나 초과하는 것으로 나타났다.

다음은 역삼투압 정수기를 통과한 물의 pH와 미네랄 함유량을 분석하였다.

<표> 화학적 분석 결과

| 항목 | 분석 값 | 단위 | 제한/요구값 | 방법 |
|------|---------|------|-------------|------|
| 칼슘 | 2 | mg/l | 400 | DIN 38406 - 6 1999 |
| 칼륨 | 1 | mg/l | 12 | EN ISO 9964 - 3: 1996 |
| 마그네슘 | 2 | mg/l | 50 | DIN 38406 - 3: 1999 |
| 나트륨 | 2 | mg/l | 200 | EN ISO 9964 -3: 1996 |
| pH (수소이온농도) | 6.0 | - | 6.5~9.5 | DIN 38404 - 5: 1984 |

한국 정수기의 정수된 물을 정밀 분석한 독일 Bonn 의과대학 med. M. Exner 교수와 rer. nat. H. Farber 박사는 역삼투압 정수기에서 정수된 물의 수소이온농도(pH)는 6.0으로 산성이 강해 독일 음용수기준(pH6.5)에 맞지 않고 미네랄이 대부분 제거되었으며 미네랄을 꼭 섭취해야하는 우리의 몸이 증류수에 가까운 이런 물을 계속 마실 경우 건강에 심각한 문제가 발생할 수 있다고 지적했다.

독일 본 대학은 이와 같은 충격적인 내용이 담긴 "종합 수질 검사 결과보고서"를 필자에게 보내왔다. 한마디로 한국의 역삼투압 정수기 물은 절대 먹어서는 안 된다는 경고였다.

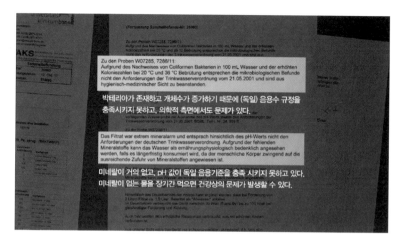

〈사진〉 독일 본 대학 수질 검사 결과보고서 원본

　　med. M. Exner 교수는 우리 신체는 미네랄을 섭취하지 못하면 각종 질병 발생위험이 높아 한국 정부는 국민건강 보호를 위해 역삼투압 정수기의 사용을 즉시 중단시키는 조치가 필요하다고 말했다.

　　이러한 믿기지 않는 결과를 가지고 필자는 국내에서 다시 자세한 조사와 다수의 실험을 통하여 역삼투압 정수기와 산성수의 문제점에 대하여 짚어 보았다. 같이 살펴보자.

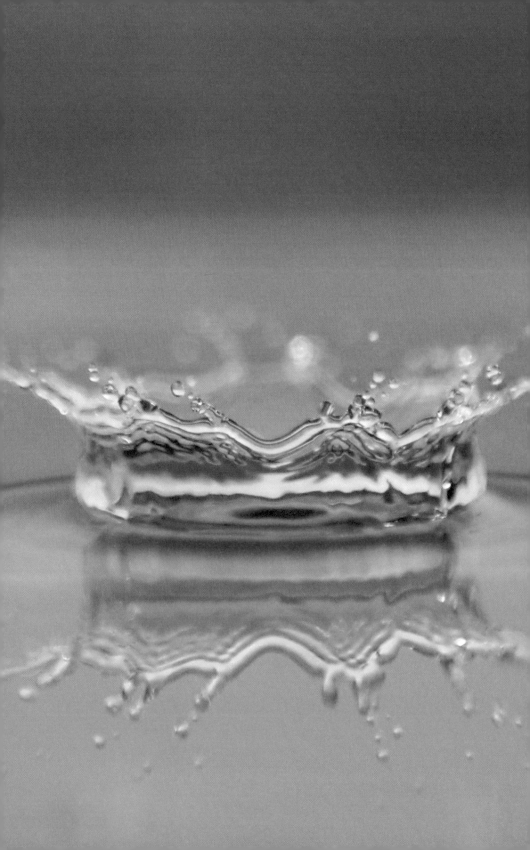

# 제3장

# 과학적으로 입증된 역삼투압 정수기의 문제점

우리가 매일 마시는 식수에 들어 있는 미네랄이 인체에는 미치는 영향에 대해 국내 의학계에서는 미미하다고 보고 있다. 물속에 들어있는 미네랄 함량이 낮아 신진대사에 별 도움이 되지 않고 과일과 음식 등으로 충분히 보충된다는 것이다. 그러나 앞서 스웨덴 조사 연구에서 살펴봤듯이 미네랄이 들어 있는 알칼리성 물을 충분히 먹는 것만으로도 건강해 질 수 있다는 사실이 입증되었다.

세계적인 물 전문가들은 역삼투압 정수기 물처럼 미네랄이 없는 산성수를 식수로 허용해서는 안 된다고 한 목소리를 내고 있다.

그렇다면 역삼투압 정수기 물과 미네랄 결핍현상은 어떤 상관관계가 있을까?

필자는 역삼투압 정수기 물을 식수로 사용하는 울산의 한 도시 학교와 마을 간이상수도 물(깨끗한 계곡물을 원수로 사용)을 식수로 사용하는 시골 학교 학생들을 대상으로 비교분석을 실시했다.

도시의 한 초등학교 6학년 교실의 31명 중 68%인 21명의 아이들이 역삼투압 정수기 물을 마시고 있었다. 이들은 가정에서뿐만 아니라 학교에서도 역삼투압 정수기 물을 먹고 있었다. 음식을 만들 때도 역삼투압 정수기 물이 사용되었다. 아이들이 점심식사를 마친 후 마시는 물도 역시 역삼투압 정수기 물이었다.

이들의 인체 내 미네랄은 어떤 상황일까? 모발 검사를 실시했다. 모발에 함유된 미네랄 성분과 양을 통해 인체 내의 미네랄 상태를 알아보기로 했다.

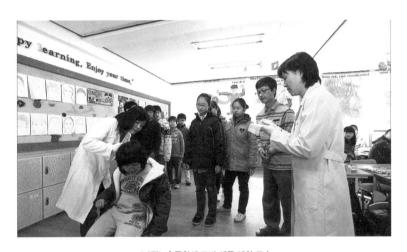

〈사진〉 초등학생 모발 샘플 채취 모습

인체 내에 미네랄이 부족하면 체액 속의 미네랄이 빠져나와 머리카락에 축적된다.

우선 역삼투압 정수기 물을 마시는 10명의 도시 학교 어린이들을 대상으로 머리카락 샘플을 채취했다.

대조군은 농촌지역 초등학교 6학년 학생들로 선정했다. 이 시골 학교 학생 20명 중 90%인 18명이 마을 간이상수도 물을 마시고 있었다. 마을 간이상수도는 산 속 계곡물과 지하수를 모아 간단한 소독처리 과정을 거쳐 학교와 주민들에게 공급하고 있다. 학교 급식 조리에도 역시 간이상수도 물을 이용하고 있었고 정수기는 아예 없었다.

이들 농촌지역 어린이들의 인체 내 미네랄은 어떤 상태인지를 알아보기 위해 역시 모발 검사를 실시했다. 검사 대상자 숫자와 방법은 도시학교 어린이들과 동일한 방식으로 진행하였다.

두 학교 학생들의 모발분석은 메디넥스(모발 분석전문기관)에 의뢰하였다.

결과는 놀라웠다. 도시 초등학생의 경우, 10명 중 6명이 칼슘 결핍현상을 보였다. 반면 농촌지역 학생들은 1명을 제외한 나머지 9명은 정상치였다.

〈표〉 칼슘 결핍현상 비교분석

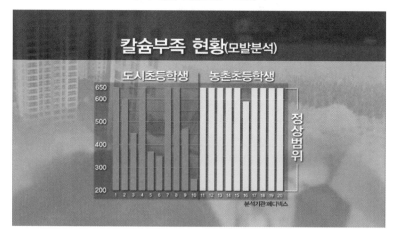

마그네슘 결핍현상도 확인되었다. 도시학생의 경우 7명, 그리고 농촌 학생은 5명이 마그네슘 부족현상을 보였다.

〈표〉 칼슘 결핍현상 비교분석

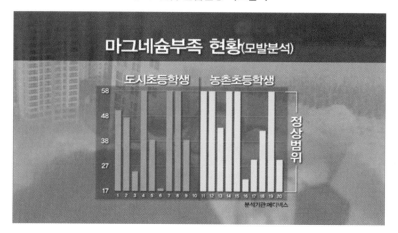

왜 이런 결과가 나왔을까?

모발전문 분석기관 메디넥스의 이창렬 대표는 "역삼투압 방식의 물을 먹다 보면 미네랄이 전혀 없기 때문에 칼슘이 부족하게 된다. 그리고 그 칼슘부족을 막아주기 위해 조직속의 칼슘을 빼앗아 혈액으로 들어가게 되고 그 많아진 혈액 속에 칼슘이 모발에 반영되고 있기 때문에 우리 몸은 산성화 되었다고 볼 수 있다. 칼슘과 마그네슘 같은 미네랄은 자라나는 어린 아이들의 성장발달에 아주 중요한 원소이기 때문에 이 검사 결과는 아주 중요한 의미를 가진다."고 설명했다.

역삼투압 정수기 물을 주로 마시는 도시학생들의 미네랄 결핍 현상은 이들이 마시는 역삼투압 정수기 물 자체에 미네랄이 부족하기 때문이었다.

현재 우리나라 도시지역의 초. 중. 고등학교에 역삼투압 정수기가 없는 곳이 없다. 특히 대학병원 어린이 병동에도 역삼투압 정수기는 쉽게 찾아볼 수 있다. 안타까운 현실이다.


## 역삼투압 정수기 물은 혈액을 산성화시킨다

신장은 혈액을 정화하고 조절하는 기능을 가지고 있다.

신장을 통과하는 물은 하루 약 180리터 정도이다. 체중 60kg인 성인의 경우 70%가 수분인 점을 감안하면 42리터가 물이기 때문에 하루 신장을 통과해 재생되는 횟수는 적어도 4-5회 정도가 되는 것이다.

신장을 통과하는 물 가운데 약 1.5리터는 노폐물과 함께 소변으로 배출된다. 혈액은 대동맥에 연결된 신장동맥과 모세혈관을 통해 신장으로 흘러들어간다. 신장은 불필요한 노폐물을 가진 혈액을 여과시켜서 소변을 만들게 되는데 소변량은 매분 1mL 정도이며 여과된 나머지 1,199mL의 혈액은 신장 정맥을 통해 다시 인체 속으로 들어가게 된다.

신장은 칼륨이온, 수소이온, 암모니아이온, 중탄산이온 등을 분비해 혈액의 산-알칼리 평형을 조절한다.

산성수와 산성식품은 혈액의 산성화에 가장 큰 영향을 준다. 역삼투압방식의 정수기 물과 콜라와 사이다 같은 스프트 드링크와 커피, 술은 모두 산성수이다.

산성수는 체내의 여러 곳에 산성화 물질과 노폐물을 축적시켜 병이나 노화촉진의 원인이 되기도 한다. 마신 물은 각 장기조직에 침투해 거의 10분 후에는 피부조직에까지 도달한다. 따라서 산성수를 지속적으로 마시게 되면 조직과 전신의 세포에 악영향을 준다.

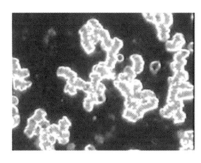
〈사진〉 산성화된 혈액

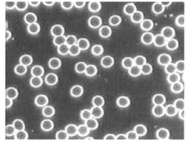
〈사진〉 정상적인 혈액

산성수와 산성식품을 많이 섭취하면 혈액은 정상적인 알칼리성을 유지하기 위해 폐와 신장과 세포활동에 과부하를 건다. 이 과정에서 탈수가 일어나 혈액은 고점성화되고 혈액의 환경은 더욱 나빠진다.

혈액의 고유기능인 이동과 배설과 면역기능이 떨어지면 노폐물의 축적(산성화와 독성화)이 일어나 질병이 시작되는 것이다.

건강한 혈액은 약알칼리성이다. 그러나 극심한 육체피로와 스트레스와 만성질환을 가진 사람의 혈액을 조사해 보면 대체로 산성혈액상태이다.

혈액이 산성화되면 콜로스테롤과 지질이 엉키면서 과산화질이 발생하고 혈액은 검은 색을 띠며 점성이 높아진다. 암모니아와 젖산과 같은 피로물질과 독성이 활성산소와 혼합되면서 혈액이 산성화되는 것이다.

혈액의 산성화는 혈액을 통한 산소 공급을 원활하지 못하게 하고 산소결핍을 일으키는 동시에 산성 노폐물은 암과 심근경색 또는 뇌경색을 일으키기도 한다.

암 세포 또는 종양의 농도는 산성(pH4.0-6.0)으로 알려져 있다. 암 세포와 종양이 가장 좋아하는 환경은 혈액이나 세포가 산성화 상태로 기울어지는 것이다.

체내 미네랄 동화반응은 pH농도에 의해 영향을 받는다. 각종 미네랄은 체내로 동화되어질 때 각기 다른 pH농도를 갖는다. 예를 들면 요오드는 갑상선의 기능을 적절하게 조절하는 중요한 미네랄 중의 하나이다. 그런데 혈액의 pH농도가 일정하게 유지되지 않는다면 갑상선은 요오드를 받아들이지 못한다.

혈액의 급격한 산성화는 갑산성 기능을 떨어뜨려 심장발작, 당뇨병, 암, 우울증, 비만, 만성피로 등과도 관련성이 있는 것으로 알려져 있다.

결국 산성수인 역삼투압 정수기 물을 계속 마시면 인체의 리듬이 깨지면서 각종 질환이 발생하게 된다.

반면에 혈액의 농도와 비슷한 알칼리성 미네랄이 풍부한 자연수를 마시면 신장이 갖는 부담을 줄여서 혈액의 점도를 낮추고 혈류속도와 호르몬 분비와 신경전달물질을 서서히 증가시킬 수 있다. 그리고 미네랄 자연수에 있는 이온화된 전해질(칼슘, 마그네슘, 중탄산)은 세포활동을 정상으로 회복시키는 데 결정적인 역할을 하면서 혈구가 서로 뭉치지 않도록 해 주어 혈액순환을 왕성하게 하는 환경을 만들어 준다.

혈액의 엉킴과 연전현상은 혈액순환을 방해하고 산소공급량을 감소시켜 만성피로를 일으킨다.

미네랄은 혈액에 어떤 작용을 할까? 필자는 김광영 박사(한국물학회 이사)와 함께 특별한 실험을 실시했다. 40대 남자의 혈액을 채취한 후 미네랄이 풍부한 물을 마시게 했다. 그리고 20분 뒤에 다시 혈액을 채취해 적혈구 상태를 관찰했다.

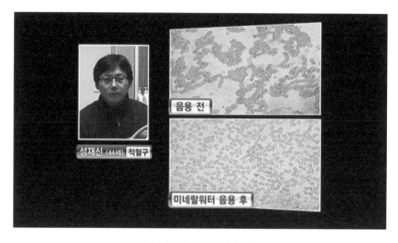

〈사진〉 미네랄 자연수를 마신 후 혈액상태

미네랄 물을 마신 후 뭉쳐 있던 적혈구가 풀리면서 혈액순환이 좋아지는 현상이 뚜렷이 나타났다.

이 같은 현상에 대해 김광영 박사는 환원력이 있는 물, 즉 미네랄이 풍부한 물을 마시면 혈장농도를 낮춰주면서 연전현상, 즉 엉켜있던 적혈구가 풀리는 탈연전현상을 보인다고 설명했다.

이번에는 50대 남자에게 미네랄이 없는 역삼투압 정수기 물을 마시게 하고 혈액상태를 관찰했다. 마시기 전에 비해 적혈구가 엉키기 시작했다. 역삼투압 정수기 물은 오히려 혈액순환에 좋지 않은 영향을 주는 것으로 나타났다.

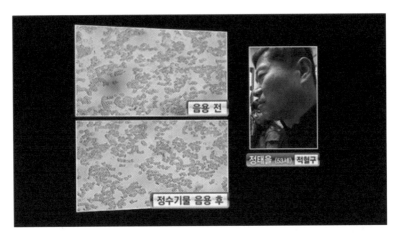

〈사진〉 정수기 물을 마신 후 혈액 상태

　분당 서울대병원 이동호 교수는 미네랄이 풍부한 약알칼리성 물은 우리 몸 안에서 일어나는 다양한 대사활동을 도와주지만 미네랄이 없는 산성수는 인체에 나쁜 양향을 준다고 지적했다.

　혈액은 잠시도 쉬지 않고 온 몸 구석구석을 다니면서 생명 유지에 필요한 물질을 전달한다. 또 불필요한 물질들을 회수하여 간으로 운반해 해독하고 폐와 신장으로 배설시킨다. 혈액이 혈관을 거침없이 흐르면 신진대사는 원활하게 이루어지지만 혈액이 탁해져서 잘 흐르지 않게 되면 여러 가지 말썽이 생기게 된다.

　혈액이 탁해진다는 것은 혈액이 산성화되어 혈액의 점도가 높아진다는 뜻이다. 정상 혈액은 약 수소이온농도(pH)가 7.4 정도의 약알칼리성이다. 산성수를 지속적으로 마시거나 동물성 단백질과 지방 등의 과잉 섭취, 운동 부족, 특히 스트레스를 받게 되면 우리 몸은 산성화된다.

산성은 혈액을 응고시킨다. 면도를 하다가 얼굴에 피가 날 때 알칼리수를 바르면 피가 멎지 않지만 산성수를 바르면 곧 멎는다. 산성이 피를 응고시키기 때문이다.

혈액이 산성화되면 적혈구의 유연성이 떨어진다. 적혈구의 유연성이 떨어지면 모세혈관을 통과하기 힘들어지고 모세혈관이 적혈구에 의해 '막혔다 뚫렸다.'를 반복하면서 모세혈관을 막아버리기도 한다.

그런 과정에서 다량의 활성산소가 생성되는데 활성산소는 적혈구의 막을 파괴해 적혈구를 더욱 경직시킨다.

이 같은 악순환이 반복되면 인체의 세포는 산소부족으로 충분한 에너지를 만들어내지 못한다.

우리 몸은 혈액의 pH를 일정하게 유지시켜주는 뛰어난 능력을 갖고 있다. 하지만 산성수의 지속적인 음용이나 과잉 영양 상태, 스트레스 상태 등이 오래 지속되면 산성화될 수 있다. 그러나 미네랄이 풍부한 자연수를 꾸준하게 마시면 산성화된 혈액을 약알칼리 상태로 되돌릴 수 있게 된다.

미국 달라스 시는 체액의 산성화를 방지하기 위해서 수돗물의 pH를 8.3~9.0으로 조정해서 공급하고 있다. 우리가 즐겨 먹는 음식물 가운데는 산성식품이 많아 혈액의 산성화가 가속화되고 있어 미네랄이 풍부한 천연 자연수의 지속적인 음용이 그 어느 때보다 절실하다.

## 물에는 반드시 미네랄이 있어야 한다

물은 인간 생명 유지의 필수 요건이다. 인체에 들어간 물이 각 기관에 영향을 끼치는데 걸리는 시간은 최소 30초에서 최대 20분 정도이다. 이때 가장 중요한 역할을 하는 것이 미네랄이다. 물속에 녹아있던 각종 미네랄이 혈관을 타고 흘러 인체 각 기관이 제대로 작동할 수 있도록 하는 것이다.

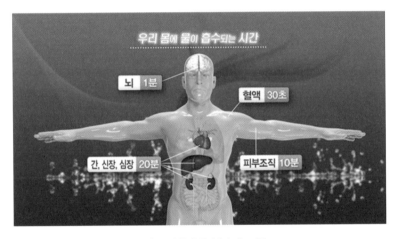

〈그림〉 우리 몸에 물이 흡수되는 시간

분당 서울대병원 이동호 교수는 인체의 대사과정에는 여러 가지 촉매제가 필요하고 여러 가지 효소가 작동되기 위해서는 촉매제에 상당한 미네랄이 관여하고 있다고 말한다.

인체의 생명과 건강에는 물속 미네랄이 반드시 필요하다. 물속에 함유된 미네랄은 음식물 속의 미네랄로 대체할 수 없다. 물 속 미네랄의 작용은 다음과 같다.

첫째 인체를 보호하는 기능으로 물의 정상 구조와 사람의 안구에 있는 수정체 구조가 유지되는데 큰 역할을 한다. 둘째 산성과 알칼리성의 균형을 유지한다. 셋째 인체 내에서 전해질의 균형을 유지한다. 넷째 미네랄이 함유되지 않은 물은 인체 내에서 영양소의 흡수를 방해하고 배출을 초래하여 신진대사에 바람직하지 못하다. 다섯째 이온 상태인 물속 미네랄은 인체에 쉽게 흡수되므로 음식물속 미네랄보다 더 빠르게 흡수되어 매일 섭취해야하는 모든 미네랄의 10~30%를 충족시킨다.

물속의 천연 미네랄은 인체에 바로 흡수되어 체액의 pH값이 균형을 유지하도록 도와주므로 물은 채소나 과일보다 더 훌륭한 중화제가 되고 물의 pH값은 혈액의 값에 가까울수록 좋다.

전염병을 생물학적으로 조사한 결과 순정수를 장기간 너무 많이 마시면 인체의 생리기능에 부정적인 영향을 미친다는 것이 밝혀지고 있다. 그 부정적인 영향이 산성이 원인인지 미네랄부족이 원인인지에 대해 활발한 연구가 진행되고 있다.

### 물의 pH는 이렇게 결정된다

물($H_2O$)은 항상 일정 분량이 $H^+$와 $OH^-$로 나뉘어져 있으며, $H^+$는 물과 결합하여 $H_3O^+$로 있지만 $H^+$로 표현한다.

물에서 $H^+$와 $OH^-$는 상대적으로 존재한다. $H^+$가 많아지면 $OH^-$가 적어진다. $H^+$와 $OH^-$의 상대적인 양은 수소이온농도(pH)로 표현한다. pH는 1에서 14의 값을 가지며 $H^+$와 $OH^-$가 같은 양으로 존재할 때 pH7의 중성이다. 이때 pH가 1 감소하는 것은 $H^+$농도가 10배 증가하며, $OH^-$농도는 10배 감소한다는 것을 의미한다. 반대로 pH가 1 증가하는 것은

H+농도가 10배 감소하며, OH⁻농도는 10배 증가한다는 뜻이다.

H+가 상대적으로 많으면 산성이고 pH는 7보다 낮은 값을 가지며 수치가 낮을수록 산성이 강하다.

반면에 OH⁻가 상대적으로 많으면 알칼리성이라고 하며 pH는 7보다 높은 값을 갖는다. pH의 최고값은 14이며 높을수록 강알칼리라고 할 수 있다.

이러한 물에 전기가 흐르면 양극에서는 물이 전기분해 되어 산소분자($O_2$)와 함께 전자와 H+가 형성되기 때문에 산성이 된다. 음극에서는 H+가 전자를 받아 수소분자($H_2$)가 된다. 음극은 H+가 없어지는 만큼 상대적으로 OH⁻의 농도가 늘어나기 때문에 알칼리성이 되는 것이다.

물의 pH는 미네랄에 의해 좌우된다. 미네랄이 풍부할수록 알칼리성의 띠고 미네랄이 부족할수록 산성도 높다. 세계적인 유명 약수가 알칼리성인 것은 칼슘과 마그네슘 등 미네랄을 많이 함유하고 있기 때문이며 역삼투압 정수기 물이 산성수인 것은 정수 필터가 미네랄을 제거해 버리기 때문이다.

## 역삼투압 정수기 물은 세포를 공격한다

우리 몸은 역삼투압 정수기의 산성수를 싫어한다. 그리고 물에 따라 용해되어 있는 이온이 다르고 물 분자들 간의 결합형태, 물 맛 등 물리 화학적 성질 등이 달라 인체에 미치는 영향도 다르다.

필자는 상명대학교 강태범 교수팀과 함께 물이 인간 세포에 미치는 영향에 대한 실험을 실시했다.

미네랄 자연수와 역삼투압 정수기 물, 수돗물, 시중에 유통되고 있는 생수 등 6종류의 물을 시료로 선정하고 인간의 정상세포를 6일 동안 배양한 후 세포의 성장속도, 생존률, 미토콘드리아(mitochondria)의 활성, DNA 합성량 등을 분석하였다. 물의 종류에 따라 세포수를 측정한 결과를 〈표〉에 나타내었다.

**〈표〉6일 동안 배양한 세포수**

| 시료 | 세포수 (cells/well) |
|---|---|
| 미네랄 자연수 | 146.5 |
| 역삼투압 정수물 | 89.0 |
| 수돗물 | 130.5 |
| 생수 1 | 137.0 |
| 생수 2 | 142.5 |
| 생수 3 | 137.0 |

6일 동안 배양한 후 세포수를 비교해보면 미네랄 자연수가 146.5cells/well로 세포의 수가 가장 많았고, 다음으로 생수가 142.5cells/well이었으며, 역삼투압 정수기를 거친 미네랄이 없는 물이 89.0cells/well로 가장 적었다.

다음은 이틀 간격으로 살아있는 세포수를 측정하면서 세포의 생존률을 조사한 결과 다음의 〈표〉와 같이 나타났다.

〈표〉 이틀 간격으로 6일 동안 측정한 세포 생존률(%)

| 시료 | Day0 | Day2 | Day4 | Day6 |
|---|---|---|---|---|
| 미네랄 자연수 | 100.0 | 100.0 | 98.6 | 96.7 |
| 역삼투압 정수물 | 100.0 | 98.4 | 94.9 | 92.7 |
| B | 100.0 | 100.0 | 98.7 | 94.2 |
| C | 100.0 | 100.0 | 98.8 | 94.1 |
| D | 100.0 | 100.0 | 96.2 | 96.0 |
| E | 100.0 | 98.6 | 97.3 | 95.1 |

　세포의 생존율 실험에서도 미네랄이 풍부한 자연수에서 가장 많은 세포가 살아 있었으며 미네랄이 없는 역삼투압 정수기 물의 세포 생존률이 가장 낮았다. 따라서 미네랄이 걸러지는 역삼투압 정수물을 지속적으로 마시면 세포의 성장과 생존에 나쁜 영향을 미칠 수 있을 것으로 확인되었다.

　다음은 세포의 미토콘드리아 건강 상태를 살펴보았다. 미네랄 자연수가 0.918, 생수가 0.844, 역삼투압 정수기 물이 0.726으로 미네랄이 풍부한 자연수가 미네랄이 없는 산성수인 역삼투압 정수기 물에 비해 훨씬 건강했다.

〈표〉 세포의 미토콘드리아 건강 상태 비교

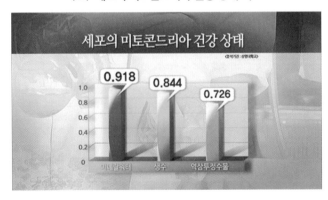

물이 인간의 정상세포 배양에 미치는 영향을 알아보기 위해 6가지 종류의 물로 인간의 정상 세포를 배양하여 본 결과 미네랄 자연수가 세포성장속도, 세포생존률, 세포 건강(미토콘드리아 활성)에서 가장 우수하였고 역삼투압 정수물이 세포에 가장 나쁜 영향을 주는 것으로 밝혀졌다.


## 미네랄이 없는 산성수가 암을 키운다


최근 암 환자가 급격히 늘어나고 있다. 암과 미네랄과 어떤 연관성이 있는 것일까?

분당 서울대병원 이동호 교수(건강증진센터장)는 미네랄이 부족한 물을 마시면 산화스트레스를 제대로 제거하지 못하고 세포안의 신호전달체계가 원활하게 작동되지 않기 때문에 각종 암이나 성인병에 걸릴 수 있다는 연구보고서들이 나오고 있다고 밝혔다.

세계 유명 의학저널의 내용을 분석해 보면 일반적으로 암 환자 대부분이 산성체질인 경우가 많다. 인체에 미네랄이 공급되지 않으면 몸의 pH를 조절하는데 가장 중요한 역할을 하는 중탄산염이 공급되지 않아 암 발병률이 높다는 연구가 있다. 즉 중탄산염이 공급되면 pH가 조절되고 그렇지 않으면 위험하다는 것이다.

필자는 미네랄 부족이 암과 성인병 등의 원인이 될 수 있는지를 알아보기 위해 다시 세포 실험을 실시했다.

암은 세포의 건강성과 밀접한 관련이 있다. 건강하지 못한 세포가 암세포가 되는 것이다.

상명대학교 강태범 교수팀의 협조를 얻어 인체 세포조직을 채취해 미네랄이 함유된 물과 수돗물, 그리고 역삼투압 정수기 물에서 세포를 배양했다. 무균 배양실에서 일주일 동안 배양된 세포를 현미경으로 관찰했다. 세포들 사이에 많은 차이가 발견되었다.

〈사진〉 일주일 배양 세포 현미경 관찰 장면

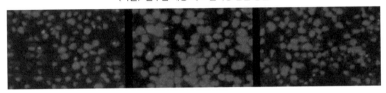

역삼투압 정수기 물　　　　　미네랄 자연수　　　　　수돗물

사진에서 붉은 색을 띠는 세포가 건강한 세포이다. 미네랄이 있는 물에서 배양된 세포가 정수기 물에서 배양된 세포보다 훨씬 붉게 나타나고 있다. 미네랄이 있는 물이 미네랄이 없는 역삼투압 정수기 물보다 훨씬 건강한 것으로 나타났다. 미네랄은 세포의 건강과도 밀접한 연관이 있었던 것이다.

## 역삼투압 정수기 물은 당뇨병을 악화시킨다

미네랄이 없는 정수기 물은 당뇨에는 어떤 영향을 끼치는 것일까? 필자는 미네랄과 당뇨와의 상관관계를 알아보기 위해 연세대학교 원주의과대학 이규재 교수팀과 함께 동물 실험을 실시했다. 실험용 쥐에 혈당수치가 580을 넘어서는 고(高)위험군의 당뇨를 유발시켰다.

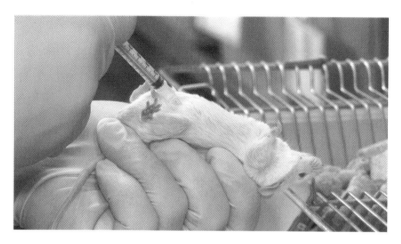

〈사진〉 실험용 쥐에 당뇨 유발 장면

　이렇게 당뇨가 발생한 생쥐를 세 집단으로 나눈 다음에 각기 다른 물을 공급해 보았다.

　한 집단에는 역삼투압 정수기 물을, 다른 집단에는 당뇨에 효과가 있다는 크롬이 함유된 물, 그리고 나머지 집단에는 미네랄이 풍부한 심층수를 공급했다.

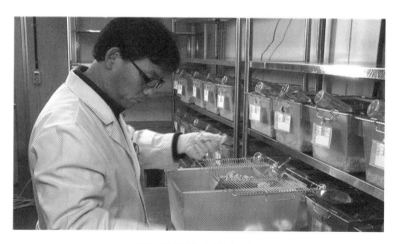

〈사진〉 물의 종류에 따라 혈당 변화 실험

실험은 한 달 동안 진행되었다. 일주일 간격으로 혈당을 측정하면서 물의 종류에 따라 혈당변화를 조사하였다. 실험대상 쥐에게는 똑같은 먹이를 공급하고 서식환경을 동일하게 유지했다.

한 달 후 세 개 집단 모두의 혈액을 채취해 비교 분석을 시도했다. 결과는 확연히 달랐다.

역삼투압 정수기 물을 먹은 쥐의 혈당치는 오히려 높아져 있었다. 반면에 크롬이 함유된 물과 미네랄이 풍부한 물을 먹은 쥐의 혈당치는 떨어져 있었다. 혈당치 차이의 원인은 바로 미네랄이었다.

〈표〉 물의 종류에 따라 변화하는 생쥐 혈당

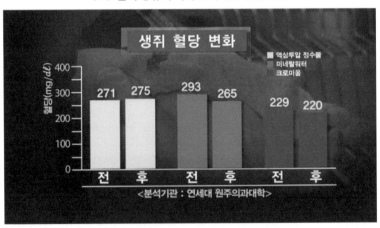

실험을 총괄 지휘한 연세대 원주의과대학 이규재 교수는 미네랄이 췌장이나 세포 여러 가지 효소에 영향을 미쳐 당 대사, 그리고 인슐린의 저항성 등 이런 부분에 긍정적인 영향을 미치기 때문에 혈당 저하가 나타나게 된다고 설명했다.

이규재 교수는 "연구결과에서 보면 증류수, 즉 미네랄이 없는 역삼투압 정수기 물은 오히려 당뇨병에 나쁜 영향을 줄 수 있다." 고 말했다.

## 역삼투압 정수기 물은 어류도 죽인다

물고기도 역삼투압 정수기 물에서는 살 수 없는 것으로 나타났다. 필자는 국립수산과학원 양식과 임한규 박사의 도움을 받아 산성수의 독성에 대한 특별한 실험을 실시했다. 물고기가 미네랄이 없는 물에서 얼마나 버티는지를 알아보기 위해서였다. 미네랄이 있는 수돗물(약알칼리성)과 미네랄이 제거된 역삼투압 정수기 물(산성) 등 2가지 시료로 실험을 진행했다. 각각의 수조에 10마리의 물고기를 넣고 지켜본 결과 24시간 후 놀라운 현상이 일어났다. 수돗물의 물고기는 모두 살아 있었고 역삼투압 정수기 물의 수조에서는 10마리 중 8마리가 죽었다.

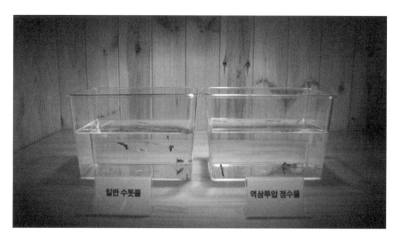

〈사진〉 수돗물과 정수기물 어류 생존 실험

실험을 주도한 임한규 박사는 "물고기 생장에 미네랄이 반드시 필요하고 담수어나 해수어는 물을 먹거나 소변을 배출할 때 이온을 항상 업데이크해서 몸 안에 항상성을 유지해야 한다. 그러나 역삼투압방식 정수한 물은 그런 이온성분이 전혀 없어 수조의 물고기에 나쁜 영향을 끼쳐 죽게 된다."고 설명했다.

## 역삼투압 정수기 물은 식물에도 해롭다

역삼투압 정수기 물이 식물 생장에도 나쁜 영향을 미칠까?

필자는 상명대학교 강태범 교수팀과 함께 각기 다른 물을 이용해 콩나물을 키우면서 생육상태를 알아보는 실험을 실시했다

시료는 역삼투압 정수기 물과 수돗물, 시중에 유통되고 있는 생수 등 6가지의 물을 사용하여 콩나물을 재배했다.

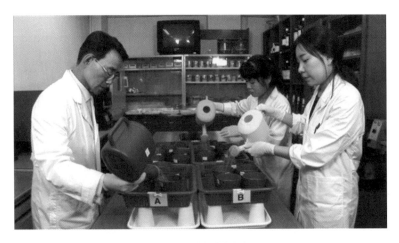

〈사진〉 콩나물 재배 장면

콩나물의 비타민 C 함량과 생장된 길이, 발아율 등을 측정하고 이를 비교 분석 검토함으로써 역삼투압 정수기 물이 식물에 미치는 영향을 알아보기 위한 실험이었다.

콩은 증류수에 18시간 무순씨앗은 6시간 동안 담근 후 비이커에 콩 250알, 무순은 500개씩 넣고 3시간 간격으로 선택된 6가지의 물을 주면서 14일 동안 배양하였다.

### 〈표〉 배양에 사용된 물의 pH

| 재배수 | 수돗물 | 국내 생수 | 외국 생수 | 일반수돗물 | 역삼투압 정수기 물 | 알칼리수 |
|---|---|---|---|---|---|---|
| pH | 7.5 | 7.01 | 7.0 | 7.0 | 6.74 | 9.0 |

배양에 사용한 6가지 시료의 pH를 보면 수돗물은 7.7의 약알칼리성, 역삼투압 정수물은 산성인 6.74, 생수는 7.00~7.01로 중성에 가깝고 알칼리수는 높은 염기성을 나타냈다.

식물세포 주위의 물은 약알칼리성으로 배양액 물의 pH는 식물생장과 비타민C 생합성에 영향을 미치게 된다. 각 시료에서 배양된 콩나물 50개를 무작위로 선택해 길이와 발아율을 분석했다.

### 〈표〉 14일 동안 배양한 콩나물 시료의 길이

| 시료 | 수돗물 | 국내 생수 | 외국 생수 | 일반수돗물 | 역삼투압 정수기 물 | 알칼리수 |
|---|---|---|---|---|---|---|
| 평균<br>(50개) | 18.81 | 17.38 | 16.68 | 16.13 | 15.45 | 15.37 |

이번 실험에서 수돗물로 키운 콩나물의 생장률이 가장 좋았으며 생수에서 배양된 콩나물도 건강하게 잘 자랐다. 그러나 산성수인 역삼투압 정수기 물과 알칼리수에서 자란 콩나물은 상대적으로 생장률이 저조했다.

〈사진〉 콩나물 생장률 비교 사진

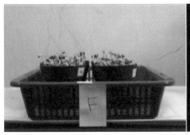 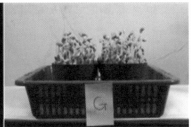

역삼투압 정수기 물        수돗물

### 〈표〉 7일 동안 생장된 콩나물 시료의 발아율(%)

| 재배수 | 발아율(%) |
|---|---|
| 수돗물 | $(210/250) \times 100$ |
| | 84.0% |
| 국내 생수 | $(205/250) \times 100$ |
| | 82.0% |
| 외국 생수 | $(201/250) \times 100$ |
| | 80.4% |
| 일반 수돗물 | $(199/250) \times 100$ |
| | 79.6% |
| 역삼투압 정수기 물 | $(197/250) \times 100$ |
| | 78.8% |
| 알칼리수 | $(187/250) \times 100$ |
| | 74.8% |

다음은 7일 동안 배양한 콩의 발아율(%)을 분석해 보았다.

콩나물의 발아율도 수돗물 시료가 84%로 가장 좋았고 역삼투압 정수기 물과 알칼리수는 발아율이 떨어지는 것으로 나타났다. 배양된 콩의 씨앗이 살아남아 발아율이 좋은 조건은 미네랄이 균형적으로 분포되어 있는 약알칼리성 물로 조사됐다.

미네랄이 없고 산성수인 역삼투압 정수기 물과 강알칼리성을 띠는 물은 콩나물의 생장과 발아율에 좋지 않는 영향을 주는 것으로 이번 실험에서 입증되었다.

다음은 콩나물의 비타민C 함량을 분석해 보았다.

콩나물 시료 100g당 비타민C 함량은 미네랄이 풍부한 자연수가 가장 높았으며 수돗물도 비교적 높게 나타났다. 그러나 미네랄이 없는 역삼투압 정수기 물로 키운 콩나물의 비타민 C 함량이 가장 낮게 나타났다.

<표> 콩나물 비타민C 함량 비교 분석

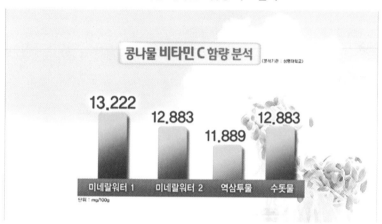

비타민C 함량은 콩나물을 키울 때 사용한 물의 미네랄 농도와 관계가 있었다. 물 속 미네랄이 많을수록 비타민C 함량도 높았으며 미네랄이 적을수록 비타민C도 적었다.

일반적으로 콩의 씨앗이 발아 생장할 때 콩 속에 없었던 비타민C가 생성되는데 엽록소의 함량이 높을수록 비타민C 함량이 높다는 보고가 있다.

## 인체 건강은 세포에서부터 시작된다

혈액은 몸 구석구석을 돌아다니며 에너지를 운반해 주는데 그 혈액의 83%가 물이다. 혈액은 혈관을 통해 온몸에 산소와 영양분을 운반하고 그 것이 에너지로 변해 생명활동이 이뤄진다.

우리 생명은 여러 물질의 화학작용과 순환작용이 쉬지 않고 일어남으로서 유지된다. 몸속의 화학작용은 물이 있어야 일어난다.

물속에 녹아 이온화된 물질을 전해질이라 한다. 우리 몸속은 여러 가지 전해질 물질이 작용해 생명이 유지된다. 우리 몸속에서 작용하는 중요한 전해질 이온은 Na, Cl, K, Ca, Mg, P, Fe 성분 등이며 이들이 뼈와 살을 만들고 있는데 모두 물이 매체로 작용한다. 우리가 몸의 균형을 유지하고 있는 것은 물이 세포 간 용매로 작용하기 때문에 가능하다.

한번 마신 물이 완전히 몸 밖으로 나갈 때 까지는 약 한 달 정도 걸린다. 세포막은 물 분자가 들어가기는 쉽지만 한번 들어간 물은 오래 나가지 않는 성질을 가지고 있다. 한번 마신 물은 인체 세포까지 침투한다는 것을 뜻한다.

북쪽지방 사람들이 피부가 좋은 것은 눈이 녹은 물을 이용하기 때문이다. 눈이 녹은 물은 탄산가스가 많이 들어 있어 약산성이다. 원래 인간 피부는 pH6 전후의 약산성이며 약산성물은 피부를 수렴시키고 살균효과도 있기 때문에 미용에 좋다. 그렇지만 약산성물을 지속적으로 마시면 결코 인체에는 좋지 않다. 좋은 물을 많이 마시면 건강을 유지할 수 있지만 나쁜 물은 많이 먹을수록 독이 되는 것이다.

## 〈표〉 세계보건기구 권장 일일 물 섭취량

(단위 : L)

| | 일반상황 | 고온에서 체력 노동 또는 운동하는 상황 | 임신과 수유기의 총 수요량 |
|---|---|---|---|
| 성년 여성 | 2.2 | 4.5 | 4.8(임신기) |
| | | | 3.3(수유기) |
| 성년 남성 | 2.9 | 4.5 | |
| 아동 | 1.0 | 4.5 | |

물은 물이다. 따라서 물이 약의 모든 기능을 대신할 수는 없는 것이 사실이다. 그러나 물이 약의 효과를 증진시키는 보조기능을 하는 것만은 분명한 사실이고 그 기능만으로도 충분히 가치가 있다.

인체 건강은 세포에서부터 시작된다. 대략 60~100조 개의 세포가 인체를 구성하고 있다. 세포의 수명은 120~200일, 55차례나 분열하며 매일 대략 100억 개의 세포가 합성된다. 물은 세포의 80 %를 차지하는 중요한 구성요소로써 좋은 물은 세포의 번식 숫자를 늘리고 세포의 수명을 연장시키며 세포의 노화를 막아준다. 세포가 생로병사를 좌우하는것이다.

GDP병은 만성병을 가리키는 신조어로 영양성 질병(심장병, 중풍, 암, 만성 호흡기 질환, 당뇨병 등)을 말한다. 이런 만성병은 음식을 잘못 먹어서 뿐만이 아니라 물을 잘못 마셔서 일어나기도 한다.

또 대뇌조직의 수분함량은 85%로, 체내 전체 질량의 1/50을 차지하고 체내 혈액의 1/20을 차지한다. 이로써 물의 양과 질이 대뇌의 기능과 지능 발달에 중요한 역할을 한다.

사람의 세포는 인체에서 계속 생성되고 소멸된다. 과학자들은 외부 오염원이 인체 세포에 암을 유발한다고 말한다. 세포 조직에 문제가 생겨 암이 유발되는 것이 아니라 세포 내 물에 병변과 암전이 일어난다는 것을 의미한다.

좋은 물은 세포의 번식 숫자를 늘리고 세포의 수명을 연장시키며 세포의 노화를 막아준다. 세포 건강을 유지하려면 세포의 80% 이상을 차지하는 물의 건강을 확보해야 한다.

물은 모든 영양소의 대사에 참여할 뿐 아니라 유전물질의 재건활동에도 참여한다. 좋은 물을 마시면 몸속 노폐물 배출을 촉진해서 노화를 막고 수명을 늘릴 수 있다. 반대로 좋은 물을 자주 마시지 않으면 인체 내 노폐물이 효과적으로 배출되지 못하고 축적되면서 쉽게 노화하고 병에 걸린다. 장수촌 사람들이 장수하는 원인 중 하나가 수질이 뛰어나고 활성이 높다는 것이다.

## 역삼투압 정수기 물은 질병을 유발한다

우리가 미네랄이 부족한 물을 오랫동안 마시면 어떤 현상이 발생할까?

최근 병원에는 다양한 증상을 호소하는 환자가 늘고 있다.

3년 째 병원을 찾고 있는 30대 주부 임모씨는 원인모를 두통과 불면증으로 시달리고 있었다. 임씨의 주치의인 건양대학교 가정의학과 유병현 교수는 원인도 뚜렷하지 않은 이런 증상에 대해 미네랄과의 연관성에 주목했다. 임씨의 모발분석 결과는 예상대로 심각한 미네랄 부족현상이 나타났다. 유병현 교수는 임씨의 두통과 불면증의 원인이 미네랄 부족으로 진단됐다.

마그네슘이 상대적으로 칼슘보다 적어 근육통이나 두통 같은 통증이 나타날 수 있다는 것이다. 그래서 임씨에게 내려진 처방은 당분간 약을 먹으면서 미네랄이 풍부한 물을 충분히 먹는 것이었다.

임씨는 수년 째 역삼투압 정수기 물을 마셔왔고 음식조리에도 이 물을 사용한다. 갓 돌이 지난 어린 딸에게 먹이는 분유도 역시 정수기 물이었다.

소아과 전문의인 김용언 박사는 어른들은 다른 반찬이나 음식을 통해 미네랄이 어느 정도 보충되지만 우유를 먹는 어린아이들이 미네랄이 없는 물을 먹으면 칼슘이나 포타슘, 아연, 철분, 요오드 같은 우리 몸에 필요한 것들이 결핍되어 신경기능에 이상이 생길 수 있고 성장지연과 성격장애를 초래할 수 있다고 경고했다.

임씨가 역삼투압 정수기를 고집했던 것은 정수기 물의 수질에 대한 믿음과 수돗물에 대한 불신 때문이었다.

필자는 이 병원에서 어지럼증을 호소하는 50대 중년 남자를 만났다. 모발분석 결과 이 환자도 미네랄부족현상이 심각했다.

이 환자 역시 10여년 이상 꾸준히 역삼투압 정수기 물을 마셔와 미네랄부족현상이 심각해진 것으로 진단되었다.

인체 내에 필수적인 미네랄이 부족하면 원활한 신진대사와 균형이 무너질 우려가 있으며 이는 더 심각한 질병으로 전환될 수 있다는 것이 전문가들의 대체적인 견해다.

요르단 사람들의 50% 정도는 역삼투압 정수기 물을 식수로 쓴다. 수돗물 원수에 소금기가 많아 어쩔 수 없이 사용하고 있다. 해변 지역 국가를 제외하면 역삼투압 정수기를 식수로 사용하는 나라는 거의 없다.

요르단 사람들이 마시는 역삼투압 정수기 물 1리터에는 칼슘 함유량이 6mg 이하로 국제 기준인 20mg에 비해 훨씬 낮다. 요르단 국민들은 칼슘 섭취량이 부족해 골다공증 등 건강에 비상이 걸렸다.

역삼투압 정수기 물은 미네랄이 없는 증류수와 같다. 이런 물은 삼투압 원리를 통해 몸속의 미네랄을 빼내가 인체에 심각한 현상이 나타날 수 있다.


## 산성수는 영향 섭취의 불균형을 초래한다

세계물학회(IWA) 미네랄연구팀의 잉그리드 로스버그 박사는 남부 스웨덴에 사는 여성의 머리카락 성분 농도의 분석을 실시하였다.

산성 지역에 사는 여성 47명과 알칼리 지역에 사는 여성 43명을 조사대상으로 정하고 머리카락속의 34가지의 분석 가능한 성분의 농도를 측정해 마시는 물과의 상관관계를 비교하였다. 붕소와 바륨의 머리카락 속 농도는 산성물을 마시는 지역에서 확실히 높았다. 칼슘과 스트론튬, 몰리브덴, 철분 그리고 셀레늄은 알칼리성 물을 먹는 지역에서 상대적으로 높게 나타났다. 일부 금속 예를 들면 칼슘, 납, 몰리브덴, 스트론튬은 마시는 물과 머리카락의 농도 사이에 상관관계를 가지고 있었다. 알칼리 지역의 머리카락 샘플은 수은과 같은 독성으로부터의 보호에 더 효과적인 것으로 나타나 물을 통한 미네랄 섭취의 중요성을 과학적으로 입증하였다.

잉그리드 로스버그 박사의 조사에 따르면 산성비는 남부 스웨덴의 메마른 지역 호수와 토양에 부정적인 영향을 끼쳤다. 산성비로 인해 우물의 pH가 낮아지면서 인체에 필수 요소인 칼슘, 크롬, 셀레늄, 칼륨 등의 농도가 감소되었다. 반면에 카드뮴, 납, 수은 등 독성 물질은 증가하는 경향을 보였다. 이런 조사결과는 산성 우물을 마시는 사람들의 영양 섭취에 불균형을 초래할 수 있다는 것으로 보여준다.

특히 필수 미네랄인 칼슘 평균값은 산성수에서는 10mg에 불과했으나 알칼리수에서는 60mg이 나왔다. 스웨덴 성인의 1일 칼슘 권장 섭취량이 800mg임을 감안하면 알칼리수를 하루에 2L 정도 마시면 칼슘 권장 섭취량의 30~60%는 채울 수 있는 것으로 나타났다.

이 조사에서 산성지역과 알칼리지역 사이의 머리카락 성분의 농도 차이는 마시는 물의 pH와 미네랄에 기인한다는 것이 명백하게 나타났고 산성수가 인체에 악영향을 준다는 사실이 입증되었다.


## 산성수는 모든 질병의 원인이다

역삼투압 정수기 물과 같이 미네랄이 없는 산성수를 지속적으로 마시면 폐 활동과 간장활동, 신장활동에 부하가 걸린다. 이렇게 되면 피로가 쌓이고 만성질환으로 이어질 수 있는데 이때 혈액의 pH는 대체로 산성상태다. 혈액이 산성화되면 혈액의 점성이 높아지게 되고 혈액을 통한 산소공급이 원활하지 못하게 된다. 이러한 혈액의 산소결핍은 심근경색과 뇌경색 등을 초래할 수 있다.

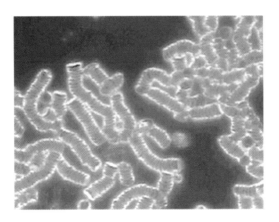
〈사진〉 산성화와 혈구의 연전현상

　우리 인체는 산-염기평형을 유지하는 탁월한 능력을 갖추고 있다. 그러나 약알칼리성인 우리 몸에 산성 물질이 지속적으로 많이 들어오면 산-염기평형이 깨지면서 질병에 걸리게 된다.

　우리 주변에는 산성식품들이 널려있다. 콜라와 사이다, 맥주는 pH2.5~3.0, 위스키는 pH2.0~3.0의 강산성을 띠고 있으며 커피도 pH5.0~5.5의 산성이다. 우리가 즐겨 마시는 음료수와 술 대부분은 산성이다.

　그런데 술이나 음료수는 자신의 체질이나 건강상태에 따라 마실지 마시지 말아야 할지 선택할 수 있다. 산성체질인 사람은 산성음료나 산성식품 섭취를 줄이면 된다. 그러나 물은 그렇지가 않다. 물을 마시지 않으면 생명을 유지할 수 없기 때문이다. 현대인들의 체질은 산성쪽으로 기울어지고 있다. 그런데 식수의 70% 정도를 차지하는 역삼투압 정수기 물은 산성수이다. 이런 산성수를 매일 마시면 우리 몸속에서는 사투가 벌어지면서 암과 같은 중병이 생길 가능성이 그만큼 높아지게 된다.

마시는 물만이 전부가 아니다. 밥이나 국, 반찬 등등 모든 음식에는 물이 사용된다. 한국인들의 암 발생률 인과관계에서 물 문제는 심각할 수밖에 없다.

## 산성수 마시면 체내 칼슘 빠져 나간다

한국 사람의 식단에서 가장 부족한 영양소는 칼슘이다. 하루 필요한 섭취량의 70% 정도도 채우지 못한다.

칼슘은 체중의 2% 정도를 차지해 70kg의 남성이라면 약 1.4kg의 칼슘을 가지고 있으며 대부분 뼛속에 들어 있다.

혈액이 24시간 동안 끊임없이 순환하는 것과 마찬가지로 칼슘도 24시간 뼈와 혈액과 세포 사이를 쉴 새 없이 이동하면서 필요한 곳에 동원되고 있다.

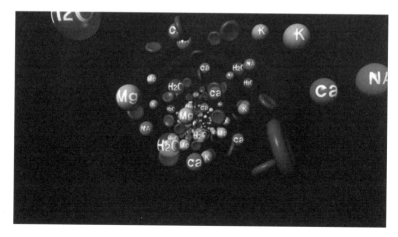

〈그림〉 혈액 속의 미네랄

우리 몸은 일정한 혈중 칼슘 분포 농도(8-10mg/l)가 떨어지면 부족한 칼슘량을 일정하게 유지하기 위해 부갑상선 호르몬의 명령으로 뼛속의 칼슘을 혈중으로 이동한다. 칼슘을 제대로 섭취하지 않으면 뼛속에 있는 칼슘이 지속적으로 혈액 속으로 이동하고 그 이동된 칼슘이 대변과 소변으로 배출되어 골다공증으로 이어진다.

인체에는 200개 정도의 뼈가 있다. 뼈는 골아세포에 의해 만들어진다. 골아세포는 혈액 중에 있는 칼슘을 운반해 뼈를 만든다. 한편 뼈에서 끊임없이 파골세포가 떨어져 나간다. 파골세포가 떨어져 나가는 과정에 칼슘은 혈액으로 방출된다.

골아세포와 파골세포의 균형이 무너지게 되면 골밀도 변화가 일어나 골다공증이 생긴다.

골격질환의 가장 큰 원인은 바로 칼슘 섭취 부족이다. 칼슘을 정상적으로 섭취하지만 칼슘 섭취를 저하시키는 방해인자들이 칼슘 부족을 초래한다. 지나치게 음식을 짜게 먹거나 카페인성 식품과 역삼투압 정수기의 산성수를 많이 먹게 되면 칼슘은 대량 체외로 배설된다. 특히 역삼투압 정수기의 산성수를 식수로 매일 마시는 사람들은 칼슘 결핍현상이 상대적으로 높을 수밖에 없다.


## 산성수는 체내 미네랄을 빼앗아 간다

같은 지역에 계속 살면서 세대를 거치며 같은 물을 마시면 몸은 그 물에 적응을 한다. 인간은 태어날 때부터 미네랄이 풍부한 물을 마셔왔다. 그러나 갑자기 역삼투압 방식으로 거른 산성수(水)를 마시면 몸이 고통스러워 할 수밖에 없다는 것은 상식적인 일이다.

스웨덴의 한 연구 기관이 pH6 이하의 산성수를 마신 여성 50명과 pH7 이상의 약알칼리성 물을 마신 여성 50명을 대상으로 머리카락과 건강 상태의 차이점을 관찰하였다.

여성들의 머리카락 분석 결과 칼슘의 경우 산성수를 마신 쪽이 약알칼리성 물을 마신 쪽의 6분의 1밖에 되지 않았다. 칼슘이 풍부한 물을 마셨다면 머리카락에서 발견되는 칼슘의 양도 많아진다. 철분도 마찬가지로 약알칼리성 물을 마신 여성들의 머리카락에서 더 많이 나왔다.

산성 우물물을 마신 여성들은 칼슘과 스트론튬, 몰리브덴, 셀레늄과 철이 훨씬 적게 나온 반면 구리와 납, 바륨과 같은 독성 금속 성분은 더 많이 나왔다. 특히 구리의 경우, 물의 산성 때문에 흙에서 녹아 나온 것인데 이는 미네랄은 부족하고 독성 금속 성분은 많이 나왔다는 의미이다.

탄산수소($HCO_3$)는 몸에서 가장 중요한 완충 역할을 한다. 우리 몸을 움직이기 위해서는 다양한 효소가 필요한데 이 효소들은 적절한 pH에서 제 역할을 할 수 있어 높아도 안 되고 낮아도 안 된다. 또 $HCO_3$가 충분하면 소변으로 칼슘과 마그네슘이 손실되는 것을 최소화할 수 있다. 산성수를 마시면 칼슘과 마그네슘을 잃게 된다. 칼슘은 물론 뼈, 치아, 심장, 신경 체계와 근육 등 인체의 모든 곳에 필요하다.

마그네슘은 세포의 에너지 대사, 단백질과 핵산의 합성, 인슐린 민감성, 심장, 순환과 신경 체계에 필요하기 때문에 어떤 방법으로든지 반드시 섭취해야 하는데 물을 통해 얻는 것이 가장 좋다.

그리고 많은 미량원소들 가운데 셀레늄과 몰리브덴 등은 어떤 종류의 물을 마시느냐에 따라 섭취량이 달라진다.

인체의 건강에 결정적인 영향을 끼치는 물이 운동과는 어떤 상관관계가 있을까?

헬스장에서 땀을 뻘뻘 흘리는 사람들이 역삼투압 정수기 물을 연신 마시는 장면을 쉽게 볼 수 있다. 운동으로 땀을 배출하면서 인체는 더 많은 수분을 요구한다.

근육은 60%가 수분으로 되어 있다. 살을 뺄 때도 마찬가지이지만 근육을 키우는 운동 역시 많은 수분을 필요로 하므로 물을 많이 마시는 것이 좋다.

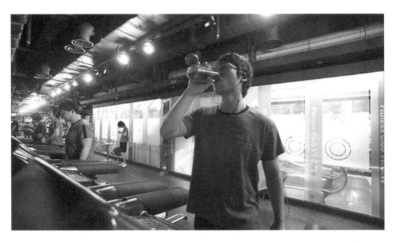

〈사진〉 운동 중 정수기 물을 마시는 모습

운동을 통해 온 몸의 지방이 분해되면서 에너지원인 지방산으로 바뀌게 된다. 이 지방산이 간으로 가서 글리코겐으로 합성된 후 다시 심장으로 보내져 혈액을 타고 온 몸을 돌면서 에너지로 사용되고 지방을 태워 없앤다. 그렇게 하여 이 지방은 최종적으로 근육에 도달해 세포의 소기관의 하나로서 근육세포 내에 있는 미토콘드리아가 이 지방산을 산소와 결합하고 산화하여 에너지를 얻게 된다. 바로 이때 혈액 속에 있는 지방산을 에너지로 사용하도록 하는 것이 바로 물이다.

그렇다면 격렬한 운동 중에 계속 마시는 역삼투압 정수기 물이 인체에 어떤 영향을 미칠까? 운동이나 찜질방에서 땀을 흘릴 경우 그 만큼 많은 수분이 배출된다. 필자는 이렇게 빠져 나가는 땀에는 어떤 성분이 들어 있는지를 분석해 봤다. 땀에는 많은 나트륨과 염소, 칼륨 등이 포함되어 있다. 다양한 미네랄이 물과 결합해 녹은 상태로 체외로 배출되고 있는 것이다. 특히 운동을 할 때보다 찜질방에서 흘리는 땀에서 미네랄이 훨씬 많이 빠져 나가는 것으로 나타났다.

〈표〉 운동이나 사우나 중 배출되는 미네랄 양

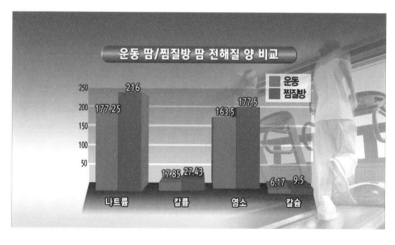

이를 보충하기 위해 운동 중인 사람들은 끊임없이 물을 마시고 그 물은 대부분 헬스장에 비치된 역삼투압 방식의 정수기 물이다.

역삼투압 정수기는 물속에 들어있는 미네랄과 전해질 성분들을 대부분 걸러버린다. 따라서 과격한 운동으로 흘린 땀만큼 정수기 물을 마시면 기존에 있던 미네랄 농도를 희석시켜 인체는 심각한 미네랄 부족현상을 초래하게 된다. 운동이나 사우나를 할 때 땀을 흘리면서 마시는 역삼투압 정수기 물은 독이 되는 것이다.

베이징 IDM 기술연구소는 물질대사 실험을 통해 미네랄이 없는 산성수를 마시면 수돗물이나 광천수를 마시는 것보다 칼슘과 아미노산이 더 쉽게 유실되고 단백질의 생물학적 가치와 영양소의 침적률이 저하되는 등의 부작용을 유발할 수 있다는 사실을 입증했다.

목이 마른 탈수상황에서 미네랄이 없는 산성수를 마시면 체내 전해질 균형이 무너져 오히려 저삼투압을 유발해 탈수현상을 부추긴다.

운동선수가 훈련이나 경기 중에 미네랄이 없는 산성수를 마시는 것은 절대 금지해야 한다.

격렬한 운동을 하면 최대 2천~7천mL의 땀을 흘리게 되는데 이때 곧바로 수분을 보충해 주지 않으면 탈수현상이 생긴다.

미네랄이 없는 산성수를 마시며 갈증을 해결하려 한다면 탈수 증세는 더 심해진다.

칼륨, 염분, 염화화합물과 같은 전해질은 신체의 수분균형을 유지하는데 매우 중요한 영양소이다. 이런 전해물질은 대부분 땀을 통해 배출되기 때문에 무기 미네랄을 함유하고 있는 물을 마시는 것이 전해질을 보충하는 좋은 방법이다.

잉그리드 로스버그 박사는 "한국에서는 역삼투압 정수기를 많이 사용하고 있는데 이는 대규모 인체 실험과 마찬가지로 매우 위험한 도박이다. 어느 누구도 지금까지 역삼투압 방식으로 거른 물과 미네랄이 풍부한 물의 차이점과 악영향을 알아보기 위해 이런 물들을 인간에게 공급한 적이 없기 때문이다. 경험을 통해 역삼투압 방식으로 거른 물이 건강에 좋지 않다는 걸 알고 있는데 한국에서는 지금도 이런 물을 마시고 있는 것은 매우 안타까운 일이다."라고 말했다.

잉그리드 로스브그 박사의 경고를 정리하면 다음과 같다.

미네랄이 풍부한 물이 건강에 좋다는 것은 수많은 전문가들에 의해 증명되고 있다. 경수가 심장병을 막아준다는 사실이 50여 년 전에 증명되었으며 암, 당뇨병 등을 예방하는 효과도 있다. 반면 역삼투압 정수기 물이 나쁘다는 것은 상식적이기 때문에 증명할 필요조차 없다.

미네랄과 암과의 상관관계에 대한 과학적인 역학조사는 아직까지 실시된 적이 없다. 그러나 일반적으로 암 환자 대부분이 산성 체질인 경우가 많다. 그리고 몸에 미네랄이 공급되지 않으면 특히 몸의 pH를 조절하는 데 가장 중요한 역할을 하는 미네랄인 중탄산염(bicarbonate)이 공급되지 않으면 암 발병 위험이 높다는 사실은 연구된 바 있다. 따라서 중탄산염을 공급하면 몸의 pH가 잘 조절되고 공급되지 않으면 위험이 높아질 수밖에 없다.

혈액의 pH는 7.4 정도인데 만약 pH가 낮으면 뼈에서 미네랄이 빠져나와 신장으로 가기 때문에 그만큼 미네랄을 잃는 것이다. 그렇기 때문에 인체가 산성으로 변하면 각종 질병에 노출되는 것이다. 인체에 필수 미네랄인 칼슘과 마그네슘이 몸의 pH를 조절한다.

역삼투압 방식으로 거른 물의 pH는 일반적으로 5~6 정도이다. 우리 몸에 좋은 물의 pH농도는 7~8 정도이다.

임신부는 절대 역삼투압 방식으로 거른 물을 먹으면 안 된다. 산모가 미네랄이 부족한 물을 마시면 태아에도 나쁜 영향을 미친다는 연구 결과들이 많이 있다.

물의 pH가 8 전후의 약알칼리성이면 미네랄이 잘 녹지 않지만 산성수(水)는 미네랄을 녹인다. 이는 산성비 때문에 건축물이 부식되는 것과 마찬가지 원리이다. 이 같은 방식이 몸 속 미네랄에도 적용되어 역삼투압 정수기 물은 산성이 강해 인체가 미네랄을 잃게 되는 것이다.

역삼투압 방식으로 거른 물에 감자를 넣어 삶으면 감자 속에 있던 미네랄이 다 빠져나온다는 사실은 과학적인 연구로 입증되었다.

세포의 외부에 미네랄이 없는 물이 있으면 그 물이 세포에서 미네랄을 빼간다. 물에는 반드시 미네랄이 있어야 하고 없으면 다른 방식으로라도 섭취해야 한다.

잉그리드 로스버그 박사의 연구 결과를 종합해 보면 한마디로 역삼투압 정수방식으로 생산되는 물을 지속적으로 마시면 인체에 치명적인 피해를 주기 때문에 음용수로 사용해서는 절대로 안 된다는 강력한 경고의 메시지가 담겨 있다.


## 산성수의 역습, 국민 건강이 위협받고 있다

수돗물에 대한 불신은 정수기 판매로 이어지고 있다. 현재 정수기를 사용하는 국민의 80%는 역삼투압 정수기이다. 역삼투압 방식의 경우 초기부터(pH5.0~5.5) 지금까지(pH5.5~6.8, 최근 들어 방식을 조금씩 변경시켜 pH가 다소 높아진 제품들이 보임) 산성수를 공급하고 있다.

암 환자 혈액의 pH는 한결 같이 산성을 띤다. 암에 걸려 피가 산성으로 변했는지 피가 산성이어서 암이 발병 했는지에 대해서는 과학적인 연구 결과가 없다.

그러나 산성수가 암과 관련이 있다는 사실이 수많은 동물실험에서 입증되고 있다. 또 인간의 암 세포도 미네랄 자연수에서는 성장이 억제되고 산성수에서는 성장이 오히려 촉진되는 간접적인 임상실험 결과도 수없이 많다.

소아과 전문의인 김용언 박사는 "산성수를 지속적으로 마시면 혈액이 탁해져 암 발병률이 높아진다. 산성수는 약알칼리성인 혈액을 산성으로 바꿔 더 이상 혈액으로서의 기능을 하지 못하기 때문이다."라고 지적하고 있다.

그럼에도 불구하고 역삼투압 방식의 정수기에서 만들어지는 산성수를 국민들이 계속 마시고 있지만 정부의 역학조사가 실시된 적은 단 한 번도 없다.

역삼투압 정수기 물이 인체에 미치는 피해는 산성비를 보면 쉽게 이해할 수 있다. 산성비는 토양이나 하천 등 자연계에 적잖은 악영향을 미친다. 또한 산성비에 장기적으로 노출되면 인체에도 나쁜 영향을 주고 있다. 산성비가 자연에 엄청난 피해를 입히듯이 산성수 역시 인체에 악영향을 줄 수밖에 없는 것은 당연한 이치이다. 역삼투압 정수방식의 산성수를 지속적으로 마시면 암과 같은 질병발생률이 높아질 수 있다는 것과 같은 맥락인 것이다.

산성식품이나 산성수 음용은 암 등 다양한 질병을 유발시킨다는 연구결과들이 나오고 있다. 역삼투압 정수기 물의 pH는 6.0에 미치지 못하고 있다. 우리나라 '먹는 물 수질기준'(pH5.8~8.5)은 아슬아슬하게 통과하거나 부적합한 경우가 많으며 WHO 기준(pH6.5~8.5)을 적용하면 아예 음용수로 부적합하다.

정부는 우물이나 샘물 등은 수질조사를 통해 이 기준에 맞지 않으면 폐쇄 조치를 하고 있다. 그런데 역삼투압 정수기의 pH는 먹는 물 수질기준을 초과하고 있지만 정부의 아무런 규제도 받지 않고 버젓이 유통되고 있다.

일부 전문가들은 산-알칼리 평형 조절기구 이론을 앞세워 인체가 밸런스를 잡아주기 때문에 역삼투압 정수기 물이 아무런 해가 되지 않는다고 주장하고 있다. 그러나 이는 세포내액, 세포외액, 폐, 신장의 완충활동계 등 4가지 완충활동계가 정상적으로 가동할 때만 가능하다. 몸이 약하거나 질병이 있는 경우 산성수는 치명적인 피해를 줄 수 있다.

일본 오사카대학교 병리학 교수인 가타세 박사는 '산-알칼리 평형설'의 세계적인 권위자이다.

가타세 박사는 체질을 알칼로시스와 아시도시스로 분류하고 있다. 그리고는 약알칼리성인 알칼로시스일 때는 병에 잘 걸리지 않고 장수하고 산성인 아시도시스일 때는 건강을 지키기 어렵다며 세 가지 이유를 그 근거로 제시하고 있다.

첫째 약알칼리성 혈액은 담백하고 깨끗해 혈액순환이 원활한 반면에 산성 혈액은 끈적끈적한 혈액으로 순환이 느리고 좋지 못하다.

둘째 약알칼리성 혈액에서는 알칼리성 칼슘 이온이 혈관에 부착된 콜레스테롤을 세척해 혈관을 넓힌다. 또 모세혈관에 몰려 있는 콜레스테롤과 노폐물까지 밀어내 혈액 순환이 좋아지게 된다. 그러나 산성 혈액에서는 혈관에 콜레스테롤이 쌓여 혈관이 좁아지고 모세혈관까지 콜레스테롤과 노폐물이 뭉치게 된다. 그래서 혈액 순환이 나빠져 고혈압, 뇌졸중, 심장 질환, 신장 질환 등이 생긴다.

셋째 알칼리성 혈액 속에서는 화농균, 결핵균, 암세포, 전염병균 등 각종 병원균이 번식하지 못한다. 반면 산성 혈액은 세균 번식에 알맞은 조건이라서 병원균이 기하급수적으로 번식하고, 이에 따라 각종 질병이 유발된다.

그러면서 가타세 박사의 논문에는 '산-알칼리 평형 조절 기구'에 대하여 이렇게 설명했다.

혈액의 농도를 적절하게 조절하기 위해서는 세포내액의 완충활동계, 세포외액의 완충활동계, 폐의 완충활동계, 신장의 완충활동계 등 4가지의 산-알칼리 평형 조절 기구가 있다. 이러한 네 가지의 각 조절계 동작은 한 번에 동시에 일어나는 것이 아니라 시간적 차이를 두고 움직인다. 따라서 스트레스가 많거나 질환이 있거나 고령자는 이러한 완충활동계가 정상적으로 작동하지 않는다.

즉 산성수를 마셨을 때 인체에 문제가 없다고 말할 수 있는 조건은 이 네 가지 완충활동계가 정상적으로 작동할 수 있다는 전제가 있을 때만이 가능하다는 것이다.

결론적으로 질병이 없는 고령자들에게 자주 나타나는 호흡기능 저하, 세포기능 부진, 신장기능이 정상적이지 못한 원인은 산성수나 산성화 음식을 장기적이고 지속적으로 섭취한 결과 산-알칼리평형조절활동의 저하로 일어나는 것이라 할 수 있다.

결론적으로 그의 논문이 말하는 것은 인간의 혈액은 알칼리성을 유지해야지 산성으로 변하면 각종 질병이 유발된다는 것이다.

역삼투압 정수기 업체들은 "물을 통해 흡수되는 미네랄의 양은 미미하고 대부분 음식물을 통해 섭취되기 때문에 문제될 것이 없다"는 입장이다. 그러나 이는 터무니없는 주장이라는 것이 밝혀지고 있다. 건강에 좋지 않은 산성수를 생산하는 역삼투압 정수기의 단점은 감춰진 채 오히려 믿고 마실 수 있는 깨끗한 물이라는 관련 업체들의 대대적인 광고에 현혹된 국민들만 피해를 입고 있다.


## 우리나라만 산성수를 먹는 물로 허용한다

음용수 가능 여부의 기본적인 척도는 pH(수소이온농도)이다. 수돗물과 정수기 물의 음용수 공급기준 역시 인체에 적합한 pH로 관리되어야 한다.

현재 먹는 물 수질기준 항목 중 우리나라의 pH는 WHO 및 세계 각국의 상황을 비추어 볼 때 불합리한 부분이 있어 개선책이 시급하다.

〈표 2〉에서 보는 것처럼 각국 대부분의 pH범위가 6.5부터 시작되고 있지만 우리나라는 5.8로 산성 쪽에 가까워 국민건강에 나쁜 영향을 줄 수 있다고 전문가들은 지적하고 있다.

<표> 각국의 pH기준

| 국가(년도) | pH | 특별사항 |
|---|---|---|
| WHO(2008) | 6.5~8.5 | |
| 한국 | 5.8~8.5 | 한국만 5.8(산성수)부터 허용 |
| US EPA(2006) | 6.5~8.5 | |
| 캐나다(2008) | 6.5~8.5 | |
| 호주(2004) | 6.5~8.5 | |
| 북 아일랜드(2006) | 6.5~10.0, | 9.5 이상 감시항목 |
| 독일(2001) | 6.5~9.5 | |
| 프랑스 | 6.5~9 | |
| 일본 | 5.8~8.6 | 약 7.5(수질관리 목표 수치) |

우리나라 수돗물의 pH는 7.4 전후인 약알칼리성으로 나타나고 있다. 세계 장수촌 물의 pH도 7.8 전후이다. 혈액의 pH가 7.4 정도로 우리가 마시는 물도 혈액과 비슷한 약알칼리성일 때 인체에 유익하다는 WHO 등의 연구결과를 감안하면 우리나라의 먹는 물 수질 기준 pH는 시대의 흐름에 역행하고 있다.

물이 약알칼리성을 유지하려면 인체 대사기능의 필수 요소인 미네랄이 함유되어 있어야 한다. 그러나 국내에 유통되고 있는 정수기의 80%는 역삼투압방식으로 미네랄이 거의 제거돼 국내 pH 기준 5.8 이하로 떨어지는 산성수인 경우가 많아 인체에 나쁜 영향을 주고 있다.

우리나라의 먹는 물 pH기준이 산성수 음용을 허용하고 있는 셈인데 이는 역삼투압 정수기업체를 보호하기 위한 정책이라는 비난을 받고 있다.

미네랄이 없는 산성수를 마시면 건강에 해롭다는 것을 정부가 모르지 않을 것이다. 전문가들이 산성수를 장기간 마시면 건강을 해칠 수 있다는 경고를 하고 있지만 여전히 역삼투압 방식의 정수기는 시장에서 건재하다.

역삼투압 방식 정수기 업체들은 "물을 통해 흡수되는 미네랄의 양은 미미하고 대부분 음식물을 통해 섭취되기 때문에 문제될 것이 없다"는 입장이다. 그러면서도 역삼투압 방식의 산성수에 대한 피해는 설명하지 못하고 있다. 독일 등 선진국에서는 역삼투압 정수기의 산성수는 식수로 부적합하다는 판정을 내리고 있다. 우리 정부는 난해한 문제가 발생하면 선진국 제도를 따라간다. 그런데 유독 정수기를 둘러싼 찬반 논란에 대해서는 뒷짐만 지고 있어 그 배경에 의혹이 제기되고 있다.


## 세계보건기구(WHO)의 암 통계와 물에 주목하라

위암은 한국 남성 암환자 4명 중 1명, 여성 암환자 7명 중 1명으로 전체 암 발생률 가운데 1위이면서 전 세계적으로 1위이다.

서양 사람들에게 많이 발병하는 대장암도 간암이나 폐암을 물리치고 순위 2위의 급증세를 보이고 있다.

이처럼 한국인의 암 발병률이 심각한 수준에 이르고 있는 이유는 무엇일까?

맵고, 짠 음식을 즐겨 먹는 한국인의 식성을 원인으로 보는 시각이 많다.

그러나 항암 음식임이 과학적으로 인정되어 위와 장에 유익한 발효 음식인 김치와 된장, 청국장 등이 잘 발달된 한국이 위암 발생률 세계 1위라는 사실에 대해서 납득할 만한 이론을 제시하는 전문가는 없다.

특히 우리나라보다 영양 상태가 부족하고 위생 상태가 불결한 후진국의 위암 발생률이 오히려 낮고 유럽이나 열대지방 등 일부 나라에서는 우리보다 더 짜고 매운 음식을 즐기지만 우리보다 위암 발병률이 낮다. 그렇다면 한국인의 위암 발병률을 높이는 직접적인 원인은 무엇일까?

예방의학 전문의들 가운데는 역삼투압 정수기에서 생산되는 산성수에 주목하는 전문의들이 늘어나고 있다.

사람의 인체는 산성수를 마시게 되면 일단 폐 활동과 간장활동, 신장활동에 부하가 걸려 산-염기평형을 유지하기 위해 부단한 노력을 한다. 이때 극심한 육체피로, 만성질환을 가진 사람의 혈액을 조사해보면 대체로 혈액이 산성 상태이다. 혈액이 산성화되면 혈액의 점성이 높아지게 되고 혈액을 통한 산소공급이 원활하지 못하게 된다. 산소결핍은 심근경색과 뇌경색 등 심각한 질병을 초래할 수 있다.

인체가 산-염기평형을 유지하는 탁월한 능력을 갖추고 있더라도 외부로부터 유입되는 산성의 양이 많아지면 결국 질병으로 이어지게 된다.

또 육류 등 현대인의 식품 대부분이 산성식품인데다 산성음료까지 즐겨 마시고 있으니 인체의 산성화는 빠르게 진행될 수밖에 없다.

가장 큰 문제는 산성수를 매일 마시고 있는 사람들이 많다는 것이다. 밥이나 국, 반찬 등 모든 먹거리에 사용되는 물도 역삼투압 정수기에서 생산되는 산성수가 대부분이다. 한국인들의 암 발생률 인과관계에서 물 문제는 심각할 수밖에 없는 대목이다. 암 세포 주변의 물은 산성을 띠고 있으며 암 세포는 산성수에서 잘 성장한다는 것은 이미 앞 장의 실험에서 입증된 사실이다.

## 역삼투압 정수기 피해에 정부는 무관심

역삼투압 방식의 정수기 물을 장기간 마시면 건강에 심각한 문제가 발생할 수 있다는 과학적인 실험결과가 나오고 있고 전문가들의 우려의 목소리가 높아지고 있지만 정부는 관심조차 없다.

보건복지부, 환경부, 식품의약품안전청, 질병관리본부 등 국민 건강을 책임지고 있는 정부부처 및 산하기관들이 많지만 이 문제와 관련해 한결 같이 입을 닫고 있다.

국민들의 건강은 건강보험 재정과도 밀접한 관계가 있다. 국민이 건강하면 재정이 탄탄해지지만 그렇지 못할 경우 심각한 문제를 유발할 수 있다.

지난 2001년에 촉발된 건강보험 재정파탄 이후 지금까지 건보 재정은 계속 악화돼 재정 파탄이 올 수 있다는 경고까지 나오고 있다.

2012년 7월 19일 동아일보의 보도를 보면 국회 예산정책처의 '건강보험 장기재정 전망'에 따르면 건강보험에 대한 국고지원금은 2012년 5조4000억 원에서 2020년 11조8000억 원, 2040년 49조2000억 원, 2060년 86조3000억 원으로 15배나 급증한다. 48년 후에는 정부가 86조 원을 지원하지 않으면 건강보험이 제대로 돌아가지 못한다는 얘기다.

2060년에는 모든 직장인이 연간 2231만 원(회사 부담액 포함)의 보험료를 내야 한다. 물가상승을 감안해 현재 가치로 환산하면

979만 원. 2014년의 경우 206만 원이다. 단순 액수로는 10배를 더 내야 한다. 이것이 건강보험의 현실이다.

물론 건보재정을 위해서가 아니라 어떤 이유가 됐건 국민 건강에 조금이라도 영향을 미치는 문제가 발생하면 해당부처는 적극적으로 나서야 한다. 그리고 실태파악을 통해 문제를 유발하고 있는 원인을 없애야 한다.

역삼투압 방식의 정수기 물 문제는 사소한 것이 아니다. 국민 수백만 명 이상이 사용하고 있다. 사용한지 10여년이 넘는 국민들도 상당수이다.

산성수인 역삼투압 정수기 물을 장기간 마시면 고혈압, 당뇨를 유발할 뿐만 아니라 암이나 심·뇌혈관 질환 등 중증질환으로 이어질 수 있다는 연구보고서가 계속 나오고 있다. 역삼투압 정수기 물이 건보 재정을 위협하는 요인이 되고 있지만 정부는 실태조사를 벌이지 않고 있다.

다시 말하지만 독일 등 선진국들은 역삼투압 정수기 물은 먹는 물로 부적합한 것으로 판단하고 이미 사용하지 않고 있다.

더군다나 이들 역삼투압 정수기 판매업자들은 기상천외한 속임수 마케팅도 예사로 하고 있다. 그야말로 국민의 눈과 귀를 속이는 작태도 서슴치 않는 파렴치한 판매 방법을 동원하고 있다.


역삼투압 정수기, 눈속임 판매 전략의 진실

필터를 장착한 역삼투압 방식과 중공사막 방식 정수기가 등장하면서 정수기 시장에는 TDS 테스트기를 이용한 눈속임 판매수법이 판을 치기 시작했다.

TDS(Total Dissolved Solids) 실험은 인체의 위해성 여부와는 관계 없이 물에 녹아있는 총고형물질을 측정하는 방법이다. 우유와 두유 등 건강음용수에는 수치가 높게 측정되며 역삼투압식 정수기로 여과한 물은 용해성물질이 대부분 제거되므로 그 수치가 낮게 측정된다.

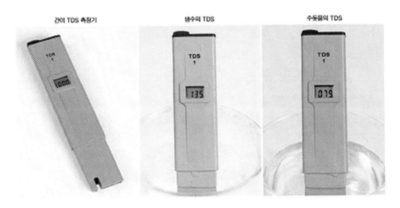

〈사진〉 물의 유형별 TDS 측정수치

역삼투압 정수기 물은 000, 생수는 135, 수돗물은 079 이런 식으로 나타난다.

역삼투압 정수기 판매업자들은 수돗물의 TDS 측정수치가 높게 나타나는 것은 수돗물이 오염된 결과라며 수돗물의 불신을 조장하고 소비자를 현혹하고 있다.

TDS 테스트기는 물속에 미네랄이 많이 녹아 있을수록 측정수치가 올라가고 미네랄이 없으면 반응을 하지 않는다. 결국 역삼투압 정수기 판매업자들은 인체에 유해한 물(증류수)를 팔아 돈을 챙겨온 것이다.

전기 테스트를 통한 방법도 있다. 이는 미네랄이 있는 것은 전류가 흐르고 미네랄이 없으면 전류가 흐르지 않는 것을 교묘하게 이용해 좋은 물과 나쁜 물로 양극화시키는 방법이다.

실제 이런 현상을 눈으로 목격한 사람들의 수돗물 불신은 상대적으로 급격히 높아져 결국 역삼투압 정수기를 선택하는 경우도 많았다

이런 수법이 유행하던 지난 2004년 9월 한국표준협회가 발표한 '2004 상반기 서비스 품질지수 조사'에 따르면 서비스 관련 42개 업종 가운데 정수기 부문 1위를 차지한 바 있는 웅진코웨이의 경우는 과장된 사실로 소비자를 유인하는 등 방문판매법을 위반해 공정거래위원회에 적발되기도 했다.

정수기 업체들의 눈속임 판매방식은 점차 교묘해지고 있다. 최근까지도 암암리에 시도하는 것이 시약을 이용한 사기 판매 방식이다.

시약을 탄 물에 이상한 기기를 담그면 자사의 물은 반응하지 않지만 다른 물은 흙탕물처럼 되는 방법이다. 주로 이온수기 판매회사들이 이용하고 있는 이런 방법은 정상적인 전기분해 정수기를 흠집 내기 위한 방법으로 많이 사용되고 있다.

전기분해 정수기는 강알칼리, 약알칼리, 산성수 등 3가지 물이 나오는데 시약을 사용하면 물의 pH를 구분할 수 있다.

그러나 편법 판매를 일삼는 회사들은 이런 시약을 자사의 홍보용으로 다시 제조한 후 자사의 강알칼리에는 반응하지 않고 타사의 약알칼리에만 반응하도록 한다. 이때 약알칼리에서 나타나는 물 색깔 변화 현상을 보여준 후 이것이 마치 중금속 등이 포함돼 있어 물에 문제가 있는 것처럼 소비자를 속이고 있다. 타사 제품

을 깎아 내려 자사 제품의 단점을 오히려 장점으로 포장하는 비열한 판매 전략을 쓰고 있는 것이다.

좋은 물은 유해 성분이 없고 칼슘과 마그네슘, 나트륨 등 미네랄이 풍부한 물이다.

물은 입, 위, 장을 거쳐 심장, 혈액, 신장 등의 순서로 순환하면서 혈액과 조직액의 순환을 원활하게 하여 혈액을 중성 또는 약알칼리성으로 유지시켜 준다. 또한 영양소를 용해, 흡수, 운반해 신진 대사를 활발하게 해주고 체내에 불필요한 노폐물을 배설시킨다.

그런데 역삼투압 정수기 물은 미네랄이 전혀 없는 산성수로서 인체에 많은 악영향을 주고 있다. 돈벌이에 눈이 멀어 국민들을 기만하는 정수기 업체들의 비양심적 기업 윤리는 분명히 단죄돼야 하는데도 정부의 대책은 전무한 실정이다.

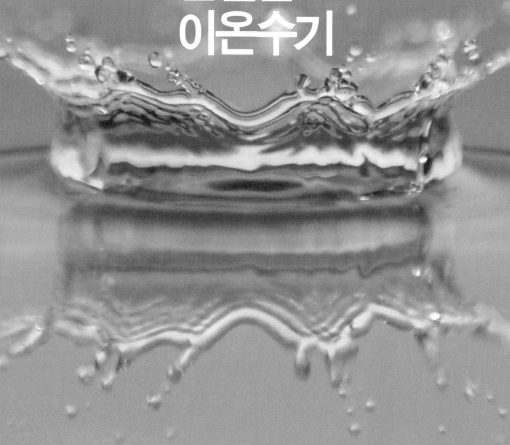

제 4 장

# 의료기기가
# 정수기로
# 변신한
# 이온수기

## 알칼리 이온수기는 의료용 물질생성기

의료용 물질생성기로 허가받고는 정수기로 속여 파는 알칼리 이온수기 업자들에 대한 부분도 반드시 짚고 넘어가야 한다.

'물 마크'가 없는 것은 정수기라 할 수 없다. 그럼에도 불구하고 상당수의 알칼리 이온수기들은 정수기처럼 팔고 있다.

알칼리 이온수기는 '의료기기법과 의료기기허가 등에 관한 규정, 의료기기 품목 및 품목별 등급에 관한 규정, 의료기기 기술문서 등 심사에 관한 규정'등에 의해 관리되는 의료기기이며 허가된 의료용 물질생성기의 pH는 9.2~9.8(개정 전 8.5~10.0)이다.

이 물은 반드시 '의사 또는 약사와 상담 후 마셔야 한다.'고 허가목적에 표기되어 있다. 그런데도 이온수기 생산 업체들은 이 경고 문구를 찾아보기 어렵게 작게 표시해 소비자들이 마치 먹는 물과 같이 매일 마시는 물로 잘못 인식할 수 있도록 유도하고 있다.

이러한 강알칼리수에 대해 일부 시민단체와 언론이 문제점을 지적하자 그들은 한 술 더 떠서 아예 기기 자체를 변조했다. 허가받지 않은 별도의 장치를 만들어 약알칼리수가 나오는 제품으로 둔갑시킨 것이다.

문제는 당국의 무관심이다. 식약청은 허가기준이 아닌 'pH9.2' 이하의 물을 임의로 변조하여 생산, 판매하는 것에 대해 제재를 하지 않고 있다. 국민들은 역삼투압방식의 산성수에 이어 강알칼리수 음용에까지 무방비로 노출돼 있지만 정부의 대책은 어디에도 찾아볼 수 없다.

## 이온수기 물의 효능에 속지마라

일반적으로 이온수기에서 물을 전기분해해서 만들어지는 알칼리수의 수소이온농도(pH)는 9 이상으로 매우 높은 강알칼리수이다. 국내의 음용수 기준에 따르면 적합한 음용수의 pH는 5.8-8.6으로 규정되어 있다. 따라서 의료용 물질 생성기로 허가받은 이온수기 업체의 대부분은 허가 받지 않은 전류량을 변화시킴으로써 낮은 pH의 물을 만들어낸다.

일본에서 먼저 의료용 물질 생성기로 허가받은 이온수기에서 나오는 pH9이상의 전해 강알칼리수는 위장내 이상발효, 만성설사, 소화불량, 위산과다, 변비에 특효가 있는 것으로 입증되고 있다. 이러한 효과 때문에 이온수기는 일본에 이어 한국에서도 의료용 물질 생성기로 인정받고 있다.

따라서 전해 강알칼리수는 특정 질병치료를 위해 의사의 처방전에 따라 한시적이고 제한적으로 마셔야 한다. 음용수 기준에 부적합한 전해 강알칼리수를 지속적으로 마시면 건강을 해치기 때문에 특별히 조심해야 한다.

| pH | 면역기능 | 스트레스 | ORP |
|---|---|---|---|
| 10.5 | 5 | 4 | -230 |
| 9.5 | 7 | 4 | |
| 8.5 | 8 | 5 | |
| 8.0 | 9 | 6 | -90 |
| 7.5 | 5 | 5 | |
| 5.5 | 4 | 5 | |
| 4.5 | 4 | 3 | 600 |
| 수돗물(7.0) | 4 | 3 | 250 |

　위의 표는 이온수기 전기분해수에서 만들어진 각각 다른 pH의 물과 수돗물에 대한 생체정보 측정 수치이다. pH8.0-8.5의 전해 약알칼리수가 상대적으로 면역기능과 스트레스에 높은 수치를 보이고 있다.

　생체정보 측정 수치는 높은 값일수록 인체에 좋은 영향을 준다는 것을 의미한다. 즉 pH9 이상의 강알칼리수 보다는 pH8.0-8.5의 약알칼리수가 인체에 더욱 좋은 영향을 주는 것을 보여주고 있다. 산성수는 수돗물과 거의 같은 영향을 주었다. pH10 이상의 강알칼리수의 경우 매우 낮은 산화환원전위(ORP)에도 불구하고 음용하였을 때 산성수나 수돗물에 비해서도 큰 차이를 보여주지 못하고 있다.

　국내에서 전기분해수를 이용한 임상 실험 결과는 많지 않다. 전기분해 강알칼리수가 변비 환자에게는 다소의 치료 효과가 있지만 정상인에게는 오히려 부작용을 호소하는 사례가 많다.

　변이 대장으로 처음 들어갈 때는 죽과 같은 상태이다. 대장을 통과하면서 수분이 흡수되는데 너무 많이 흡수되면 변이 굳어져서 변비가 될 수 있고 수분이 흡수되지 않은 상태로 대장을 통과하면 설사가 된다.

이러한 수분의 흡수는 적절한 미네랄의 농도에 의한 삼투압 작용에 의한 것이다. 그렇기 때문에 미네랄이 전혀 없는 증류수를 마시면 설사를 하기도 한다. 그리고 대장이 변을 순조롭게 통과시키려면 대장 벽에서 매끄럽게 하는 물질이 분비되어야 한다. 대장에 혈액순환이 불순해져서 이 점액질의 분비가 제대로 되지 않으면 변비가 일어날 수 있는 것이다.

강알칼리수가 정상인에게는 부작용을 유발한다는 점은 분명하다. 산성 대사물이 인체 내에서 어떤 장애를 주고 있느냐에 따라 알칼리수가 하는 역할이 달라질 수 있다는 것을 의미한다.

물을 전기분해하는 장치들은 일본에서 먼저 개발되었고 현재도 일본산 수입제품들이 많다. 국내의 전기분해 시스템이 과거에는 기술력에서 일본에 비해 매우 뒤떨어졌으나 현재는 오히려 일본 제품을 능가하는 기술력을 가진 국내 업체들도 있다.

음극의 전극을 두개 사용하거나 혹은 전기분해를 두 번 하는 방법을 사용할 경우 강알칼리수, 약알칼리수, 산성수, 이렇게 3가지 다른 물이 동시에 형성될 수 있다. 이러한 물은 정상적인 약알칼리 물을 생성하므로 물속에 미네랄도 충분하고 pH 또한 7.2~7.8 정도의 정상적 수치를 보인다.

## 알칼리 이온수, 마법의 물도 기적의 물도 아니다

물을 전기분해하면 격막을 통해 플러스 전극 측에 염소, 탄산 등 마이너스 이온이 이끌려 당겨진다. 마이너스 전극에는 칼슘, 마그네슘, 나트륨, 칼륨 등의 플러스 이온이 모여 각각 다른 성질의 물이 만들어진다. 플러스 측의 물은 산성, 마이너스 측의 물은 알칼리성이 된다.

알칼리 이온수는 마법의 물도 기적의 물도 아니다. 알칼리 이온수는 만성 설사, 소화불량, 위장내 이상발효, 위산과다증 등의 증상개선에 유효하다고 한다.

제조회사에서는 전기분해에 의한 칼슘 등의 흡수 효과가 높아 미네랄이 부족한 현대인의 체질개선에 도움이 된다고 홍보하고 있다.

위산과다증에 의한 속 쓰림, 소화불량 등의 증상이 개선된다고 하더라도 위산의 산성도가 높은 경우에는 적은 양의 강알칼리수 음용으로는 개선효과를 기대할 수 없다.

요리에 사용할 경우 녹차나 야채의 색을 선명하게 하거나 삶은 것이 부드럽게 되는 등의 효과가 있다.

알칼리 이온정수기는 수돗물을 먼저 활성탄, 세라믹, 중공사 막 등으로 여과한 후 전기분해를 촉진하기 위해 칼슘제를 첨가하고 나서 전해조에서 전기분해 한다. 전해조의 양단에는 플러스와 마이너스의 전극이 있으며 중앙에는 알칼리 이온수와 산성수를 구분하는 격막이 있다.

명칭은 알칼리 이온정수기지만 동시에 산성수도 생긴다.

음용수는 pH7.2 정도의 약알칼리성 물이 가장 좋다. 산성이나 알칼리성이 강하면 강할수록 인체에는 그만큼 나쁜 영향을 준다. 그러나 이온수기 업체들은 사람의 건강에 미치는 효능과 효과를 과장하거나 근거가 없는 이론 등을 내세워 대대적인 홍보를 펼치면서 정수기인양 소비자들을 유혹하고 있다.

일부 이온수기 업체는 고혈압, 암, 당뇨병, 아토피성 피부염, 무좀 등의 증상이 좋아지고 체질이 개선되어 젊음을 되찾는다는 등의 허위 광고를 냈다가 고발되기도 했다.

알칼리 이온정수기의 수질을 분석해 보면 칼슘량은 20-30ppm 정도로 수돗물에 비해 특히 많다고 할 수 없다. 또 제산효과도 약하기 때문에 위산과다 상태를 개선하기 위해서는 10-20리터의 알칼리수를 마시지 않으면 효과가 없다.

산성수에 행주나 물건을 담가두면 살균될 수 있다고 하지만 오염으로 인해 pH가 곧바로 상승해 살균효과가 거의 없는 것으로 확인되고 있다.

이온수기 업체들이 주장하는 알칼리 이온수나 산성수의 효과는 인정되지 않고 있다. 음용수 수질기준(pH5.8-8.5)을 맞추기 위해 약알칼리수나 약산성수를 변조하여 만들 수밖에 없는 현실적인 한계 때문이다. 반대로 강알칼리수나 강산성수를 만들면 특정 효과는 기대할 수 있지만 그 대신 인체에 대한 위험도 그만큼 높아진다.

전기분해 알칼리 환원수, 전기분해로 만드는 중성 환원수, 교류 환원수, 미네랄 환원수 등의 물은 수소가 풍부한 물이고 노화의 원인이자 만병의 근원인 활성산소를 없애는데 초점을 두고 있다.

그러나 전기에너지로 생산된 물은 병을 고치는 기능성을 조금은 갖고 있더라도 자연의 물과 같이 좋은 정보를 갖고 있지는 않다.

좋은 물은 미네랄이 풍부하고 약알칼리성의 오염되지 않은 자연수이다.

인체를 건강하게 하는 생명의 물은 활성산소를 제어할 수 있는 물, 6각수가 풍부한 치밀한 구조의 물, 인체에 이로운 정보를 담고 있는 자연 상태의 물이다. 그래서 깨끗한 천연 자연수를 지속적으로 마시는 것이 장수의 비결이다.

## 이온수기 판매 허가의 허점투성이를 고발한다

상당수의 이온수기들은 식약청 허가가 마치 이온수기의 품질을 보증하는 것처럼 정수기로 포장하여 팔고 있어 국민들은 강알칼리수 음용에 무방비로 노출돼 있다. 이온정수기 업체들은 식약청 허가를 정부가 좋은 제품이라고 인정해주는 행위로 소비자를 현혹하고 있는 것이다. 정수기는 식약청 허가가 아니라 물관리 규정에 의한 먹는 물을 관리하는 환경부의 허가사항이다.

다시 강조하지만 알칼리 이온수기는 강알칼리수를 생산하는 의료기기로 허가를 받았다. 정수기가 아닌데도 많은 업체들은 의료기기보다는 정수기에 초점을 맞춰 판매에 열을 올리고 있다.

알칼리 이온수기는 '의료기기법과 의료기기허가 등에 관한 규정, 의료기기 품목 및 품목별 등급에 관한 규정, 의료기기 기술문서 등 심사에 관한 규정' 등에 의해 관리되고 있다.

알칼리 이온수기는 의료기기품목 및 품목별 등급에 관한 규정(식약청고시 제2005-17호)과 의료용 물질생성기 기술문서 해설서(기술문서 해설서 시리즈 No. 56)에서 '의료용 물질생성기기는 물을 전기분해해 알칼리수를 생성하는 기구로서 음용으로 위산의 중화에 사용하는 기구'로 정의돼 있어 엄격히 정수기로 분류할 수 없다.

(사)한국소비생활연구원 소비자정책연구팀은 "검사방법을 고려하면 이온수기는 먹는 물로서의 기구가 아님을 알 수 있다"고 규정했다. 알칼리 이온수기는 식약청 고시에 따라 의료생성물질 항목으로서 이온수(표준수로 통상의 사용상태 'pH조정스위치'에서 pH값이 최소 9.0이상일 것)시험과 함께 생성물의 안전시험(수돗물 또는 합성된 표준물을 정상 조건에서 전해한 후 생성된 알칼리수에 대해 납을 포함한 13개 항목)을 검사하고 식품공전에 의한 용출시험을 규정하고 있는 것이다.

이온수기는 의료용 물질생성기의 사용목적은 물론 '의사 또는 약사와 상담 후 마셔야 한다.'는 등 허가목적에 적합한 내용을 공지하도록 하고 있다.

사용상 주의사항에 '의약품을 알칼리 이온수와 병행하여 음용하지 말 것', '처음 음용 시 의사와 상담할 것', '계속 음용해도 위장 증상 개선이 보이지 않는 경우 음용을 중지하고 의사와 상담할 것' 등을 반드시 게재토록 했다.

그러나 이 같은 공지사항 내용을 너무 작게 표시하는 등 소비자들이 찾아보기 어려워 마치 먹는 물과 같이 매일 마시는 물로 잘못 인식할 수 있도록 유도하고 있다는 의혹을 사고 있다.

실제로 알칼리 이온수기를 사용하면서 의사나 약사와 상담을 한 후 마시는 사람은 거의 없다.

상당수의 알칼리 이온수기들은 현재까지도 정수기처럼 판매되고 있어 국민들은 역삼투압방식의 산성수에 이어 pH9.2~9.8의 강알칼리수에 무방비로 노출돼 있는 셈이다.

먹는 물을 관리하는 환경부와 의료용 물질생성기인 알칼리 이온수기를 관장하는 식약청에서 위산중화와 같은 의료용 목적으로 허가된 알칼리 이온수기의 정의와 사용목적, 관련 법 적용을 명확히 설정하고 국민들이 강알칼리수의 피해를 입지 않도록 철저한 규제와 홍보를 병행해야 한다.

식약청이 강알칼리를 생산하는 알칼리 이온수기의 이온수 효능을 공식 인정하고 이를 표기하거나 광고 등에 허용하려면 '의료기기용도 이외의 목적으로 판매해서는 안 된다'는 것을 명문화해야 한다.

WHO의 먹는 물 pH농도 해설서에는 pH10~12.5의 물을 마시면 위장 내 자극이 발생할 수도 있고 pH11 이상에서는 안구 자극, 피부악화 등을 유발할 수 있다며 주의를 당부하고 있다.

정수기와 의료용 물질생성기는 관리 주체(정수기-환경부, 이온수기-식약청)도 다르고 pH기준도 다르다.

정수기는 '먹는 물 수질기준'에 따라 pH5.8~8.5를 유지해야하고 까다롭고 철저한 위생과 품질검사를 통과해야 한다. 반면 의료용 물질생성기인 알칼리 이온수기는 pH가 9.2~9.8로 매일 마시는 식수로 사용하기에는 위험성이 있어 의료기기로 관리하고 있는 것이다.

(사)한국소비생활연구원이 이온수기 업체의 광고내용을 모니터링 한 결과 과학적으로 입증되지 않는 내용의 허위, 과대, 과장 광고가 난립하고 있어 소비자들을 혼동에 빠뜨리고 있다고 지적했다.

그러나 의료용 물질생성기인 이온수기는 현재 시중에 먹는 물로서 판매되고 있으며 급격히 성장하고 있는 추세여서 국민 건강

보호에도 심각한 문제가 발생하고 있다.

　미국식품의약국(FDA)이나 일본 후생성에서도 '알칼리 이온수는 먹는 물 목적으로 허가된 사실'이 없다. 물론 식약청에서도 '의료용 물질생성기는 정수기능이 있는 의료용 물질생성기기라고 할 수는 있어도 정수기 개념으로 볼 수는 없다'는 유권해석을 내린바 있다. 그리고 '일반 가전기기와 달리 사용상 주의사항과 사용방법을 잘 숙지한 후 사용해야 한다.'며 이온수기 사용 시 주의사항을 발표했지만 결과적으로는 발표를 위한 발표에 그치고 있는 셈이다.

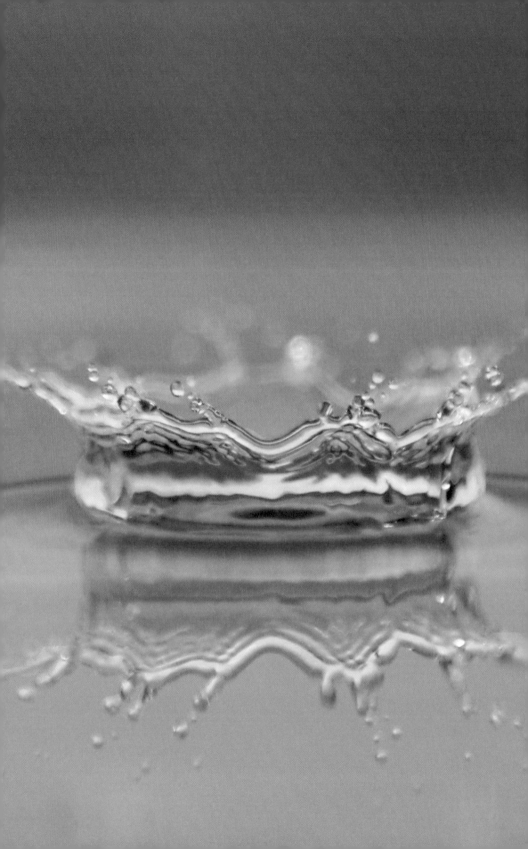

# 제 5 장

# 다양한
# 정수기들

## 산소수의 불편한 진실

언제부터인가 우리 곁에는 기능수라는 이름의 음용수들이 나타나고 있다. 그 중에 산소수가 있는데 이 산소수의 문제점을 살펴보자.

산소수 생산업체들은 부분적인 데이터만 인용해 산소수의 장점만 크게 부각시키고 있다.

그러나 산소수가 건강에 좋은 영향을 미친다는 과학적인 근거는 부족하다. 산소수가 자연 상태보다 더 많은 산소를 함유했다 하더라도 섭취 후 장벽을 통해 혈액 속에 산소가 흡수돼 이용될 수 있는지는 충분히 증명되지 않았다. 베이징의 한 병원은 실험을 통해 산소수를 마시더라도 혈액 속 산소 함량이 증가하지 않는다는 사실을 발견했다.

정상적인 사람은 체내 백혈구의 95% 이상이 이미 산소와 결합한 상태이므로 산소수를 많이 마시면 체내에 자유 라디칼이 필요 이상으로 생성된다. 자유 라디칼은 인체에 유해한 신진대사 산물로 노화의 원인이다.

사람은 자연에서 멀어질수록 더욱 질병에 시달리게 된다. 인위적인 기술로 만들어낸 산소수가 체내에서 어떤 생리현상을 일으킬지 신중히 따져봐야 하는 대목이다.

자연 상태에서 물속의 용존산소량은 일정하기 때문에 우리가 물을 마시려고 병뚜껑을 여는 순간 일정 용해량을 초과한 산소는 바로 공기 중으로 사라진다. 이 때문에 산소수는 장기 보관에 적합하지 않다.


## 다양한 정수기들

한국정수기협동조합에 따르면 국내 정수기 시장에서 코웨이는 38.3%, 청호나이스 9.4%, LG전자 4.4%의 점유율을 기록한 것으로 집계하고 있다. 그러나 업계는 코웨이가 약 50%, 청호나이스 14%, LG전자 6%정도 등 협회보다 점유율을 높게 보고 있다.

현재 조합에 등록된 정수기 업체 수는 200여개. 국내 가정이나 사무실, 업소의 정수기 보급율은 58~60% 가량인 것으로 추산되고 있다.

이 조사 자료를 보면 현재 국내 정수기 시장은 역삼투압 방식이 대세를 이루고 있음을 알 수 있다. 업계 점유율 70%를 차지하는 상위 3개사(코웨이, 청호나이스, LG전자)의 정수기들이 모두 역삼투압 방식의 정수기이기 때문이다. 그 외에 중공사막 방식의 정수기가 약 15% 정도, 나머지는 전기분해 이온수기와 군소 정수기 회사들이 있다. 재미있는 것은 동양 매직 같은 경우 역삼투압 방식과 중공사막 방식, 전기 분해 이온수기를 같이 판매하고 있다. 어떤 물을 먹으라는 것인지 소비자를 헷갈리게 하고 있다. 그야말로 국내 정수기 시장의 난맥상을 그대로 보여 주는 것 같다.

이러한 역삼투압 정수기들의 대세 속에 고군분투하고 있는 중공사막 방식 정수기는 미세한 구멍이 뚫려있는 실인 '중공사'를 이용하기 때문에 세균, 대장균, 미생물 등 대부분의 유해성분을 걸러내지만 미네랄은 그대로 살아 있는 물이다. 교원L&C가 중공사막 방식의 대표적 회사이다. 한편 암웨이는 역삼투압도 중공사막 방식도 아닌 압축 활성탄과 UV램프를 이용하여 미네랄이 풍부한 정수기를 만들고 있다.

중공사막 방식의 정수기의 초기 제품은 질산성 질소, 암모니아성 질소 등의 음이온 물질은 걸러내지 못해 문제가 있었다. 이런 문제로 중공사막 필터는 독립적으로 사용하는 경우가 드물어 카본필터와 이온합성수지를 혼용하여 사용하는 경우가 많았다. 현재는 이런 문제들을 개선한 압축 활성탄 필터를 사용하여 NSF(미국 국가위생재단)의 인증을 받은(암웨이의 압축 활성탄 방식) 정수기도 있다.

이 정수기는 NSF 인터내셔널의 테스트 결과 클로로포름, 브로모포름, 브로모디클로로메탄 및 클로로디브로모메탄을 포함하여 THM(트라이할로메탄)과 같은 소독 부산물에 대한 감소 표준을 충족하거나 오히려 능가했다고 밝히고 있다.

또한 수처리 전문 기업인 '진행 워터웨이'는 첨단 수처리 기법을 바탕으로 수도직결식 천연흡착방식을 이용해 중금속, 유해물질을 제거하고, 아연, 갈바닉 기술로 세균 및 물때를 제거하는 정수기를 내놓았다. 이 정수기가 배출하는 물의 pH는 7.3~7.6으로 우리 몸에 맞는 약알칼리수이다.

이들 정수기들의 정수 방법을 비교해 보았다.

## 1. 역삼투압 방식의 정수기

### 역삼투압방식 정수시스템(스탠다드 필터)

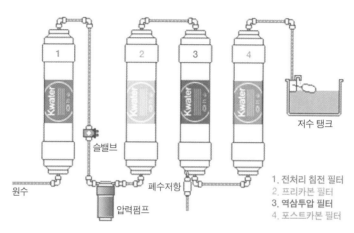

역삼투압 4단계 처리방식

1. 전처리 침전 필터
2. 프리카본 필터
3. **역삼투압 필터**
4. 포스트카본 필터

● **원리** : 역삼투압 방식의 정수기는 정수를 위한 핵심 필터인 멤브레인 기공의 크기가 0.0001㎛ 정도의 초미세구멍에 물을 통과시켜 여과하는 방식. 또한 역으로 고농도에서 저농도 용액으로 강제적으로 이동시키는 현상을 말한다.(고농도 → 저농도)

● **장점** : 물속에 있는 모든 미네랄과 화학물질을 전부 제거하는 방식으로 깨끗한 물을 얻을 수 있다.

● **단점** : 물속에 있는 모든 미네랄 성분을 완전히 제거해 버리므로 죽은 물이 된다. pH농도가 6.0이하의 산성수가 된다. 정수 시간이 상당히 소비되며(시간당 4~5L이하), 역삼투압 처리시 원수의 80%를 버려야 한다. 정수된 물이 적고, 정수된 물을 저장하는 탱

크 내에 미생물이 발생할 수 있는 가능성이 있다.

●**건강과 질환** : 미네랄이 제거되거나 또는 산성수를 마시면 혈액이 산성화되고 삼투압의 극심한 변화와 신장의 부담으로 인하여 세포 및 심혈관계 질환이 발생하는 원인이 될 수 있다. 용존산소가 거의 없는 산성수를 지속적으로 마실 경우 혈액의 점도가 조금만 높아져도 악화되는 고혈압이나 심혈관계질환, 심장질환, 뇌질환을 가지고 있는 사람들에게 치명상을 입힐 우려가 있다.

## 2. 중공사막 방식의 정수기

**중공사막방식 정수시스템(한방향)**

원수

저수탱크

1. 전처리 침전 필터
2. 프리카본 필터
3. 중공사막 필터
4. 포스트카본 필터

중공사막 4단계 처리방식

●**원리** : 중공사막 방식은 미국 아미콘에서 고분자 플라스틱 원료로 비대칭 구조의 멤브레인을 모듈화하면서 실용화됐다. 처음에는 인공신장 혈액투석기용으로 사용됐으며 0.001~0.01미크론(사람 머리카락 굵기의 1만 분의 1에서 10만 분의 1)의 기공을 가진 막을 적용한다.

●**장점** : 역삼투압 방식에 비하여 물의 낭비가 없어 정수량이 높다. 세균과 오염물질은 걸러내고 미네랄은 통과시킨다.

●**단점** : 뜨거운 물에 약하여 필터의 수명이 길지 못한다. 초기 제품은 질산성 질소, 암모니아성 질소 등의 음이온 물질은 걸러내지 못하는 문제가 있다. 이런 문제로 중공사막 필터는 독립적으로 사용하는 경우가 드물어 카본필터와 이온합성수지를 혼용하여 사용하는 경우가 많다.

### 3. 전기분해 방식의 알칼리 이온수기

●**원리** : 수돗물을 1차 정수시킨 후, 전기분해 수조에 넣고 전기분해 전극을 통해서 전기분해한 후 알칼리이온수와 산성수를 분리해서 생성하는 장치이다.

●**단점** : 전기분해를 통해 생성된 물의 수소이온농도는 pH 8.5~10의 알칼리수와 pH 3.0~6.0의 산성수가 된다.(인체의 pH와 맞지 않음. 식약청 허가기준이 pH 9.0) 활성산소 생성으로 인체에 해롭다.

●**특징** : 일반 정수기와는 달리 '의용물질 생성기라는 의료용구'이다. 따라서 의사의 처방 없이 함부로 마실 물이 아니다.

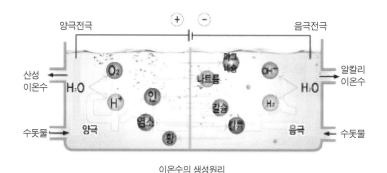

이온수의 생성원리

## 4. 아연 이온화 장치를 이용한 천연흡착방식의 정수기

첨단 수처리 기술을 이용한 아연, 갈바닉 기술로 세균 및 물때 제거, 수도직결식 천연흡착방식을 이용한 정수기이다. 중금속, 유해물질 제거에 뛰어나고 약알칼리수(pH 7.3~7.6)이다.

### 아연 이온화 장치를 이용한 천연 필터 시스템의 원리와 효과

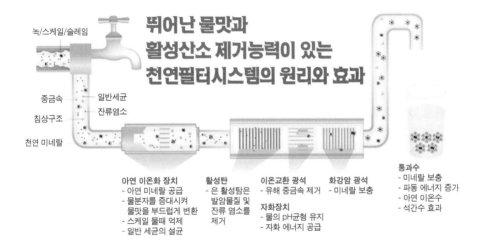

뛰어난 물맛과
활성산소 제거능력이 있는
천연필터시스템의 원리와 효과

녹/스케일/슬레임
중금속   일반세균
침상구조   잔류염소
천연 미네랄

아연 이온화 장치
- 아연 미네랄 공급
- 물분자를 증대시켜 물맛을 부드럽게 변환
- 스케일 물때 억제
- 일반 세균의 설균

활성탄
- 은 활성탐은 발암물질 및 잔류 염소를 제거

이온교환 광석
- 유해 중금속 제거
자화장치
- 물의 pH균형 유지
- 자화 에너지 공급

화강암 광석
- 미네랄 보충

통과수
- 미네랄 보충
- 파동 에너지 증가
- 아연 이온수
- 석간수 효과

### 1) 특수아연이온화 장치(세균살균효과)

'특수아연이온화' 장치의 역할은 세균의 살균으로 특수아연이온화 장치에서 발생되는 아연이온과 물, 산소의 결합으로 살균제가 발생되어 일반 세균과 황색포도상규군(식중독 세균) 등을 살균한다.

### 2) 활성탄 및 은 활성탄(세균 정균 효과, 냄새, 클로로포름, 잔류 염소 제거)

활성탄은 작은 기공이 있어 냄새 유발물질, 클로로포름, 잔류

염소를 기공에 흡착하여 깨끗한 물로 처리한다. 또한 은 활성탄은 은나노에 의하여 단세포 세균의 살균과 정균을 한다.

※흡착이란?

분자층으로 구성된 고체의 미세공 표면에서 화학적 결합, 또는 미세공에 물리적 충진 현상으로 인하여 기체의 분자 및 원자에 대한 강한 흡착력을 이용하여 오염된 기체를 제거하는 방법이다. 특히, 활성탄은 물리적 흡착과 화학적 흡착이 둘 다 존재하여 비극성 물질인 유기용제와 물속의 냄새, 미생물, 색도, 유기물 등을 제거하여 수처리용으로 쓰인다.

(출처:Activated Carbon Adsorption)

3) 자화장치

자화장치는 물을 자기장으로 분해하는 것으로 물이 쌍극자(양이온, 음이온)성질이 있기에 순간 자기장으로 분해시켜 작은 물 집단을 형성하게 한다.

이렇게 물을 분해하면 물은 순간 작은 집단으로 분리되어 그 속에 미네랄을 풍부하게 함유할 수 있게 된다.

즉, 이러한 작용으로 물-미네랄 결합이 유도되어 pH7.4~7.6의 안정화된 물이 형성할 수 있는 것이다.

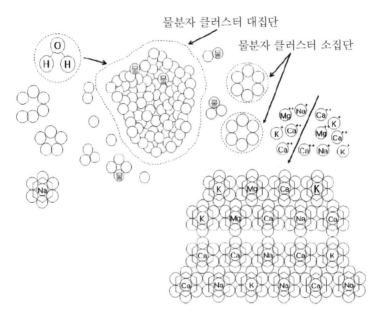

물의 거대군집이 작은 6각 구조의 군집으로 재배열되어 안정화된 과정

### 4) 이온 교환 광석(중금속 흡착·제거장치)

광석을 소성 및 가공하여 활성탄처럼 기공을 형성함으로써 중금속이온을 흡착한다. 수질과 관련하여 예를 들면, 건강에 해로운 중금속들이 하천에 다량 유입되었을 경우, 이 하천의 퇴적물 및 부유물들의 양이온교환 능력이 뛰어나다면, 이들은 새로이 유입된 많은 양의 중금속 원소를 잡아두는 대신 그동안 갖고 있던 해롭지 않은 양이온을 내 놓음으로써 독성 금속 원소의 갑작스러운 함량 증가를 억제할 뿐만 아니라 그 양을 제거시키고 광석의 유익한 미네랄을 방출하는 원리이다.

5) 미네랄 공급 장치(화강암광석)

자화장치로 분해된 물에 화강암 내 함유된 인체 필수미네랄을 첨가시켜 물-미네랄의 결합을 형성한다.

일반적으로 수돗물은 장수촌 물 및 약수와 비교할 때 미네랄 양이 적기에 이 과정에서 보충 시켜 장수촌 물이나 약수에 가까운 물을 생성시킨다.

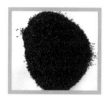

**활성탄**
최고급 천연
야자수껍질로 만든
활성탄은 일반세균 및
잔류염소냄새를
제거한다.

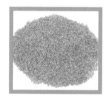

**이온교환광석**
고온에서 정제한
이온교환광석은 중금속,
방사선물질, 발암물질
등을 흡착한다.

**자화장치**
수돗물에 포함된
중금속이 이온교환
광석에 잘 붙게 하고 물
분자를 활성화 시킨다.

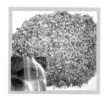

**미네랄 광석(고온숙성)**
인체에 필요한 K, Na,
Ca, Mg 등의 미네랄을
용출시키며 클러스터의
안정된 구조와 파동
에너지를 증대시켜
물맛을 좋게 한다.

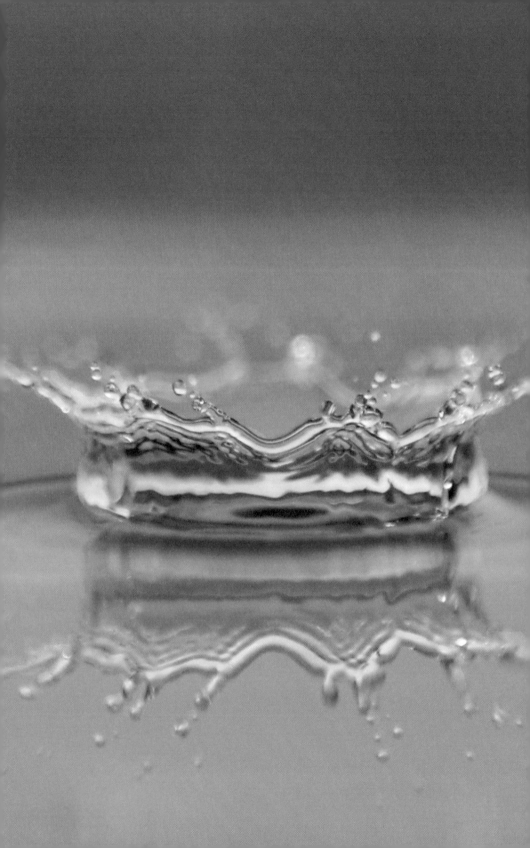

# 제6장

# 물과
# 암의
# 상관관계

## 물은 세포의 성장과 기능을 조절한다

세포가 빨리 분열하는 것은 매우 쉬운 일이다. 박테리아의 빠른 분열은 잘 알려져 있다. 대장균은 약 20분마다 한 번씩 분열한다.

인체에서 중요한 것은 세포가 분열할 필요가 없을 때는 분열하지 않고 주어진 조직세포로서의 기능을 해야 한다. 조직의 구성세포로서의 기능은 제대로 하지 않고 계속 분열과 성장만 하려고 한다면 문제가 있는 것이다.

성장기에는 세포가 분열하고 성장하는 일이 필요하지만 어른이 되면 오히려 성장보다는 분화된 조직세포로서의 기능을 하는 것이 중요하다.

그러한 조절 기능을 거부하고 계속 분열하려는 세포가 바로 암세포이다. 암세포는 체내의 조절 작용을 거부하고 빨리 분열하려고만 한다. 세포 내외의 물은 일정한 규칙이 있는 구조를 가짐으로써 생체세포를 여러 가지의 자극과 교란으로부터 보호하는 구실을 한다.

건강한 사람은 세포내외에 있는 구조화된 물에 의해서 세포의 생리 활성이 정상적으로 조절된다. 그러나 암이나 당뇨병 환자의 경우 세포의 물 구조가 파괴되어 정상적인 생리 활성의 조절이 되지 않는 상태이다.

실제로 칼륨과 같은 구조파괴성 이온은 세포의 활성을 촉진하고 칼슘과 나트륨 같은 구조형성성 이온은 세포의 흥분을 억제하는 기능을 갖고 있다.

따라서 물에 외부로부터 칼슘과 같은 구조형성성 이온을 가해 인체에 바람직하게 구조화된 물을 공급할 수 있다면 정상세포가 이상세포로 변하는 것을 막을 수 있고 암과 같은 이상세포도 정상화시킬 수 있을 것이다.


## 암은 세포 변이에서 시작된다

사람의 세포는 인체에서 생성되고 소멸되며 60-100조 개의 세포가 인체를 구성하고 있다. 수명은 120-150일, 55차례 분열하며 매일 세포 100억 개가 합성된다고 한다. 인간의 생로병사는 사실상 세포의 생로병사라 할 수 있다.

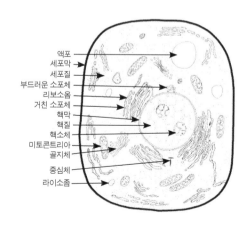

액포
세포막
세포질
부드러운 소포체
리보소옴
거친 소포체
핵막
핵질
핵소체
미토콘트리아
골지체
중심체
라이소좀

〈그림〉 동물 세포의 구조

좋은 물은 세포의 번식 숫자를 늘리고 세포의 수명을 연장시키며 세포의 노화를 막아준다. 세포 건강을 유지하려면 세포의 80% 이상을 차지하는 건강한 물을 많이 마셔야 한다.

암은 상피세포에서 자라난 악성 종양을 가리킨다. 악성종양의 특징은 하나의 세포에서 시작해서 일정 기간(짧으면 몇 주에서 대개 3-5년 정도의 기간)이 지나면 주변 환경과 기능 및 구조가 현격히 다른 세포집단을 형성한다는 것이다. 그 중에서도 종양세포들이 조절 불가능한 상태로 분열, 증식하며 기본 세포조직에서 뻗어 나와 주변 조직으로 자라난다. 종양에서 떨어져 나오는 세포들은 혈액이나 림프체액을 타고 신체의 다른 부위로 이동해 새로운 암 덩어리 혹은 암 전이가 이루어지며 증식한다. 조혈계 질병의 경우 혈류 속에 비성숙 세포들이 대량으로 떠돌게 된다.

모든 세포는 30억개의 문자로 이루어진 유전자 프로그램을 가지고 있다.

세포는 분열 전에 유전 프로그램을 복사하고 새로 형성된 딸세포는 이와 같은 프로그램에 따라 분열한다. 그런데 유전 프로그램을 복제할 효소가 오류를 일으키면 유전 프로그램에서 딸세포 문자는 적정한 자리에 들어서지 못하게 된다. 30억개 문자로 이루어지며 세포분열 규제로 담당하는 부분에서 우발적 증후가 발생하면 이러한 세포는 주위 세포와 달리 행동하여 더 많은 분열을 일으킨다. 그리하여 주위 세포보다 과도 성장하는 세포 집단을 만들고 눈에 띄는 종양 덩어리로 자라게 된다.

유전자 결함(돌연변이, 변종)의 발생률을 증가시키는 이물질이 체내에 침투하면 암 발병률은 늘어난다. 이는 오염지역에 거주하는 사람이나 작업환경에서 발암물질을 흡입하게 되는 근무자의 종양성 질병 발병률이 평균 인구의 비율과 다른 점을 설명해 준다.

미국에서는 지난 20년 동안 해마다 암환자 치료비로 350억 달러를 썼고 연구비도 240억 달러를 들였다. 이러한 노력에도 불구하고 암 사망률은 줄어들지 않는다. 앞으로 위험인자들이 더욱 늘어날 것이라고 예측하는 사실로 볼 때 종양성 질환 역시 더욱 증가할 것이라는 점은 쉽게 예측할 수 있다.


## 산성수가 암 세포를 키운다

사람의 몸에는 보통 수백단위의 암세포가 발생하고 있는 것으로 알려지고 있다. 그러나 우리의 몸은 면역력이 있어서 외부로부터 들어오는 세균과 병원균 등을 격퇴시키고 암세포와 싸운다. 백혈구라고 부르는 혈액 중의 림파액의 세포들이 면역력의 핵심이며 백혈구가 암세포를 발견하면 그들을 파괴하거나 증식하는 것을 미연에 방지한다.

만약 면역력이 없다면 몸 안에서 발생하고 있는 암세포는 자유분방하게 떠돌면서 증식을 계속할 것이다.

몸에 면역력을 높이는 것이 암세포를 격퇴하는 것이다.

몸 전체의 기능을 순조롭게 하고 암세포와 싸우는 백혈구의 원기를 높여 주는 것이 치료의 기본이다. 백혈구의 작용을 높이는 작용을 하는 식품도 많이 나와 있으나 의사의 진단에 따라 유효한 것을 가려 이용하는 것이 좋다. 또한 면역력을 높이려면 스트레스도 없어야 하고 심신에 무리가 가지 않는 쾌적한 환경에서 살아야 한다.

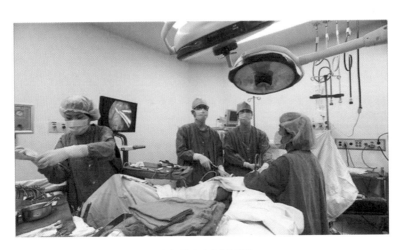

〈사진〉 종양 제거 수술 장면

　물은 몸을 이루는 물질 중에서도 그 비율이 가장 높다. 생명활동의 화학반응도 모두 물속에서 행해지기 때문에 좋은 물을 마시는 것이 면역력을 확실히 높이는 최상의 방법이다.

　물 전문가인 고 전무식 박사에 의하면 인간의 생체 분자 주변의 물은 6각형 고리구조로 된 물이 62%, 5각형 고리구조로 된 물이 24%, 기타 14% 순으로 이뤄져 있다고 한다.

　6각형 고리구조의 물은 생체 내에서 중요한 역할을 맡은 세포 단백질 주변이나 정상적인 세포 안에 밀집해 있다. 질병이 있으면 주변의 물 구조가 무질서하고 분자가 쉽게 생체 밖으로 이탈하거나 제멋대로 돌아다닌다. 종양세포나 당뇨병성 세포 주위의 물 구조를 바꿔 주면 병을 치료된다는 주장도 있다.

　물은 온도를 차게 하면 6각수가 많이 존재한다. 4도까지는 상대적으로 5각수의 존재비율이 높아지기 때문에 밀도도 증가하게 된다. 4도보다 온도가 더 올라가면 물분자중의 열운동의 진폭이

커지면서 분자간 거리가 멀어져 다시 밀도가 낮아진다.

암세포 주위에는 5각수가 많고 암세포는 6각수를 싫어한다. 실제로 6각수가 풍부한 물에서는 암세포가 제대로 자라지 못한다.

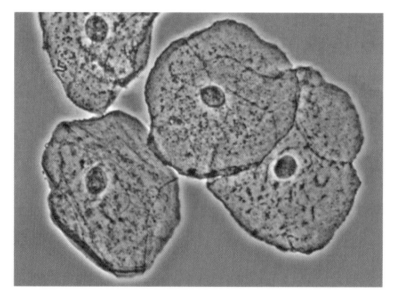

〈사진〉 현미경으로 촬영한 암 세포

산성수는 체내의 여러 곳에 산성화 물질과 노폐물을 축적시켜 병이나 노화촉진의 원인이 된다. 마신 물은 각 장기조직에 침투해 거의 10분 후에는 피부조직에까지 도달한다. 매일 산성수를 지속적으로 마시게 되면 조직과 전신의 세포에 악영향을 준다.

산성수와 산성물질을 많이 먹으면 혈액은 정상적인 알칼리성을 유지하기 위해 폐와 신장과 세포활동에 과부하가 걸려 혈액의 환경이 악화된다. 혈액의 고유기능인 이동과 배설과 면역기능이 떨어지면 노폐물의 축적(산성화와 독성화)이 일어나 질병이 시작되는 것이다.

건강한 혈액은 약알칼리성이다. 그러나 극심한 육체피로와 스트레스와 만성질환을 가진 사람의 혈액은 대체로 산성혈액상태이다. 혈액이 산성화되면 콜로스테롤과 지질이 엉키고 점성이 높아져 암모니아와 젖산과 같은 피로물질과 독성이 활성산소와 혼합되면서 알칼리성을 잃게 된다.

또 혈액이 산성화되면 산소 공급이 원활하지 못해 산소결핍을 일으키는 동시에 암과 심근경색 등을 일으키기도 한다.

암 세포 또는 종양의 pH농도는 4.0-6.0으로 알려져 있다. 암 세포나 종양이 가장 좋아하는 환경은 혈액이나 세포가 산성화 상태로 기울어지는 것이다.

물은 기억장치로 되어 있다. 몸속의 여러 가지 여건 변화로 구조가 깨지더라도 다시 원상태의 구조를 찾아서 질서를 회복시킨다. 그 결과 세포주위에는 안정된 구조를 가진 물로써 결합된 상태가 된다.

암이나 불치병 같은 병에 걸리면 암세포 주변의 물은 안정성이 파괴되어 엔트로피가 증가하고 열운동이 진행되어 무질서하게 된다. 종양세포 주위의 물은 정상세포 주위의 물에 비해 대단히 무질서하게 움직인다.

다시 말해 6량체 6각 구조와 같은 클러스터들은 세포의 활성을 정상화해 유지한다. 반면 암이나 불치병과 같은 경우 세포주변의 물 구조는 파괴된 구조로 변해 있는 것이다. 따라서 우리의 몸을 구성하는 세포가 정상적인 활성을 유지하기 위해서는 물의 구조가 안정된 소집단인 6량체 6각 구조를 가진 규칙성 있고 일정한 물의 집단을 이루고 있어야 한다. 그러므로 정상세포가 병적세포로 변화하는 과정에는 물의 구조적 변화가 그 원인이다.

인체가 요구하는 이상적인 물을 충분히 마시는 것이 건강을 유지시키는 최상의 방법이다.

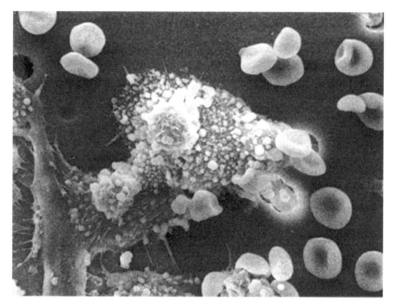

〈사진〉 암 세포와 적혈구

혈액의 농도를 바꾸어 주는 것이 바로 체질개선이다. 체질을 개선하려면 노폐물을 배출시키고  혈액을 맑게 하는 미네랄이 풍부한 자연수보다 더 좋은 것은 없다.

혈액의 농도와 비슷한 알칼리성 미네랄 자연수를 마심으로써 신장의 부담을 줄여서 혈액의 점도를 낮추고 혈류속도와 호르몬 분비와 신경전달물질을 서서히 증가시킬 수 있다. 그리고 미네랄 자연수에 있는 이온화된 전해질(칼슘, 마그네슘, 중탄산)은 세포활동을 정상으로 회복시키는 데 결정적인 역할을 하면서 혈구가 서로 뭉치지 않도록 해 주어 혈액순환을 왕성하게 하는 환경을 만들어

준다. 위 사진은 혈액의 산성으로 인해 적혈구가 엉키거나 연전현상을 나타내고 있다. 혈액의 엉킴과 연전현상은 혈액순환을 방해하고 산소공급량을 줄여 만성피로를 일으킨다.

인체에 좋은 물은 암세포와 싸운다. 또 면역세포의 원기를 돕고 신진대사를 개선함으로써 암을 치료하는 효과가 있다.


## 칼슘이 부족하면 암에 걸릴 확률이 높다


칼슘은 암을 예방하는 가능을 가지고 있다. 칼슘은 세포증식, 세포분화에 관여하고 있으며 발암물질에 의한 세포 증식작용은 칼슘 섭취에 의해 억제된다. 칼슘을 충분하게 섭취하는 사람은 대장암 발생이 적고 칼슘 섭취가 적은 사람은 대장암의 발생이 많다는 다양한 역학조사보고서들이 나오고 있다.

일본 큐슈대학과 국립국제의료센터연구소의 면역학연구조사에 따르면 칼슘을 충분하게 섭취하는 사람들은 대장암 발생률의 위험성이 30% 감소되었다고 보고하고 있다.(입원환자 833명, 3년간 조사)

또한 미국 미네소타대학 암센터연구소의 면역학연구소에서 하루 800mg의 칼슘을 섭취하는 사람이 530mg를 섭취하는 사람에 비해 대장암 발생률이 26% 감소되었다는 연구 결과를 발표했다.

루마니아 사람들은 칼슘 섭취를 많이 하는 식생활을 하기 때문에 대장암에 의한 사망률이 극히 낮다고 한다.

칼슘은 담즙산과 지방산의 발암작용을 강력하게 억제하는 것으로 알려져 있다. 칼슘이온이 과도한 지방산과 담즙산이 대장의 내벽에 부착하지 못하도록 불용성 칼슘염 형태로 결합해 대변으로 배설시키기 때문이다.

위암 환자들에게 볼 수 있는 위점막세포의 이상증식도 칼슘이온이 강력하게 억제한다는 동물실험과 임상실험보고가 있다.

그렇다면 부족한 칼슘을 음식물이나 칼슘 보충제 섭취로 충당이 가능할까? 결론은 불가능하다.

음식 안에는 칼슘 흡수를 억제하는 인자(옥살산, 피틴산, 단백질, 지방, 인, 당분)들이 많아 음식만을 통해서 하루에 필요한 칼슘을 충분히 섭취한다는 것은 간단한 일이 아니다. 특히 한국 음식은 염분 함유량이 높고 이 염분을 많이 섭취하면 소변을 통해 칼슘이 대량 체외로 배설돼 칼슘결핍증이 된다.

시판되고 있는 보충제는 대부분 패각류를 미세하게 분쇄한 탄산칼슘으로 이온화하기 힘들다. 그래서 가장 이상적인 것은 칼슘이온을 많이 함유하고 있는 미네랄 자연수를 충분하게 마시는 것이 가장 효과적인 방법이다.

칼슘과 마그네슘이 풍부한 물을 마신 요로결석환자가 미네랄이 적은 물을 마신 환자보다 요로결석이 훨씬 좋아졌다는 수많은 보고가 있다. 또한 칼슘과 마그네슘을 풍부하게 함유한 물을 마시는 지역의 주민들이 그렇지 못한 주민들보다 요로결석 증세가 현저하게 낮은 것으로 알려지고 있다.

프랑스산 에비앙, 콘트렉스, 빗텔, 토논 등과 같은 미네랄이 풍부한 물이 유명세를 타고 있는 것도 이 물을 마시면 신장결석이 개선되었다는 데서부터 시작된 것이다.

프랑스의 '루루드의 샘', 독일의 '놀테나우의 물', 멕시코의 '토라코테 마을의 물', '나다나의 정호수' 등 질병치료에 효과가 있는 것으로 입증되고 있는 이들 물은 칼슘 등 미네랄과 활성수소를 풍부하게 포함한 환원수란 사실은 이미 잘 알려져 있다.

칼슘의 작용을 돕는 친구는 마그네슘이다. 칼슘을 항상 따라다니는 미네랄이 마그네슘이다. 세계적인 장수촌의 물에는 칼슘과 마그네슘이 풍부하다. 고혈압과 심장병, 뇌 질환의 발생에는 칼슘 결핍뿐만 아니라 마그네슘 결핍도 깊은 관련이 있는 것으로 역학조사나 동물실험으로부터 확인되고 있다. 세포 밖에 있는 칼슘이 세포 내에 과도하게 침입해 세포 안과 밖의 농도 차에 문제가 생기면 세포대사에 이상이 생겨 여러 질환이 발생한다. 칼슘이 세포 안에 너무 많이 들어가는 것을 방지하는 역할을 하는 것 중의 하나가 마그네슘이다. 그리고 칼슘의 과다 유입을 가속화시키는 것이 나트륨이다. 마그네슘은 세포의 삼투압 조절에도 관여하고 있다.

마그네슘은 칼슘과 더불어 뼈의 조직을 만들고 유지하며 신경과 근육의 흥분과 제어 활동에도 관여한다. 심한 스트레스를 겪었거나 영양의 균형이 깨어진 사람들이 눈두덩이나 눈썹 근처가 진동하거나 손끝에 경련이 일어나는 것을 경험하게 되는데 이는 대부분 칼슘과 마그네슘의 부족 때문에 일어난다.

세계적으로 유명한 생수 가운데는 1리터에 칼슘 함유량이 400mg을 넘는 것도 있으며 평균 100mg 전후 정도로 들어 있다. 수돗물의 칼슘 함유량은 20mg/L 전후이며 역삼투압 정수기를 통과한 물은 칼슘이 없다.

## 암세포는 구조가 치밀한 물을 싫어한다

암세포는 구조가 치밀한 물을 싫어한다는 사실은 1980년대에 최규완 박사와 전무식 박사가 만성변비 환자를 대상으로 실시한 연구에서 밝혀졌다.

일본의 하야시 박사가 실시한 시험관에서의 암세포 성장 실험에서도 입증되었다.

일반적으로 미네랄 이온들은 물의 구조를 치밀하게 해 준다. 미네랄 이온이 물에 녹게 되면 6각수가 형성된다.

일본에서 폐암 및 자궁암세포를 이용한 실험에서도 미네랄이 풍부한 물이 암세포의 증식을 억제하는 것으로 관찰되었다. 미네랄은 암세포의 염색체 끝에 있는 DNA인 텔로미어(Telomere)의 길이를 줄어들게 한다. 그렇다면 텔로미어란 무엇인가?

사람의 체세포는 하나의 세포가 두개로 또 네 개의 세포로 분열하지만 그 세포마다 고유한 수명이 있어서 50번 정도 분열하면 더 이상 분열할 수 없게 된다. 그 후에는 세포는 더 이상 분열하지 못하고 죽음을 맞이하게 된다.

그런데 체세포가 암세포로 변화하게 되면 세포에 내재하고 있는 일정한 수명이 없어진다. 암세포는 50번 뿐 아니라 한없이 분열한다. 그렇게 암세포가 죽지 않게 됨에 따라 암환자는 죽음에 이르게 된다.

어떻게 암세포는 죽지 않을까? 최근에 발표된 텔로미라제라는 효소에 관한 학설은 이렇다.

인체를 이루는 모든 정보는 DNA라고 하는 유전물질에 담겨져 있다. DNA에서 지령을 받아 근육과 같이 몸을 이루는 단백질과 몸 안의 생화학적 반응을 일으키는 단백질(효소)이 형성된다. 그러나 몸 안에는 필요한 물질을 만드는 DNA뿐 아니라 아무런 단백질도 만들지 않는 텔로미어 같은 DNA도 있다.

이 필요 없는 것처럼 보이는 텔로미어 DNA는 염색체의 양쪽 가장 끝에 위치하고 있다. 하나의 세포가 두개로 분열할 때마다 DNA도 복제가 되어서 두개로 된다. 그런데 DNA가 복제될 때마다 염색체의 양쪽 끝에 있는 DNA는 조금씩 짧아질 수밖에 없는데 바로 텔로미어 DNA부터 짧아지기 시작한다.

그렇게 해서 세포가 일정한 횟수만큼 분열한 뒤 텔로미어가 거의 없어져서 더 이상 유전자를 보호할 수 없을 때 이제는 몸 안에 필요한 물질을 만드는 DNA가 손상 입을 수밖에 없다.

그때 세포는 유전자가 손상되어 몸 전체의 이상을 초래하느니 스스로 아포토시스(Apoptosis)라고 불리는 죽음의 길을 택한다. 즉 텔로미어는 세포에 일정한 수명을 부여하는 것이다.

그런데 암세포에서는 놀랍게도 텔로미어를 복구할 수 있는 텔로미라제라는 효소가 있는 것이 최근 밝혀졌다. 그래서 암세포는 분열할 때마다 손상당한 텔로미어가 텔로미라제에 의해서 복구되어서 한없이 분열할 수 있게 되는 것이다. 바로 암세포에는 영원히 죽음이 찾아 올 수 없는 것이다.

그런데 미네랄에 의해서 암세포의 텔로미어 길이가 줄어든다고 한다. 이 사실은 암세포가 정상세포에 가까운 성질을 회복하여 더 이상 불멸의 세포가 아니게 변화하였다는 것을 의미한다.

연세대학교 원주의과대학 김현원 교수팀은 실험용 생쥐에 실험용 쥐에 악성피부암 세포주인 흑색종을 복강에 주입한 뒤 암의 전이 속도와 크기를 관찰했다.

쥐를 두개 군으로 나눠 역시 한쪽은 미네랄이 풍부한 물을 먹이고 다른 쪽에는 일반수를 마시게 하고 사료는 동일하게 지급했다.

15일 후 종양 크기에서부터 뚜렷한 차이를 보였다.

미네랄 알칼리수를 마신 쥐는 종양 크기가 10.78mm인데 비해 일반수를 마신 쥐는 두 배인 20.11mm로 커져 있었다.

쥐에서 종양을 떼어내 무게를 측정한 결과 일반수를 마신 쥐의 종양 무게가 4.8g인데 비해 미네랄 알칼리수를 마신 쥐의 종양 무게는 불과 2.3g으로 절반에도 미치지 않았다.

〈사진〉 실험용 쥐의 종양 크기 비교

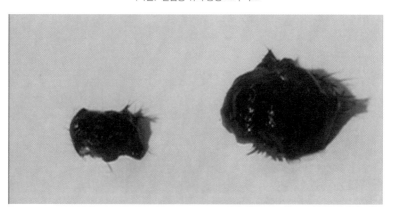

미네랄 알칼리수(2.3g)　　　　　일반수(4.8g)

또 꼬리에 주사했던 피부암세포가 폐로 전이되어 자란 콜로니, 즉 암 세포군의 수도 큰 차이를 보였다. 일반수를 마신 쥐의 콜로니수는 260개, 미네랄 알칼리수를 마신 쥐의 콜로니수는 145개로 나타났다.

일반수를 마신 쥐의 암 세포군은 260개, 미네랄 알칼리수를 마신 쥐는 145개로 미네랄 알칼리수가 종양 전이를 억제하는 항암효과까지 있음이 입증됐다.

실험용 생쥐에게 피부암 세포를 주입한 뒤 수돗물과 미네랄이 풍부한 물을 먹여 실시한 또 다른 실험에서도 미네랄의 효과는 입증되었다.

10일과 20일 후 미네랄이 풍부한 물을 마신 생쥐들의 경우 수돗물에 비해 종양이 자라는 속도가 현저하게 줄었다. 또 암 전이 속도도 대조군에 비해 매우 늦었다.

생존율도 미네랄이 풍부한 물을 마신 쥐는 45일이었지만 수돗물을 마신 생쥐는 36일에 불과했다.

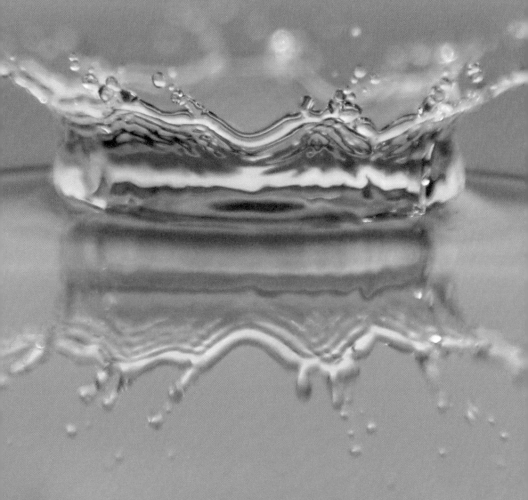

# 제 7 장

# 미네랄의
# 중요성

## 인체는 왜 미네랄이 반드시 필요한가?

운동을 하고 난 후 뻐근한 근육통을 느낄 때가 있다. 이는 운동 중 숨이 차 산소를 충분히 호흡하지 못해 근육 사이에 피로물질인 젖산이 쌓인 탓이다. 우리는 대부분 호흡에 필요한 산소는 공기 중에만 존재한다고 생각한다. 그러나 산소는 물속에도 존재한다. 그래서 산소가 많은 물일수록 좋은 물이다.

우리는 호흡으로 70%, 물과 음식을 통해 30%의 산소를 공급받는다. 건강하게 살기 위해 맑은 공기, 맑은 물을 찾는 이유가 여기에 있다.

육각수는 용존산소량이 많은 좋은 물로 알려져 있다. 우리 몸의 물 분자의 약 60%가 육각수이다. 마시는 물이 몸속의 물 분자와 구조가 같으면 세포 속으로 흡수가 잘 돼 노폐물 제거와 신진대사가 잘 이루어지며 피로회복에 많은 도움이 된다.

생수를 냉장고에 넣어 차게 만들면 약 20-30% 정도의 물 분자가 육각형 형태의 육각수로 변한다.

인체를 구성하는 원소는 54개이다. 그중 산소, 수소, 탄소, 질소를 제외하면 모두 미네랄이다.

탄수화물, 단백질, 지방과 일부 비타민은 탄소로 알려진 화학물질의 혼합물로서 생물체 내에서 합성이 가능하지만 미네랄은 분자구조에 탄소를 함유하고 있지 않아 에너지를 내지 못한다. 인간을 포함한 지구상의 어떤 생물체라도 미네랄은 스스로 합성하지 못하며 반드시 외부에서 섭취해야 하는 필수 영양소이다.

효소는 단백질과 보조효소로 구성되는데 보조효소의 중요 성분이 미네랄이다. 대사활동에 있어 핵심적인 역할을 하는 효소는 우리 몸이 스스로 생합성하는데 미네랄이 부족하면 생합성 과정이 원활하지 않다.

또한 미네랄은 세포의 전해질 평형을 유지한다. 세포가 영양분과 산소를 받아들여 생화학반응을 일으키고 노폐물을 잘 배출하려면 세포 안과 밖의 전해질 평형이 잘 이루어져야 한다. 이를 유지하는 것이 미네랄, 특히 칼슘이다.

미네랄이 부족하면 면역력이 떨어지고 만성피로가 생기며 피부가 나빠지고 노화가 빨리 진행된다. 미네랄이 풍부한 물을 마시는 것이 건강에 좋은 것은 이 때문이다.

인체와 지구 자연계는 물 구성과 미네랄 함량 비율이 서로 일치한다. 그러므로 우리 몸에 좋은 물은 대자연에 가까워야 한다.

죽은 물은 분자 집합이 크고 분자 집합이 큰물은 세포에 쉽게 흡수되지 않아 세포 내의 물질과 에너지 등 각종 물질대사에 참여하지 못한다는 사실이 많은 연구에서 입증되고 있다.

분자집합이 클수록 물속 에너지는 낮아지고 분자집합이 작을수록 물속 에너지는 높아진다. 에너지가 많은 물은 분자집합이 작은 물이다.

물의 분자집합이 작아 에너지가 많은 상태일 때는 물이 인체 세포에 쉽게 흡수된다. 일반적으로 사람의 모든 세포는 에너지가 많은 물로 채워지며 세포 내 물질대사, 정보대사, 에너지 대사 등 생명활동이 더욱 활발해진다.

## 임상실험으로 밝혀진 미네랄 자연수의 효능

필자는 물속의 미네랄이 우리 건강에 어떤 영향을 끼치는지를 알아보기 위해 가정의학과 곽동원 전문의와 함께 임상실험을 실시했다.

임상실험은 고혈압 당뇨 등 성인병을 앓는 노인들이 장기입원을 하고 있는 부산의료원 노인전문 제2병원의 입원 환자 중 고혈압과 당뇨환자들을 대상으로 진행했다. 노인들이 마시는 물 역시 역삼투압 방식의 정수기 물이었다. 이 물을 바꾸면 혹시 노인들의 건강에 변화가 올 수 있는지를 알아보기 위해 조사에 착수했다. 우선 정수기 물을 마셔 온 노인 환자들의 혈액을 뽑아 혈압과 혈당치 등을 측정해 자료를 만들었다. 그런 다음 노인들이 마시는 물을 바꾸었다. 노인들에게 그 동안 먹어 온 정수기물 공급을 중단하고 미네랄이 풍부한 자연 생수를 하루에 1리터씩 한 달 동안 마시도록 했다.

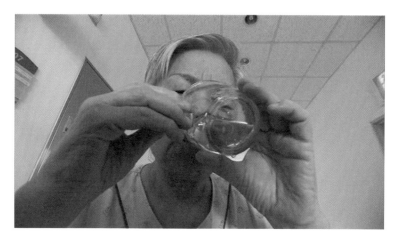

〈사진〉 정수기물을 마셔 온 노인들에게 미네랄 자연수로 교체 음용

마시는 물을 바꾼 후 한 달 만에 놀라운 변화가 일어났다.

혈압의 경우 45명 가운데 60%인 27명은 뚜렷한 호전 양상을 보였다. 물속에 들어있는 미네랄이 노인들의 혈압을 낮추는 작용을 한 것이다.

**〈표〉 음용수 교체 후 혈압 변화**

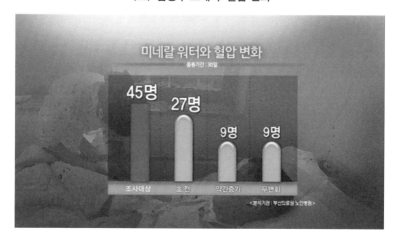

또 당뇨병이 심한 28명 중 71%인 20명은 혈당이 현저하게 떨어졌으며 변화가 없거나 약간 증가한 경우는 8명에 불과했다.

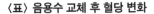

〈표〉 음용수 교체 후 혈당 변화

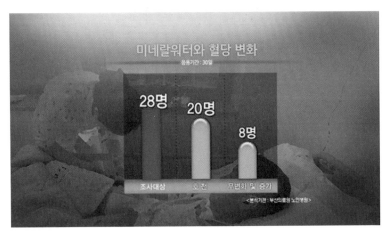

미네랄이 풍부한 물을 마시고 노인병이 호전되는 사례는 많다. 일본 고베시 교와병원에서는 물로 당뇨병을 치료하고 있다. 이 병원은 당뇨병 말고도 고혈압 등 15가지 질병도 물로 치료하고 있다. 모든 병의 근원을 활성산소로 보고 있으며 미네랄 알칼리수에 포함된 활성수소가 문제의 활성산소를 제거함으로서 질병이 치료된다는 입장이다.

무네노리 가와무라 원장은 "병의 종류가 많아지는 이유는 활성산소로 인해 우리 몸이 산성화되는 것이다. 이는 반대로 우리에게 반드시 필요한 물은 환원력을 가진 물이라는 것을 말한다. 역삼투압 정수기 물은 대부분이 산화력을 가진 물이다. 이를 환원력을 가진 물로 바꿔 마시면 활성산소가 몸속에서 제거되는 것이다. 그 결과 병이 낫게 된다. 물이 병을 낫게 한다는 것보다 미네랄이 체내로 들어가 작용을 함으로써 병의 원인이 되는 활성산소를 제거하여 몸이 정상으로 돌아오는 것이라 생각한다. 이로 인해 인간이 갖고 있는 자연 치유력이 발휘되고 병이 낫게 된다."라고 주장하고 있다.

당뇨병이 오래 지속되면 혈관은 포도당으로 꽉 차게 되고 끈적끈적한 혈액은 막히게 된다. 이렇게 되면 실명되거나 만성신부전증, 족부궤양으로 이어진다. 미네랄이 있는 자연 생수가 혈압과 혈당 조절에 도움이 되는 것으로 나타났다.

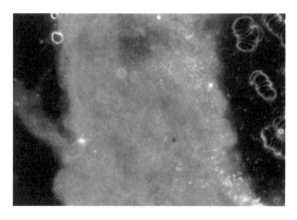

〈사진〉 당뇨병(인슐린의존형) 환자 혈액

미네랄이 있는 물이 몸속에 들어가면 신체의 여러 가지 대사에 관여하게 된다. 따라서 미네랄이 없는 정수기 물을 마셔 온 노인 환자들이 미네랄이 풍부한 물을 먹음으로써 저하되었던 신체 기능이 살아나 증세가 호전된 것이다.

WHO는 사람 질병의 80%는 물과 관련이 있다고 발표했다. 물은 음식을 통해 부족한 미네랄을 보충해 주고 있으며 60조 개에 가까운 세포에 영양분 공급과 세포형태를 유지시키는 것도 물이다.

대사기능, 소화기능, 체온조절, 노폐물제거, 해독작용, 체내합성작용 등 생명을 유지하는 모든 기능에 관여하는 그 자체가 물인 것이다. 물이 몸속에서 여러 기능을 제대로 수행하려면 세포가 좋아하고 인체에 맞는 물을 먹어야 정상적 기능을 한다.

인체는 세포와 결합 조직과 물로 이루어져 있다. 세포막 안쪽에는 세포질이 있고 세포질 안에는 세포핵이 있다. 세포질과 세포핵은 물이 주성분이다. 우리의 심장과 뇌, 뼈, 바깥 피부층은 모두 세포로 이루어져 있다.

신체의 모든 부분은 항상 일정한 범위의 pH값을 가진다. pH값의 작은 변화에도 신체 분자의 활성화와 화학기능에 커다란 변화가 생긴다. 각종 연구 보고서를 종합 분석해 보면 혈액 중 pH값이 0.1 낮아지면 인슐린의 활성이 30% 떨어진다는 사실이 밝혀졌다.

당뇨병은 영양대사에 장애가 생겨 탄수화합물과 당, 단백질, 지방대사가 불안정해지는 질병이다. 대사가 불안정하면 인체에 산성대사물질이 더욱 쉽게 생겨나며 이 때문에 인체 내 혈액의 pH값을 안정시키는데 나쁜 영향을 미친다.


## 물속 미네랄이 성인병을 치료한다


연세대학교 원주의과대학은 쥐를 실험대상으로 정하고 각각 8마리씩 두개 군으로 나눠 한쪽에는 일반수를 다른 쪽에는 미네랄이 풍부한 물을 마시도록 하는 실험을 실시했다.

이들 쥐의 평균 혈당치는 각각 69와 53이었으며 두 달 동안 정기적으로 두개 군의 쥐에서 혈액을 채취해 혈당 수치와 중성지방,

콜레스테롤 수치를 측정했다.

미네랄이 풍부한 물이 일반수에 비해 34%정도 혈당치를 억제하는 효과가 확인됐다.

〈표〉 혈당치 변화

| 일반수 음용 쥐 | | 미네랄 알칼리수 음용 쥐 | |
| --- | --- | --- | --- |
| 두 달 전 | 두 달 후 | 두 달 전 | 두 달 후 |
| 69mg/dL | 203mg/dL | 53mg/dL | 153mg/dL |

중성지방 수치도 일반수에 비해 미네랄 알칼리수가 30%정도 억제되는 효과가 있었다.

〈표〉 중성지방 수치 변화

| 일반수 음용 쥐 | | 미네랄 알칼리수 음용 쥐 | |
| --- | --- | --- | --- |
| 두 달 전 | 두 달 후 | 두 달 전 | 두 달 후 |
| 77mg/dL | 356mg/dL | 70mg/dL | 285mg/dL |

몸에 나쁜 콜레스테롤, 즉 저밀도지단백과 결합한 콜레스테롤 수치도 큰 대조를 보였다.

〈표〉 나쁜 콜레스테롤 수치 변화

| 일반수 음용 쥐 | | 미네랄 알칼리수 음용 쥐 | |
| --- | --- | --- | --- |
| 두 달 전 | 두 달 후 | 두 달 전 | 두 달 후 |
| 17mg/dL | 56mg/dL | 15mg/dL | 24mg/dL |

이 실험 결과를 분석해 보면 미네랄이 혈당 수치를 억제하는 한편 동맥경화 등 각종 성인병에도 효과가 있음이 증명되었다.

혈당과 중성지방, 콜레스테롤, 비만, 혈압 등 실험에서도 미네랄의 효과가 입증되었다.

미네랄은 우리 몸에 불과 4% 정도 밖에 차지하지 않지만 인체에 작용하는 역할은 매우 크다.

물에 완벽하게 이온화되어 있는 미네랄은 인체에 흡수되는 비율이 매우 높기 때문에 음식물을 통해서 섭취하는 양보다 매우 적은 양으로도 충분하다.

예를 들어 칼슘이 많은 멸치를 많이 먹더라도 실제 흡수되는 양은 일부분에 불과하지만 물에 녹아 있는 칼슘은 거의 다 흡수된다.

현대병은 미네랄 부족에서 비롯되는 경우가 많고 미네랄이 풍부하면 치유될 수 있음은 이미 수도 없이 많은 논문이 입증하고 있다.

미네랄은 면역기능이 약한 사람에게 면역기능을 상승시킨다. 아토피성 피부염, 천식, 알레르기성 비염, 자가 면역 질환과 같은 면역기능이 지나치게 상승한 사람에게는 면역기능을 적절히 조절해 주는 신비한 능력이 있다.

일본 경도대학 대학원 인간환경연구과 모리타니 교수가 생쥐를 대상으로 한 연구에서도 미네랄의 효능이 입증되고 있다.

미네랄이 풍부한 해양 심층수를 제공한 그룹은 보통 물을 제공한 그룹에 비해 중성지방 양이 35%, 콜레스테롤 양이 15% 적었다.

성인의 40%가 고(高)중성지방과 고(高)콜레스테롤의 고(高)지혈증을 겪고 있는 점을 감안할 때 미네랄이 풍부한 물을 꾸준히 마시면 성인병을 예방할 수 있다.

미네랄은 몸을 구성하는 원소 중 인체의 96%를 차지하는 산소, 탄소, 수소, 질소를 제외한 나머지 4%로서 인체에 매우 중요한 영향을 미치는 원소이다.

칼슘(Ca)은 뼈와 치아를 만드는 한편 신경계와 근육계를 움직이는 미네랄이다.

마그네슘(Mg)은 각종 효소작용을 활성화시키고 단백질을 합성하며 신경계에도 꼭 필요한 미네랄로 산소의 보조인자인 금속이온으로 에너지 대사에 관여한다. 효소작용의 활성화는 결석의 발생을 막는다.

나트륨(Na)은 조직사이를 구성하는 액체 내 침투압을 유지하게 하는 미네랄이다.

칼륨(K)은 세포 내액에서 나트륨과 함께 중요한 물질교환에너지의 발생에 관여하는 미네랄로 리보좀에서 단백질을 합성한다.

인(P)은 뼈를 만들 뿐 아니라 몸속에 널리 분포해 에너지 발생과 몸의 대사를 받쳐주는 미네랄로 DNA, RNA의 주성분이다.

황(S)은 유황아미노산으로서 중요한 역할을 한다.

염소(Cl)는 위액의 염산생성을 일으키는 미네랄이며 염화나트륨으로서 체액의 침투압과 수분밸런스를 유지한다.

요오드(I)는 갑상선 호르몬의 구성 성분으로서 몸의 대사를 지지하는 미네랄이다.

실리카(Si)는 탄력이 필요한 심장의 대동맥 벽의 조직을 구성하는데 필요한 성분이다.

수분이 부족하면 우리 몸에 들어온 나쁜 물질이나 대사과정에서 생긴 노폐물을 몸 밖으로 배출하는 기능이 떨어져 독소가 몸 안에 쌓이게 되고 이로 인해 두통, 손발 저림, 부종, 만성피로 등 각종 증상이 생긴다.

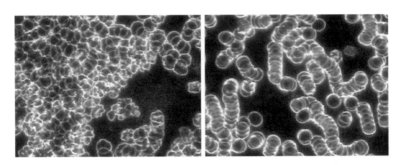

〈사진〉 탈수 증상 혈액 현미경 촬영

　수분으로 둘러싸인 세포 내부에도 물은 존재한다. 즉 세포 안팎에서 물이 교류하면서 영양소와 노폐물을 주고받는다.

　대부분의 수분은 세포외액으로 존재하는데 세포외액의 대부분을 차지하는 것이 바로 혈액이다. 노폐물 제거에 없어서는 안 될 림프액 역시 세포외액이다. 세포내액도 충분해야 세포가 활발하게 대사작용을 하며 대사과정에서 발생한 독소 폐기물을 정화하고 추출할 수 있다.

　세포막의 지방분자들이 끊임없이 위치를 바꾸는 과정에서 미세한 구멍이 생기는데 이때 세포막 밖에 있던 물이 세포 안쪽으로 들어간다.

　이것이 삼투압현상이다. 삼투압현상은 세포 안팎의 농도 차이 때문에 일어난다. 세포 안팎의 농도가 다를 때 물질은 농도가 옅은 쪽에서 짙은 쪽으로 이동한다. 즉 세포 안과 밖에서 어느 한쪽의 농도가 짙어지면 물은 농도가 옅은 쪽에서 짙은 쪽으로 흐르는

데 이때 양분과 노폐물을 함께 가지고 들어가고 가지고 나온다. 즉 삼투압현상에 따라 세포에 물과 영양이 공급되고 노폐물은 제거되는 것이다.

세포막을 관장하는 것은 세포막에 존재하는 각종 미네랄 이온들로 농도에 따라 수분의 출입을 통제한다. 이를 조정하는 미네랄 이온 중 가장 중요한 것이 칼륨과 나트륨이다. 칼륨은 세포 안에서 나트륨은 세포 밖에서 서로 수분을 차지하려고 한다. 따라서 칼륨과 나트륨이 균형을 이뤄야 수분이 균형을 이루는 것이다. 세포 안팎에 있는 수많은 미네랄 중 세포 밖에는 나트륨 이온이 100배 정도 더 많다면 세포 안에는 칼륨이온이 100배 정도 더 많은 셈이다. 이 같은 농도 차이 때문에 세포 안팎에 긴장이 생기면서 물이 드나들 수 있는 것이다.

우리 몸에 흡수된 수분이 혈액을 타고 세포까지 도달하더라도 세포 안팎의 미네랄 농도가 맞지 않아 세포막을 움직이지 못한다면 세포 내로 수분이 흡수되지 못한다. 너무 짜게 먹으면 세포 밖의 나트륨이 수분을 많이 차지하면서 세포 안은 수분을 잃고 쪼그라든다. 세포외액과 세포간질액은 수분이 차고 넘쳐 겉으로는 붓는 반면 세포 안은 정작 말라간다.

세포 안은 건조하고 오염된 반면 세포외액에는 수분과 영양소가 넘친다. 사용하지도 못하는 수분과 영양소로 인해 몸이 붓고 체중이 늘어나게 되는 것이다. 비만이 시작되는 것이다.

국수면발을 물에 오래 담가두면 퉁퉁 불어 오르는 것과 같은 원리이다.

한편 오래 축적된 지방은 단단하게 굳어 셀룰라이트가 되는데 포도송이처럼 동그랗던 지방세포가 섬유질에 쌓여 단단한 지방

덩어리로 변한 것이다. 여성의 팔뚝, 복부, 허벅지, 브래지어 라인 등에 생긴 울퉁불퉁한 지방덩어리가 바로 셀룰라이트이다.

## 물속 미네랄이 동물 생존율을 높인다

부산MBC "생명수의 진실" 제작팀이 경기도 안성시 보개면의 한 닭 사육장에서 병아리 4만 마리를 대상으로 색다른 실험을 실시했다.

병아리들을 2만 마리씩, 각기 다른 사육장에 나누어 두개 군으로 분리한 뒤 모든 병아리들에게 같은 종류의 사료를 같은 양으로 주면서 마시는 물의 종류만 달리했다.

한쪽 사육동 2만 마리의 병아리들에게는 지하수를 또 다른 사육동의 2만 마리 병아리들에게는 미네랄이 풍부한 물을 먹였다.

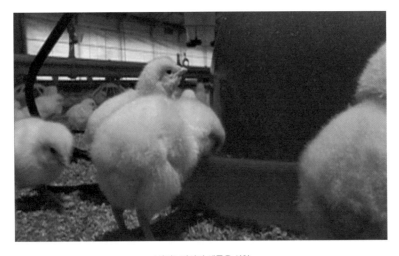

〈사진〉 병아리 생존율 실험

30일이 지난 후 생존율을 조사한 결과 지하수를 먹여 사육한 A 동의 경우 사육 초기 2만 마리에서 18,900마리로 천여 마리가 폐사해 94.5%의 생존율을 보였다.

반면에 미네랄이 풍부한 물로 사육한 B동은 사육 초기 2만 마리 가운데 폐사한 닭은 140여 마리에 불과하고 19,860마리가 살아남아 무려 99.3%의 생존율을 기록했다.

미네랄이 풍부한 물을 먹인 닭의 폐사율이 지하수를 먹여 키운 닭에 비해서 1/8수준으로 나타났다.

닭의 성장률을 보기 위해 양쪽에서 100마리씩 무작위로 선택해 무게를 달아 평균을 내 본 결과 미네랄 알칼리수를 먹인 닭이 1,720g, 지하수를 먹인 닭이 1,590g으로 나타나 물의 성분이 성장에도 영향을 미치는 것으로 조사됐다.


## 미네랄 자연수의 놀라운 효능

우리의 혈액은 동물성 단백질이나 지방 등을 너무 많이 섭취하거나 스트레스가 오래 지속되면 산성화되기 시작해 인체의 항상성을 깨 버린다. 이때 미네랄 자연수를 꾸준하게 마시면 지방과 노폐물로 인해 산성화되고 탁해져 잘 흐르지 않는 혈액을 중화시켜 혈액순환을 원활하게 해준다고 밝혀져 있다.

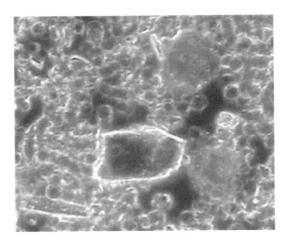

〈사진〉 노폐물 축척에 의한 산성화와 혈구의 연전현상

또 다른 연구에서는 우리 몸의 혈액이 산성화되면 약알칼리성의 pH를 유지하기 위해 뼈나 치아의 칼슘이 빠져 나와 칼슘이온이 된다. 그렇게 되면 뼈와 치아를 약하게 하고 산성대사물들이 미네랄들과 결합하여 뭉쳐서 관절을 비롯한 많은 기관에 염증을 일으키기도 하며 신장이나 요관에 결석 등을 일으킬 수도 있다고 말한다.

특히 임산부의 경우 태내의 아기가 만드는 산성대사물을 중화하기 위해서 알칼리성 미네랄을 빼앗기 때문에 혈액이 산성화되기 쉽다. 입덧의 원인이 다 밝혀지지 않았지만 혈액이 산성화됨에 따라 입덧이 생긴다는 견해도 있다.

실제로 일본의 임산부 전문 병원에서는 임신 초기부터 모든 임산부들에게 미네랄이 풍부한 자연수를 마시게 하고 모든 음식물을 만들 때도 미네랄 자연수만 사용한다. 그 결과 기형아 출산이나 선천성 장애아를 찾아보기 힘들다고 한다.

이러한 결과는 무엇보다 아기에게 가장 중요한 양수가 깨끗해지기 때문이라고 의사들은 말한다. 엄마의 혈액이나 체액도 미네랄이 풍부한 자연수를 계속해서 먹으면 건강해 질 수 있는 것이다.

약알칼리성 미네랄 자연수는 물의 구조가 치밀하게 강화되어 (6각수) 생체를 외부의 자극이나 교란으로부터 안정되게 유지시키며 산성화된 체액을 약알칼리성으로 되돌릴 수 있다. 또한 풍부한 활성수소가 들어 있어 만병의 근원이며 노화의 주원인인 활성산소를 없애주는 항산화 능력까지 갖고 있다는 것이 전문가들의 연구결과다.

영국의 세계적인 과학 잡지 '네이처'에서는 당뇨병으로 인한 혈당 상승으로 활성산소가 과잉 형성돼 수많은 합병증까지 발생시킨다는 논문이 발표된 바 있다. 당뇨환자는 미네랄이 풍부한 약알칼리성 자연수를 마시면 활성산소가 제거돼 당뇨합병증 예방은 물론 치료의 효과도 기대할 수 있다는 결론이다.

좋은 물을 꾸준히 마시면 성인병의 증가를 막고 더욱더 감소시킬 수 있다. 몸 속 수분의 약 10%를 상실하게 되면 심근경색증이나 심장마비의 위험이 급증한다. 고혈압이나 병상에 누워 지내는 환자나 통풍환자는 물을 많이 마셔야 하는데 고혈압 환자의 경우 수분부족으로 혈액의 흐름이 느려져 혈전이 생기기 쉬우므로 갈증을 느끼지 않더라도 물을 충분하게 마심으로써 수면 중 혈액이 끈적끈적해져서 뇌졸중이나 뇌경색을 일으킬 수 있는 가능성을 줄일 수 있다.

미네랄 자연수에 들어 있는 황산염(sulphate)은 이뇨작용이 있고 혈액 속의 노폐물을 몸 밖으로 배출시킴으로써 신진대사를 높이고 세포를 활성화시켜 젊은 피부를 유지하는데 도움이 된다.

## 음식물로 미네랄을 대체할 수 있을까?

물속에 함유된 미네랄은 음식물 속의 미네랄로 대체할 수 없다.

음식 안에는 칼슘 흡수를 억제하는 인자(옥실산, 피틴산, 단백질, 지방, 인, 당분)들이 많기 때문에 음식만을 통해서 하루에 필요한 칼슘을 충분히 섭취하기는 불가능하다. 특히 한국 음식에는 나트륨이 너무 많아 소변을 통해 칼슘이 대량 체외로 배설돼 칼슘결핍증이 많다.

시판되고 있는 칼슘 보충제는 대부분 패각류를 미세하게 분쇄한 탄산칼슘으로 이온화하기 힘들어 가장 이상적인 것은 칼슘이온이 많이 함유한 미네랄 자연수이다.

식수에 어떤 물질이 함유되어 있는가에 따라 인체의 물질대사와 정보대사, 에너지대사, 생명 유전 등도 좌우된다.

물속의 미네랄은 인체를 보호하는 가능도 갖춘 원소이다. 특히 칼슘과 마그네슘 이온의 함량이 얼마인지가 중요하다. 유해한 원소의 침입을 막을 수 있는 이 두 원소를 의학자들은 '인체 보호 원소'라고 부른다.

미네랄은 인체 내에서 산성과 알칼리성의 균형을 유지한다. 인체 체액의 pH값은 7.3~7.4이다. 물의 순정도가 높아질수록 pH값은 낮아진다. 식수에서 미네랄을 제거하면 물의 pH값은 대개 6.5 이하로 떨어진다.

미네랄은 인체 내에서 전해질의 균형을 유지한다. 역삼투압 정수방식으로 생산되는 순정수는 체내 흡수율이 낮아 지속적으로 마시면 인체의 체액과 각 세포들의 삼투압이 균형을 유지하는데 좋지 않은 영향을 끼친다.

미네랄이 없는 물은 인체 내에서 영양소의 흡수를 방해하고 배출을 초래하여 신진대사에도 바람직하지 못하다.

이온상태인 물속 미네랄은 인체에 쉽게 흡수되므로 음식물 속 미네랄보다 더 빠르게 흡수된다. 동위원소를 측정한 실험 결과에 따르면 물속 미네랄은 체내에 들어간 지 약 20분 뒤에 인체 각 부분에 분포된다.

미네랄이 함유된 물을 충분히 마시기만 해도 우리가 매일 섭취해야 하는 최소 필요 미네랄의 10-30%를 충족할 수 있다.

혈액은 영양소를 이동하고 노폐물을 배설하며 면역기능을 가진다. 성인은 하루에 최소한 2리터 이상의 물을 마셔야 이동과 배설과 면역의 기능을 제대로 수행할 수 있다. 물속 미네랄이 혈액에도 중요한 역할을 한다.

물은 인체에 필요한 수분을 공급하기도 하지만 더 중요한 기능은 물속 미네랄이 혈액을 정화하고 해독(detoxification)에 관여하는 것이다.

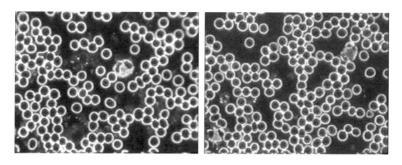

〈사진〉 현미경으로 촬영한 정상적인 혈액

정상적인 혈액의 pH는 7.4 정도인데 병적인 상태가 되면 pH6.9-7.7 사이에서 올랐다가 내렸다가 한다. 혈액의 pH변화를 조절하는 것은 산-알칼리 평형시스템이며 세포와 신장과 폐라고 할 수 있다.

이러한 조절시스템은 입력과 출력을 조절함으로써 평형을 유지한다. 입력물질과 출력물질은 바로 수분자($H_2O$), 이산화탄소($CO_2$), 수소이온($H+$), 수산화분자($OH-$), 중탄산분자($HCO_3-$)라는 네 가지이다.

pH농도는 수소이온과 탄산이온이 많아지면 낮아지고 중탄산이온이 많아지면 높아진다. pH7.4를 유지하기 위해 혈액 내 중탄산은 24mmol, 탄산이 1.2mmol이 있어야 한다.

세포대사활동을 통해 발생하는 산성인 수소이온은 알칼리성 중탄산과 결합해 이산화탄소와 물을 만든다. 폐가 정상적으로 작동한다면 이산화탄소를 배출하여 혈액이 약알칼리성을 유지할 수 있도록 산-알칼리 평형을 조절한다.

체내에 중탄산이 풍부하고 수소이온이 적을수록 혈액은 약알칼리성으로 건강한 상태를 유지한다. 체내에 있는 산성인 수소이온을 처리하기 위해 폐와 신장은 상호작용을 한다.

## 미네랄 자연수로 빚은 막걸리는 유산균이 풍부하다

술을 빚으려면 효모처럼 필수적인 미생물 성장에 필요한 성분을 가지고 있는 물을 찾는 것이 가장 중요하다. 즉 미생물에 영양을 공급할 수 있는 미네랄이 충분한 물을 선택하는 것이 최우선 과제이다.

술에 들어가는 좋은 물은 오염되지 않는 지하수이다. 무기미네랄이 풍부해 효소의 활동을 돕고 발효를 촉진시킴으로써 좋은 맛을 낸다. 결국 술맛은 물맛인 것이다.

막걸리 성분은 물 91.8%, 알코올 6-7%, 단백질 1.6%, 탄수화물 0.1% 나머지는 식이섬유, 비타민 B와 이노시틀, 콜린, 리보플라빈, 나이아신, 비타민C, 유산균 효모 및 각종 유기산 등이 다양하게 포함되어 있다.

작은 용기에 든 유산균 음료의 100병 이상에 해당하는 유산균 수가 막걸리 500mL 들이 한 병에 들어 있어서 장내의 각종 유해 세균을 파괴해 면역력을 강화시키는 것으로 보고되어 있다.

지하수는 오랜 기간 동안 암반층을 통과하면서 술 생산에 적절한 미네랄이나 이온을 균형 있게 함유하고 있다. 이러한 미네랄이나 이온의 균형은 막걸리나 맥주의 제조공정 상 좋은 맛 성분을 추출해 내고 떫은 맛 성분을 억제하며 효모의 활성화에 영향을 미쳐 제품에 향미를 내는데 큰 역할을 한다.

빗물이나 지표를 통해 지하로 침투된 지하수는 화강암과 인회석으로 구성된 이산의 지층을 통과하면서 칼슘(Ca-2), 마그네슘(Mg-2), 인산(PO4-), 칼륨(K+)을 함유하게 된다. 특히 인산과 칼륨은 효모의 증식을 촉진시켜 알코올로 변환시키는 양분으로의 역할을 한다.

물에 들어 있는 칼륨은 쌀을 알코올로 변환시키는 효모의 영양소로서 촉진제의 역할을 한다. 또 물속의 칼슘은 전분을 담으로 변환시키는 누룩곰팡이의 작용효과를 높인다. 따라서 쌀을 씻기 위한 물이나 쌀을 찌기 위한 증기용 물, 그리고 알코올 희석수 모두 미네랄이 풍부한 지하수를 사용하는 것이 좋은 술을 만드는 최고의 방법이다.

자연 상태의 깨끗한 물에는 다양한 미네랄이 들어 있다. 그렇다면 미네랄이 함유된 물과 그렇지 않은 역삼투압 정수기 물이 막걸리를 빚을 때 어떤 차이가 있을까?

한때 각광을 받았던 전통주류 막걸리가 최근 들어 시들해지고 있지만 여전히 마니아층은 두텁게 형성되어 있다. 막걸리는 단순한 술이 아니라 건강음료로 인식되고 있다.

막걸리 제조의 필수적인 요소는 물이다. 필자는 막걸리 제조 업체에 협조를 얻어 각기 다른 물을 사용해서 막걸리를 빚어보았다. 강원도 평창에서 가져온 천연 자연수와 수돗물, 그리고 역삼투압 정수기 물을 이용해 같은 방식으로 막걸리를 만들어 보았다.

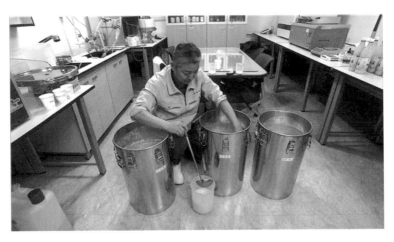

〈사진〉 물의 종류에 따라 변화하는 막걸리 실험

고두밥에 사용되는 쌀과 누룩은 똑같은 것을 사용했다. 막걸리 제조 역시 똑같은 방식을 적용했다. 발효 과정에서 이미 물에 따른 차이가 나타났다. 사흘이 지나자 천연 자연수와 수돗물은 발효가 활발한데 비해 역삼투압 정수기 물의 발효는 더디게 이루어졌

다. 미네랄이 녹아 있는 천연 자연수(미네랄 워터)는 효모가 증식할
수 있는 조건이 좋기 때문이다.

〈사진〉 물의 종류별 발효 상태 비교

| 수돗물 | 역삼투압 정수기 물 | 천연 자연수(미네랄 워터) |

일주일 후 마침내 세 종류 막걸리를 빚어졌다.
이들 완제품에 들어 있는 유산균의 분포를 알아보기 위해 한국
식품연구원에 분석을 의뢰한 결과는 아래 표와 같다.

〈표〉 막걸리 유산균 비교

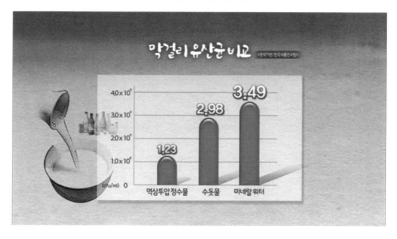

역삼투압 정수기 물에 비해 미네랄이 함유된 물로 빚은 막걸리에는 세 배 정도의 유산균이 들어 있는 것으로 확인되었다. 유익한 미네랄이 있을 때는 발효에 좋은 영향을 주기 때문이다.


## 미네랄 자연수는 음식 맛을 살린다

물은 요리의 맛에 큰 영향을 준다. 특히 pH(수소이온농도)가 맛을 내는데 매우 중요하다는 사실을 아는 사람은 많지 않다.

미네랄이 풍부한 알칼리 자연수가 음식재료 중의 산성을 중화시켜 재료가 갖는 특유의 맛을 더욱 살려주는 작용을 한다. 원래 알칼리 성분은 식품을 부드럽게 하고 미각을 고르게 녹아들게 한다.

인체 내에서 산을 만들거나 위장 내 이상 발효 가스를 억제시키는 약알칼리 미네랄 자연수는 만성설사나 소화불량을 개선하는 작용을 한다. 물속의 미네랄은 열이 일찍 전달되면서 끓기까지의 시간을 단축시키는 열전도작용이 있어 조리의 시간도 단축시키는 역할을 한다.

우리나라처럼 물이 연수인 국가의 요리방법과 유럽이나 중국처럼 경수가 많은 국가의 요리방법에는 크게 다르다. 한국과 일본의 요리는 '물의 요리'라고 할 정도로 밥, 국, 찌개 또는 면류가 주류를 이룬다.

한국요리의 기본은 음식재료 자체, 중국 요리는 기름 볶음, 프랑스 요리는 소스 요리라고 할 수 있을 정도로 판이한데 이러한 식문화의 차이는 수질에서부터 온 것이다.

한국요리는 맑은 연수를 사용함으로써 음식재료가 갖고 있는 맛을 최대한 살리도록 하고 있다. 그러나 중국이나 프랑스에서는 물을 거의 사용하지 않고 경수의 칼슘을 잘 이용해 식품 고유의 쓴맛이나 떫은맛을 걸러내고 육질을 부드럽게 하는 스튜(stew)나 스프 스토크(soup stock, 소나 닭, 어류의 살이나 뼈와 야채 등을 어울려 끓인 스프)를 이용한 조리방법을 쓰고 있는 것이다.

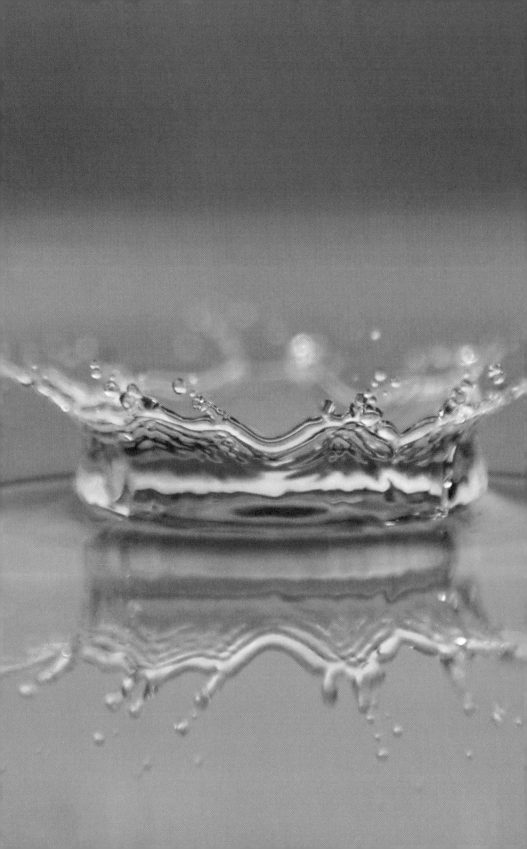

# 제 8 장

# 물과 양수, 그리고 태아 건강

생명을 창조한 물

과학의 발전에도 불구하고 생명의 기원은 아직도 풀리지 않는 수수께끼로 남아 있다.

수많은 생명기원 가설 가운데 정설로 받아들여지고 있는 것이 '해양 기원설'과 '화학 기원설'이다. 어떤 가설에서든 물은 만물의 근원이며 생명의 근원이라는 결론에는 이견이 없다.

과학자들은 물이 있는 곳에 생명체가 있을 것으로 믿고 있다. 화성에서 물의 흔적을 찾으려는 것도 바로 이러한 이유에서이다.

모든 사람의 생명은 모체(양수) 속에서 생겨난 것인데 양수의 성분은 해양의 성분과 비슷하다.

〈표〉 양수와 해수의 성분 비교

| 구분 | 나트륨 | 칼륨 | 칼슘 | 마그네슘 | 염소 | 황산 |
|------|--------|------|------|----------|------|------|
| 바닷물 | 100 | 3.61 | 3.91 | 12.1 | 18.1 | 20.0 |
| 인체 체액 | 100 | 6.75 | 3.10 | 0.70 | 12.9 | - |

(나트륨 이온을 100으로 했을 때의 성분비)

체액은 세포가 활동하기 쉽도록 나트륨(Na) 칼륨(K) 마그네슘(Mg) 칼슘(Ca) 염소(Cl) 등의 성분을 항상 일정하게 균형을 조정하고 있다.

체액에는 전해질과 비전해질의 두 종류가 있다. 전해질에는 나트륨, 칼륨, 마그네슘 등의 양이온과 염소, 아황산과 같은 음이온 성분이 있다. 비전해질에는 인지방질과 콜레스테롤, 중성지방, 포도당, 요소, 젖산 등의 성분이 있다. 전해질은 체액의 화학적 성분을 만들고 비전해질은 운반과 배설에 이용되는 물질이다.

양수 속의 태아는 세포의 삼투압으로 신진대사를 한다. 태아의 몸과 엄마의 뱃속을 양수가 순환하는 것이다.

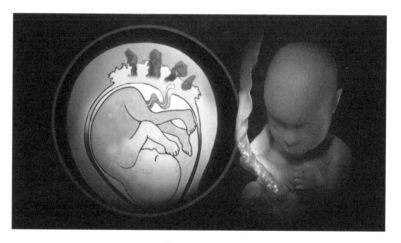

〈그림10〉 엄마 뱃속의 태아

임신 12주부터 태아는 양수를 규칙적으로 먹기 시작함으로써 젖을 빨기 위한 준비운동을 한다. 이후 31주 이전에는 호흡을 위한 준비를 한다.

물은 체내 화학반응의 매체로서 땀을 배출하게 함으로써 체온을 조절한다. 또한 세포의 상태를 유지하고 체액의 흐름을 조절한다. 이러한 방식으로 280일간 태아의 생명과 성장 발육을 돕는다.

인간의 세포는 태아기부터 세포분열을 일으키면서 점차 세포 수가 늘어난다.

태아는 약 95%가 물로 이뤄져 있어 건강한 생명을 유지하기 위해서는 충분한 양과 양질의 물이 있어야 가능하다.

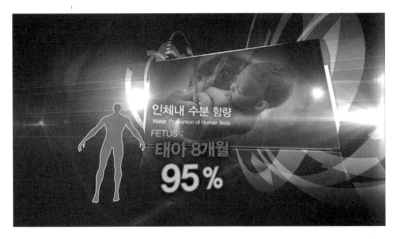

〈그림11〉 태아의 수분 함량

앞에서 말한, '일본의 임산부 전문 병원에서 임신 초기부터 모든 임산부들에게 미네랄이 풍부한 자연수를 마시게 하는 것은 무엇보다 아기에게 가장 중요한 양수가 깨끗해지기 때문'이라고 한 의사들의 말이 새삼 이해가 가는 일이다.

인체의 세포 중에서 수분의 영향을 직접적으로 받게 되는 것이 뇌세포이다. 피부세포나 장기세포는 재생이 되는 세포지만 뇌세포는 재생이 되지 않기 때문이다.

세계보건기구(WHO)는 깨끗한 물을 마시면 각종 질병의 80%까지 치유할 수 있고 하루에 200ml 들이로 8잔의 물을 마시는 것이 좋다고 권고하고 있다.

남자든 여자든 물이 체중의 2/3를 차지하고 있다. 인체에서 물을 가장 많이 저장하는 곳은 세포(62%)이다. 인체 내 수분은 세포막으로 갈라져 세포 내액과 외액으로 나뉘며 두 종류의 형태로 존재한다. 하나는 결합수(bound water), 다른 하나는 자유수(free water)이다. 결합수는 체내 단백질과 아미노산, 비타민, 유전 물질, DNA 유기물 등과 결합해 그들 물질들이 생명활동과 생리활동을 하는 데 참여한다. 자유수는 자유롭게 유동하며 많은 물질을 녹여내는 훌륭한 용제이다. 체내에서 물질대사가 진행됨에 따라 결합수와 자유수는 서로 전환한다.

## 산모가 마시는 물이 태아의 건강을 좌우한다

인간은 모체의 양수를 기본 영향으로 태어난다.

자연에서 순환하는 물이 최종적으로 모이는 곳이 바다이다. 그러므로 바닷물과 양수의 주성분을 이루고 있는 원소의 종류는 거의 유사하다. 따라서 자연에 존재하는 물중에서 생명을 유지하기 위해 필요한 물이 몸에 좋은 물이라 할 수 있다.

좋은 물을 마시면 세포조직의 밀도가 변화해 질서 정돈한 치밀한 상태가 된다.

유아는 체중의 80%가 물이고 성인은 60%, 노인은 50% 정도가 물이 차지한다. 즉 나이를 먹을수록 수분을 잃는다.

일본 쇼우와대학교 부속병원 산부인과 과장인 노다께 유끼마사 교수는 산모의 양수와, 태아의 상태를 관찰한 연구 결과를 일본 학계에 발표해 충격을 주었다. 양수에 포함된 전해질 분포를 연구하던 중, 새로운 사실을 발견하게 된 것이다.

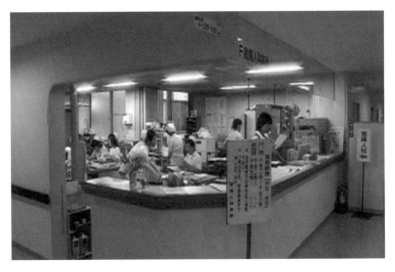

〈사진〉 일본 쇼우와대학교 부속병원 산부인과

노다께 유끼마사 교수는 산모 30여명으로부터 양수를 채취해 그 양수 속에 있는 유산의 농도를 분석하였다.

그 결과 태아가 산모의 체내에서 사망한 경우 그 산모의 양수 안에 포함된 유산 농도가 정상적으로 분만한 산모의 유산 농도보다 3배나 높게 나타났다.

산모의 진통이 시작되기도 전에 양막이 터지는 조기 파수나 임신 중독증 같은 비정상적인 산모의 양수 내 유산 농도도 정상 분만 산모보다 평균 20%이상 높게 검출됐다.

<표> 산모 양수의 유산 농도

| 정상분만 산모 | 임신중독증 | 태아 체내사망 |
|:---:|:---:|:---:|
| 9.51mM | 12.78mM | 29.7mM |

태아가 자궁 내에서 활동에너지를 얻기 위해 당분을 분해하면서 발생시키는 유산의 농도에 따라 뱃속 태아의 건강상태가 달라진다는 것이다.

노다께 유끼마사 교수는 "원래 양수는 깨끗한 것이다. 양수는 무균상태로 태아를 지키고 있다. 그러나 태아에게 위협이 닥치면 태아는 대변을 보고 그렇게 되면 양수가 탁해진다. 이럴 경우 태아를 구하기 위해서는 조산을 서두르는 것이 좋다. 대처가 빠를수록 태아에게 나쁜 영향을 끼칠 가능성이 줄어든다. 양수가 탁한 상태에서 출산을 하면 태아가 태어나기 전에 산모 뱃속에서 사망할 수도 있다."고 말했다.

노다께 교수의 이 같은 주장은 당시 일본 산부인과학계에 커다란 반향을 불러 일으켰다.

일본 시즈오까현 미시마 산부인과 병원은 여느 산부인과 병원과 크게 다름없는 자그마한 병원이다. 그런데 이곳에는 한 가지 독특한 것이 있다. 산모들에게 꼭 미네랄이 풍부한 물을 마시도록 권유하고 있다.

이 병원의 나까무라 원장은 "초음파 검사를 통해 보면, 나쁜 물을 마신 산모의 양수에는 불순물이 많이 떠 있는 것을 알 수 있다. 출산 때 양수의 색깔이 맑지 않고, 황색이나 녹색을 띠면 체격이 작거나 건강하지 않은 아기가 태어나게 돼 태아에게는 산모가 마시는 물의 상태가 매우 중요하다고 생각한다. 또 임신 중독증은 몸속에 독소가 있다는 것인데 그 독소가 혈관에 영향을 미쳐서 임신 중독증이 된다. 좋은 물이 몸속에 들어가게 되면 사람의 이뇨작용으로 인해 임신 중독증이 점점 나아진다."고 주장했다.

산모와 태아의 건강, 더 나아가 산모의 양수까지도 산모가 마시는 물에 따라 그 상태가 달라진다는 것이 입증되고 있는 것이다.

산모의 양수는 90%이상이 물로 이뤄져 있다. 태아에게는 생명의 원천인 바다와 같은 것이다.

양수는 태아를 자궁 안에서 자유롭게 움직이게 하고 충격으로부터 보호하며 태아의 체온을 일정하게 유지시켜주는 중요한 역할을 한다.

양수는 태아의 성장 시기에 따라, 그 양과 구성성분이 크게 변화한다.

임신 10주가 되면 10~20ml, 임신 24주가 되면 평균 800ml가 되며 출산에 가까워지면 그 양은 조금씩 감소하기 시작한다.

양수의 구성성분도, 임신 전반기에는 산모의 혈장과 비슷하고 임신 후반기에는 태아에서 떨어져 나온 세포와 솜털, 머리카락 등이 증가하면서 태아 소변과 구성이 유사해지는 것으로 알려져 있다. 양수는 6가지 경로를 통해 자궁 내에서 생성된다.

태아는 자궁 속에서 양수를 삼키고 내뱉는 연하작용을 반복하며 몸속의 장기를 발달시키고 수분과 영양분을 공급받는다.

현대의학은 흔히 양수과다와 과소, 즉 양수의 양이 정상보다 많고 적음을 기준으로, 뱃속 태아의 건강상태를 판단하고 있다. 하지만 반대로 양수의 구성성분 변화에는 크게 주목하고 있지 않다.

산모가 마시는 나쁜 물은 유산, 기형아로 이어진다

1991년 3월 14일 온 국민을 공포 속으로 몰아넣은 낙동강 페놀 사태가 발생했다.

두산전자 구미공장에서 정화과정을 거치지 않은 페놀 원액을 낙동강으로 방류한 것이 사건의 발단이었다.

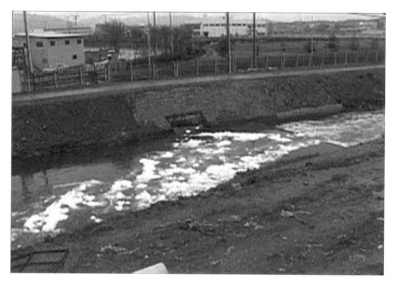

〈사진〉 낙동강 페놀 유출 현장 모습

1차 사고에서 페놀 30톤이 낙동강으로 유출됐고 이어 2차 사고가 이어졌다. 곧바로 낙동강 유역 주민들은 식수에서 발생하는 악취로 일대 혼란에 빠졌다.

식수를 구하지 못한 시민들은 거리로 뛰쳐나왔고 병원마다 고통을 호소하는 환자들이 줄을 이었다.

낙동강 인근 주민들의 분노는 여기서 끝나지 않았다. 두산 제품 불매 운동으로 이어졌고 바로 이때부터 수돗물에 대한 국민의 불신이 싹트기 시작했다.

이후 조사결과 두산전자는 1990년 11월부터 91년 2월까지 325톤에 이르는 엄청난 량의 페놀을 공장 인근 낙동강으로 흘려보낸 것으로 밝혀졌다.

더 큰 문제는 또 다른 곳에서 불거져 나왔다. 페놀에 오염된 수돗물을 마신 산모들의 피해 신고만 천 3백여 건에 달했으며 실제 피해자는 훨씬 더 많을 것으로 추정되었다.

대구대학교가 발표한 조사, 통계 결과는 우리사회에 큰 충격을 던져 주었다.

페놀 오염에 노출되지 않은 대구외곽 '가창' 지역과 비교 했을 때, 피해 지역 산모들의 유산과 사산률이 50%이상 높게 나타났다. 기형아 출산율도 가창지역에 비해 15%나 증가한 것으로 조사됐다.

페놀피해 임산부인 김성분씨는 당시 임신 석 달 만에 자연 유산을 하자 두산전자를 상대로 2년 반 동안 법정 투쟁을 벌였지만 받아낸 위자료는 고작 700만원에 불과했다.

낙동강 페놀 오염 사태는 식수가 산모와 태아에게 재앙이 될 수도 있음을 보여준 사례였다. 하지만 정부의 안일한 대처와 사건축소로 진실은 역사 속에 영원히 묻히고 말았다.

부산MBC "생명수의 진실(연출 조수완 기자)" 제작진이 마산 순안 병원에 의뢰해 산모 20명을 대상으로 국내 최초로 산모의 양수 내 중금속 검사를 실시하였다.

산모 한 명당 15cc~20cc 정도씩의 양수가 모아졌고 이 같은 작업은 한 달 동안 계속 됐으며 모아진 양수는 정밀분석이 실시되었다.

양수 분석 결과 산모 20명의 양수 모두에서 독성 물질인 중금속이 발견되었다.

산모의 양수에서 미나마타병을 일으키는 수은이 4.79 ~ 28.71 $\mu$g/L 검출됐다.

이타이이타이병을 유발하는 카드뮴도 산모의 양수에서 0.11 ~ 0.38 $\mu$g/L 측정됐다.

카드뮴은 위장관을 통해 흡수될 경우 간으로 가서 세포막을 파괴하고 신장으로 가 축적되면 신장 장애를 일으키고 칼슘대사 장애를 유발해 골다공증과 골연화증을 일으키는 것으로 알려져 산모와 태아에게 치명적인 피해를 준다.

이밖에 알루미늄의 농도도 20.94 ~ 50 $\mu$g/L, 납이 1.81 ~ 5.99 $\mu$g/L, 바륨 1.01 ~ 2.02 $\mu$g/L가 각각 검출돼 산모의 양수가 독성 물질에 대부분 노출돼 있는 것으로 나타났다.

이 같은 독성 중금속들은 오염된 물이나 오래된 수도관, 지하수나 대기오염 등을 통해 산모의 몸으로 흡수되고 축적되어 산모의 양수에 영향을 끼쳤을 가능성이 높은 것으로 분석된다.

더 큰 문제는 산모의 뱃속에서 중금속이 함유된 이 같은 양수를, 지속적으로 삼키고 내뱉으며 자라난 태아의 건강 상태에 치명적인 피해를 줄 수 있다는 데 있다.

양수에서 중금속이 발견된 산모의 모발과 이들 산모에게서 태어난 신생아의 모발도 함께 채취해 산모와 신생아 간의 모발 성분을 비교 분석하였다.

출생이후 외부환경으로부터 전혀 영향을 받지 않은 신생아들조차 중금속에 심각하게 노출되어 있는 것으로 나타났다. 특히 산모와 신생아간에 중금속과 무기질 패턴이 거의 유사해 신생아의 중금속 중독이 산모로부터 기인한 것일 가능성이 높은 것으로 분석되었다.

결국 산모의 건강 상태가 태아에서 신생아로까지 이어지며 그 중간에 양수가 중요하게 자리 잡고 있음이 입증되었다.


## 양수오염은 태아의 저체중과 면역력을 저하시킨다

연세대학교 원주의과대학 이규제 교수팀이 임신한 토끼를 대상으로 마시는 물과 양수와의 상관관계를 알아보기 위한 실험을 했다.

임신한 토끼 두 마리에게는 일반수를 마시게 하고 임신한 또 다른 토끼 두 마리에게는 카드뮴에 오염된 물을 17일 동안 각각 먹여 토끼의 배를 갈라 양수를 채취하고 토끼 태아의 상태를 확인했다.

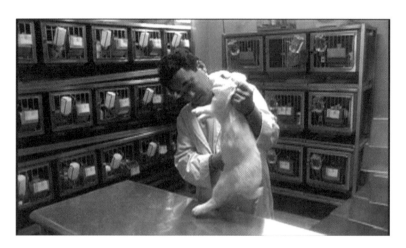

〈사진〉 토끼의 양수 카드뮴 농도 실험

　토끼 양수의 중금속 농도를 분석한 결과 카드뮴에 오염된 물 마신 토끼에서는 12.24 ㎍/L의 카드뮴이 검출됐으며 일반수를 마신 토끼는 0.32 ㎍/L에 그쳤다. 일반수만 마신 토끼의 양수보다 카드뮴에 오염된 물을 마신 토끼의 양수에서 무려 40배에 가까운 농도의 카드뮴이 발견된 것이다. 오염된 물은 직접적으로 양수에 영향을 미치고 있다는 것이 입증되었다.

　주목할 부분은 일반수를 마신 토끼의 양수에서도 미량이지만 카드뮴이 검출되었는데 이는 각종 음식물과 오염된 대기환경에서 비롯된 것으로 예측되고 있다.

　두 양수 사이에서 칼슘과 나트륨 같은 전해질 농도의 변화도 뚜렷하였다. 토끼 양수에서 검출된 칼슘 농도를 보면 카드뮴에 오염된 물을 마신 토끼는 226.6 mg/L, 일반수를 마신 토끼는 90.75 mg/L로 나타났다.

　중금속에 오염된 양수는 태아에도 악영향을 주는 것으로 밝혀졌다. 토끼 뱃속에 있던 태아의 체중을 측정해 봤더니 카드뮴에 오염된 물을 먹은 태아는 10.5g - 18.4g, 일반수는 35.7g으로 나타나 카드뮴에 오염된 물을 마신 토끼의 태아가 일반수를 마신 토끼 태아에 비해 심각한 저체중 현상을 보였다.

진주국제대학 동물 실험실에서는 임신한 쥐 30마리를 대상으로 양수의 면역력 검사를 실시한 적이 있다.

증류수를 먹인 쥐와, 수돗물을 먹인 쥐, 그리고 각각 카드뮴과, 납에 오염된 물을 마시게 한 쥐 등 4개 군(群)으로 분류해 15일 지난 후 이들 쥐에서 양수를 채취해 면역 글로블린 A함량을 추출해 냈다.

양수로부터 면역 글로블린 A를 추출한 결과 증류수를 마신 쥐의 양수 내 면역 글로블린을 100%로 봤을 때 카드뮴과 납에 오염된 물을 마신 쥐의 양수 내 면역 글로블린은 73.6%와, 77.3%씩이 검출되었다.

〈표〉 양수 내 글로블린A 함량 비교

| 구　분 | 면역 글로블린A |
| --- | --- |
| 증류수를 마신 쥐 | 100% |
| 수돗물을 마신 쥐 | 98.9% |
| 카드뮴 오염 물을 마신 쥐 | 73.6% |
| 납 오염 물을 마신 쥐 | 77.3 |

면역 글로블린A는 외피세포 표면에 세균이 부착되는 것을 막아 조직 내로의 세균 침입을 방지해 태아의 장관점액층을 보호하는 역할을 하는데 각종 세균 등으로부터 태아의 감염을 막아내는 역할을 하는 것이다.

## 역삼투압 정수기 물은 태아에 독이다

미네랄은 어린이뿐만 아니라 태아에게도 결정적인 영향을 끼친다. 뱃속의 태아는 모체에 의해 모든 것이 결정된다. 태아는 모체의 양수 속에서 열 달을 자란다. 이때 태아의 성장에 필요한 모든 영양소를 모체와 연결된 탯줄로 공급받는다. 생명에 필요한 각종 미네랄 역시 탯줄로 공급받는다. 따라서 산모가 마시는 물이 태아 건강을 좌우한다.

필자가 방송 취재를 통해 만난 세계물협회(IWA) 미네랄 연구팀의 잉그리드 로스버그 박사는 "임산부는 절대 역삼투압 정수기 물을 먹어서는 안 된다. 부모가 미네랄이 부족한 물을 마시면 태아의 건강을 해친다는 연구 결과들이 발표되고 있다. 역삼투압 정수기 물이 몸속의 미네랄을 씻어 낸다는 것이 가장 큰 문제."라며 역삼투압 정수기의 문제점을 강도 높게 비판했다.

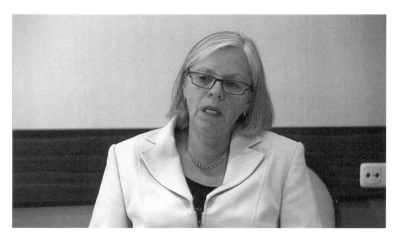

〈사진〉 세계물협회(IWA) 미네랄 연구팀의 잉그리드 로스버그 박사

또한 "세포 바깥에 미네랄이 없는 물이 있으면 그 물이 세포에서 미네랄을 빼앗아 간다."며 "일반적으로 암환자들의 대부분이 체액과 피에서 산성인 경우가 많다"고 지적했다.

또한 잉그리드 로스버그 박사는 "인체에 미네랄이 공급되지 않으면 특히 몸의 pH를 조절하는데 가장 중요한 역할을 하는 미네랄인 중탄산염이 공급되지 않아 암 발병률이 높다는 연구가 있다. 미네랄이 풍부한 자연수를 마시면 중탄산염이 공급되어 pH가 조절되고 그렇지 않으면 위험하다."고 경고했다.

탯줄을 자른 신생아는 외부로부터 생명에 필요한 모든 요소를 공급받아야 한다. 신생아는 초유를 먹는 것으로 독립적인 삶이 시작된다. 신생아실로 옮겨진 아이들에게 위생적으로 잘 처리된 우유가 공급된다. 그런데 우리나라 대부분의 병원은 역삼투압 정수기 물에 우유를 타서 신생아에게 먹인다. 미네랄이 거의 없는 물이다.

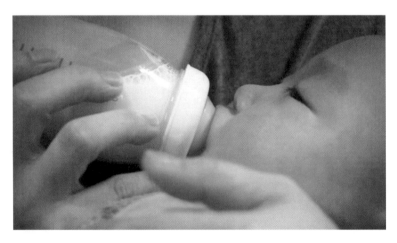

〈사진〉 역삼투압 정수기 물에 우유를 타 먹는 유아

소아과 전문의인 김용언 박사는 역삼투압 방식의 정수기 물을 계속 먹으면 필요한 미네랄이 결핍될 수가 있고 특히 태아와 유아 (태아는 인체의 95% 이상, 성인은 70%, 노인은 약 60%가 수분으로 이루어져 있다)에게는 미네랄이 없는 물을 먹이는 것은 절대 금지해야 한다고 경고했다. 김용언 박사는 또 우리 몸은 20~30%의 세포가 70~80%의 물속에 떠있다고 보면 되는데 미네랄이 풍부한 물을 마시는 것이 어떤 약을 먹는 것보다도 어떤 음식을 먹는 것보다도 중요하다고 설명했다.

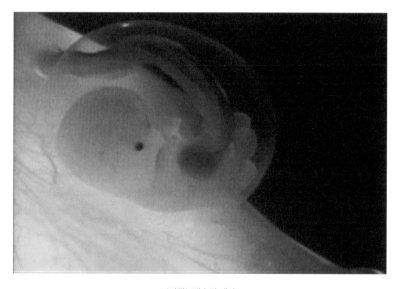

〈사진〉 뱃속의 태아

신생아의 체액은 약알칼리성에 속한다. 그러나 나이가 들고 생활습관과 식습관이 비정상적이 되고 오염된 환경에 노출되면서 점차 산성으로 변한다. 산성은 바로 노화를 의미한다. 노화를 늦추려면 먹는 물을 중요시해야 한다. 약알칼리성 물, 즉 pH7.1-8.5 정도인 천연수가 좋다. 우리가 과일이나 채소를 즐겨 먹는 것도 이러한 물질이 신체 대사에서 알칼리성 물질을 생성하기 때문이다.

실제로 물속의 천연 미네랄은 인체에 바로 흡수돼 체액의 pH 값이 균형을 유지하도록 도와주므로 물은 채소나 과일보다 훌륭한 중화제라 할 수 있다.

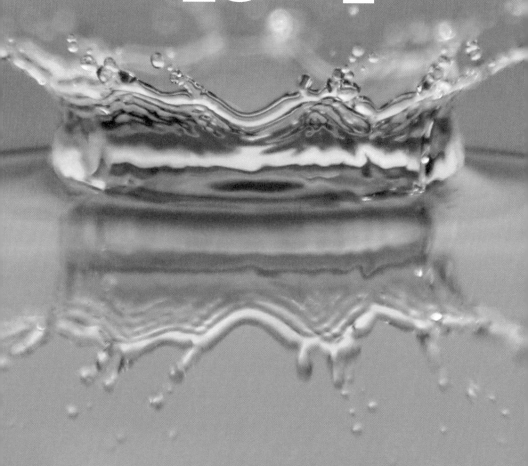

# 제9장

# 수돗물
# 불신과
# 환경호르몬

## 우리나라 수돗물은 믿을 수 있다

수돗물은 세균번식을 방지하기 위해 염소로 소독함으로써 0.1ppm 정도의 낮은 농도의 염소가 존재한다. 이는 최소 기준치 농도로 먹어도 무방하다. 그러나 장마 때 흙탕물이 댐으로 대량 유입되거나 하천에 대기오염으로 인해 생성된 황산 및 탄산 등이 다량 포함되거나 화장실, 부엌, 세탁기 등에서 나오는 생활하수, 또 골프장의 제초제, 살충제 등이 유입되어 원수 자체의 오염이 심한 경우가 있다. 이 같은 오염물질을 제거하기 위해서는 정수과정에 다량의 염소를 투여하고 있는데 이것이 바로 수돗물에서 나는 약품 냄새의 원인이며 수도꼭지에서 3ppm 이상의 고농도 염소가 검출되기도 한다.

이 염소는 물에서 살균력이 뛰어난 차아염소산(HOCl)의 형태로 변한다. 이 차아염소산이 하천에 녹아 있는 유기화합물과 반응해 트리할로메탄(Trihalomethane)이라는 발암성 물질이 형성되는 것으로 알려져 있다.

그러나 최근에는 이 같은 문제점을 하기 위해 활성탄을 사용하여 흡착 처리한다. 또한 활성탄 내에서 기생되는 세균을 방지하거나 정균 시키기 위해서 은 활성탄을 이용한다. 이때 은은 아연 장치를 물이 통과할 때 발생하여 세균을 살균하는데 쓰인 $H_2O_2$를 만나 $Ag_2O$ 및 $AgO$를 생성 세균살균에 그 기능을 더 한층 발휘함으로써 수돗물 처리 시에 세균제거에 큰 기능을 하게 되며 나머지 $H_2O_2$는 활성탄에 의하여 제거된다.

아연의 이온화로 처리 되지 못한 중금속 등의 이온이나 유해 금속 등을 제거하기 위하여 천연 물질인 제올라이트, 백운석 또는 운모 등을 층으로 제조한 칼럼을 아연 이온화과정과 활성탄 등을 거친 수돗물을 통과시켜 얻은 수돗물의 물리 화학적 특성과 장수촌 물을 분석한 결과는 다음 〈표〉와 같다.

〈표〉 수돗물과 장수촌의 물과의 비교

| 미네랄종류 | Ca, | Mg, | Na, | Si (mg / $l$ ) | pH | ORP(mV) | NMR(Hz) |
|---|---|---|---|---|---|---|---|
| 수돗물 | 15.57 | 3.4 | 7 | 2 | 7.5 | -42 | 83 |
| 장수촌물 | 48.5 | 9.9 | 26.5 | 3.15 | 7.6 | -47 | 81 |

정수과정을 거친 수돗물과 세계 장수촌의 물과 비교해 보면 우선 미네랄의 분포에서 Ca, Mg, Na, Si 등은 공통적으로 녹아 있다. 수소이온농도와 산화-환원 전위값은 서로 유사하다. 핵자기공명의 값도 근접하는 값을 나타내고 있다.

우리는 댐에서 공급되는 상수도 원수가 정수장에서 정수처리과정(고도정수처리 포함)을 거치면 미네랄이 제거되어 영양가 없는 물로 변할 것이라고 우려한다. 그러나 필자가 울산회야정수사업소 수질연구소에 의뢰해 상수도 원수와 정수 처리한 수돗물의 성분을 비교 분석한 결과 수소이온농도(pH)와 미네랄 함량이 그대로 유지되어 건강한 물로 입증되었다.

〈표〉 원수와 정수처리 수돗물의 미네랄 성분 비교

| (단위:mg/L) | 수돗물 | |
|---|---|---|
| | 회야원수 | 회야정수 |
| pH | 7.9 | 7.2 |
| 칼슘(Ca) | 18.60 | 19.51 |
| 마그네슘(Mg) | 5.052 | 5.096 |
| 칼륨(K) | 0.825 | 0.835 |

분석기관 : 울산시수돗물연구소

따라서 우리나라의 수돗물에 장수촌 물의 여러 가지 구조화 조건 즉, 클러스터의 군집형태나 안정성, 약염기성의 pH조건이 모두 우리들의 몸에 적당한 물이 될 수 있는 좋은 물이라고 할 수 있다. 백두대간에서 발원하는 물을 원수로 하고 천연 미네랄이 들어 있는 우리의 수돗물은 가정으로 공급되는 과정에서 관리만 잘 이루어진다면 믿을 수 있는 가장 좋은 식수가 될 수 있다.


## 수돗물은 불안해서 안 마신다


성인은 하루 2~3 ℓ의 물을 섭취하고 배설하면서 생명을 유지한다. 우리 몸에서 물이 1~2%만 손실되어도 심한 갈증을 느끼고, 5%정도 잃으면 혼수상태에 빠지며, 12%이상 손실되면 생명을 잃게 된다.

사람은 물만 마시고도 4~6주 동안 생존할 수 있지만 물을 마시지 않고는 1주일을 살기도 어렵다. 인체에 물이 공급되지 않으면 신진대사가 이루어지지 않아 체내의 독소를 배출하지 못하고 쌓여 자기중독증이 발생되기 때문이다.

과거에는 먹는 물이 지하수나 수돗물로 한정되었다. 그러나 소득 증가와 환경오염의 영향과 더불어 소비자들은 웰빙 열풍으로 여유로운 삶과 건강에 관심이 높아지고, 건강은 물론 외모까지도 챙기는 루키즘(Lookism)이 확산되고 있다.

이에 따라 깨끗한 물 마시기 증대 욕구에 따른 먹는 물 시장의 팽창은 자연스런 현상으로 정수기 물, 먹는 샘물, 끓인 수돗물 등 다양한 상품과 서비스들이 쏟아져 나오고 있다.

(사)한국소비생활연구원이 서울시에 거주하고 있는 성인남녀 881명을 대상으로「마시는 물」에 관한 소비자 의식조사를 실시한 결과 가정에서 현재 마시는 물로 1순위 응답으로는 '정수기물'이 39.7%로 가장 높았고 다음으로는 '끓인 수돗물'(29.0%), '먹는 샘물'(19.9%), '수돗물'(4.1%), '약수'(4.1%) 순으로 나타났다.

〈표〉 가정에서 평상시 '마시는 물'

| 순위 | 항목 | 빈도(명) | 백분율(%) |
|---|---|---|---|
| 1 | 정수기물 | 348 | 39.7 |
| 2 | 끓인 수돗물 | 254 | 29.0 |
| 3 | 먹는 샘물 | 174 | 19.9 |
| 4 | 수돗물 | 36 | 4.1 |
| 5 | 약수 | 36 | 4.1 |
| 6 | 알칼리이온수 | 18 | 2.0 |
| 7 | 해양심층수 | 4 | 0.5 |
| 8 | 기타 | 4 | 0.5 |
| 9 | 혼합음료 | 2 | 0.2 |
| 전체 | | 876 | 100 |

현재 마시는 물을 선택한 기준으로는 수질안전성(24.0%), 신선도(21.0%), 물맛(20.4%) 순으로 편의성(12.6%)과 가격(12.4%)에 비해 소비자들이 위생안전을 최우선으로 하고 있는 것으로 나타났다.

'마시는 물'에 대한 만족도를 물어본 결과, 안전성 항목에서 '끓인 수돗물'이 44.6%로 가장 높았고 '정수기물'(19.5%), '먹는 샘물'(16.4%) 순으로 나타났으나 물맛 항목에서는 '먹는 샘물'(28.1%)이 '끓인 수돗물'(21.5%) 보다 높게 나타났다.

신뢰도 항목에서는 '끓인 수돗물'(33.1%), '정수기물'(21.5%), '먹는 샘물'(21.5%)로 조사돼 안전성과 신뢰도에서 '끓인 수돗물'이 가장 높아 소비자들은 직접 살균을 통한 수질의 안전성을 보장받는 물을 선호하고 있어 물 자체에 대한 신뢰도가 낮은 것으로 분석되었다.

〈표〉 가정에서 '마시는 물'에 대한 만족도

| 1순위 응답 결과 | | |
|---|---|---|
| 항목 | 마시는 물 종류 | 백분율(%) |
| 신뢰도 | 끓인 수돗물 | 33.1 |
| 안전성 | 끓인 수돗물 | 44.6 |
| 신선도 | 정수기 물 | 28.2 |
| 물맛 | 먹는 샘물 | 28.1 |
| 편의성 | 정수기 물 | 33.3 |
| 경제성 | 수돗물 | 44.3 |

우리는 끓인 물은 죽은 물이라고 생각한다. 그러나 그렇지 않다. 물을 끓이면 온도가 높아지면서 산소가 증발하지만 물이 식으면 대기압 때문에 원래 상태의 용존상태로 되돌아가는 성질을 갖고 있다. 물을 끓이면 살균되기 때문에 끓이지 않은 물보다 더 안전하다. 다만 물을 끓이면 물속에 존재하는 유기물 또는 일부 물

성분이 이온 변화를 일으켜 맛이 다소 없지만 정상적인 물이다.

소비자들이 보는 먹는 샘물의 가장 큰 문제는 '취수원의 수질 안전성 의문'(40.6%), '생산과정의 관리부실 및 허위'(22.9%)라고 지적하여 '수질 안전'을 중시하는 반면 실제 먹는 샘물 구입에서는 소비자들은 '브랜드'(37.8%)를 우선적으로 꼽아 '브랜드' 선호 성향이 큰 것으로 나타났다.

소비자들이 보는 수돗물의 가장 큰 문제는 '녹물 및 이물질이 나와서'(32.9%)라고 지적했으며 '냄새가 나서'(24.7%), '환경호르몬 등 유해화학물질의 검출 우려'(15.7%), '수질에 대한 정보가 미흡해서'(11.7%), '관련부처 및 지자체의 관리 부실'(8.2%) 등으로 조사되었다.

**〈표〉 수돗물의 불신 요인**

| 순위 | 항목 | 빈도(명) | 백분율(%) |
|------|------|----------|-----------|
| 1 | 녹물 및 이물질이 나와서 | 284 | 32.9 |
| 2 | 냄새가 나서 | 213 | 24.7 |
| 3 | 유해화학물질의 검출우려 | 136 | 15.7 |
| 4 | 수질에 대한 정보가 미흡해서 | 101 | 11.7 |
| 5 | 관련부처, 지자체의 관리 부실 | 71 | 8.2 |
| 6 | 물맛이 나빠서 | 56 | 6.5 |
| 7 | 기타 | 3 | 0.3 |
| 전체 | | 864 | 100 |

가정에서 수돗물의 음용확대를 위해서는 '주기적인 수질검사와 분석'(43.5%)과 '노후관 교체 등 관리감독 철저'(35.4%)가 중요한 것으로 나타났다.

**〈표〉 수돗물의 음용 확대를 위한 방안**

| 순위 | 항목 | 빈도(명) | 백분율(%) |
|------|------|---------|-----------|
| 1 | 주기적인 수질검사와 분석 | 376 | 43.5 |
| 2 | 노후관 교체 등 관리감독 철저 | 306 | 35.4 |
| 3 | 수질보호 및 오염행위 감시강화 | 97 | 11.2 |
| 4 | 정보제공 및 교육홍보 | 78 | 9.0 |
| 5 | 기타 | 7 | 0.8 |
| 전체 | | 864 | 100 |

수돗물은 상수도에서 나온 물을 말한다. 인류 역사에서 가장 획기적인 발명품 중의 하나이다.

영국의 의학전문지 브리티시메디컬저널에 따르면 위생적인 수돗물의 공급은 1840년 이래로 가장 중요한 의학적 진보라는 평가를 받았다.

최근 세계보건기구(WHO)의 발표 역시 이 같은 평가를 뒷받침한다. 안전한 식수와 개인위생 향상을 통해 질병의 위험을 9.1% 낮출 수 있으며 6.3%의 죽음을 예방할 수 있다고 발표한 것이다.

수돗물은 위생적인 물을 효율적으로 시민들에게 공급한다는 측면에서 의의가 있다. 물은 부피가 커서 대량으로 운송하기도 어렵고 보관하기도 어려웠는데, 수도는 이러한 문제점을 해결하는 데 기여했다. 즉 과거 하나하나의 통에 담아 운반할 수밖에 없었던 물을 인간의 생활공간 한 가운데로 흐르게 한 것이 수도이다.

그런데 수돗물이 천대받고 있다. 막대한 예산을 들여 생산한 수돗물이 식수보다는 허드렛물로 사용되고 있다. 안타까운 현실이다.

국민 1인당 하루 수돗물 소비량은 소폭 증가하고 있다. 환경부가 발간한 '2013년 상수도 통계'에 따르면 1인당 하루 사용 수돗물은 2013년 말 기준으로 282 *l* 로 2012년 대비 4 *l* 늘었다.

급수인구는 42만 명이 늘었지만 총급수량은 2012년 60억2900만톤에서 2013년 61억5900만톤으로 2.0% 증가했다.

주요국과 비교하면 물 사용량( *l* /일)은 미국(378)보다는 적었지만 호주(224), 덴마크(188), 독일(150)보다는 많았다. OECD 국가 중에서는 일본(311)과 사용량이 비슷했다.

전국의 상수도 보급률은 98.5%로 전년 대비 0.4%포인트 상승했다. 주요 경제협력개발기구(OECD) 가입 국가와 비슷한 수준이다.

지역별로 보면 서울 등 7개 특별시 · 광역시의 상수도 보급률이 99.9%, 기타 시 지역이 99.3%에 이르는 반면 농어촌 지역은 89.8%로 상대적으로 낮았다. 농어촌은 마을상수도 및 소규모 급수시설 이용인구를 제외하면 보급률이 65.9%에 그쳤다.

정수장에서 사용자에게 수돗물이 공급되는 과정에서 상수관망의 노후 등으로 인해 손실되는 수돗물의 양(누수율)은 6억5600만t(10.7%)으로 전년도에 비해 0.3% 증가했다. 전국 수돗물 평균 생산원가(849.3원/t)를 적용해 환산하면 연간 5570억 원의 손실이 발생하고 있는 것이다.

수도관 교체율(1.4%)과 개량율(0.8%)이 증가한 것을 고려하면 수도관 교체 · 개량이 노후화 속도를 따라가지 못하고 있다고 보여진다.

이 밖에 생산원가 대비 수도요금의 비율인 현실화율은 전년 79.7%에서 77.8%로 1.9%포인트 감소했다.

## 노후 배관이 수돗물 불신의 주범이다

　문명생활의 상징이 된 수돗물은 안전성이 늘 논란이 되어 왔다. 수돗물의 안전성을 크게 위협하는 요인은 낡은 배관이다. 최근 느리지만 수도배관 교체가 진행되고 있다. 그렇다면 수도배관은 과연 안전한가?

　전국 도시에는 상수도 배관이 거미줄처럼 뻗어있다. 지자체들은 맑은 물 공급에 최선을 다하고 있지만 배관문제는 시도 때도 없이 발생하고 있다.

　상수도관의 부식과 녹물, 수질오염 등의 이유로 대부분의 국민들이 수돗물을 직접 마시는 것을 기피하고 있다. 수돗물 불신풍조 속에서 국내 정수기 시장 규모가 연간 1조 5000억 원을 훌쩍 넘어서고 있다.

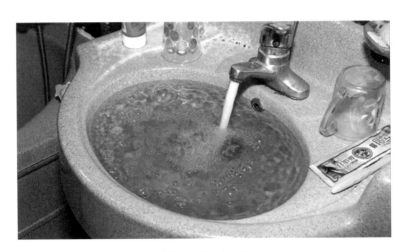

〈사진〉 수돗물 녹물 사고

세계 최고의 원수 수질과 우수한 정수 기술로 만든 우리 수돗물이 왜 이렇게 천대를 받고 있는 것일까? 이유는 수돗물이 신뢰를 잃었기 때문이다.

아연으로 도금된 주철 수도관의 통상 수명은 15년 정도이다. 전국적으로 교체시기가 지난 수도관의 비율은 40%로 10개 가운데 4개가 수명이 다한 수도관인 셈이다.

필자는 마시는 물에 대한 울산시민들의 인식과 실태를 현장 인터뷰 방식으로 조사해 봤다. 100명 가운데 80명, 즉 80%가 수돗물이 안전하지 않다고 응답했다. 서울 시민을 대상으로 한 수돗물 음용수 조사에서는 고작 4%만 수돗물을 마시는 것으로 나타났다.

서울의 한 아파트 단지 수도 배관을 살펴보았다. 각 가정까지 수돗물을 공급하는 지하 배관시설은 심하게 녹슬어 있었다. 녹이 슨 수도배관에서는 녹물이 나올 수밖에 없다.

이처럼 전국 곳곳에서 심심찮게 발생하는 수도꼭지의 녹물 사고는 시민들을 당혹스럽게 한다.

그렇다면 최종단계 수도꼭지의 수질은 어떨까?

필자는 20년 이상 된 울산지역 아파트 세 곳을 무작위로 선정해 울산과학대 종합환경분석센터에 수질 검사를 의뢰했다.

대부분의 수돗물에서 철 성분이 기준치 이상으로 검출됐다. 낡은 배관을 방치한 것이 원인이었다.

상수도 배관은 10년이 넘으면 심하게 부식되어 녹 덩어리가 배관을 메운다. 지금까지 수돗물을 공급했던 대부분의 배관은 녹이 쓸기 쉬운 주철관이었으며 현재는 닥타일 주철관이 가장 많이 사용되고 있다. 철은 녹슬기 쉽기 때문에 내측에 도장을 하였지만 이전에는 콜타르나 아스팔트 에나멜로 피복하였다. 그 후 발암성 문제가 되어 현재는 튼튼하고 안정성이 높은 에폭시 수지로 교체되었다.

그러나 에폭시나 폴리카보나이트 수지 등의 원료로 사용되는 비스페놀A가 배관에서 용출되어 수돗물에 섞여 나올 가능성이 매우 높다는 데 문제의 심각성이 있다.

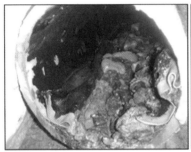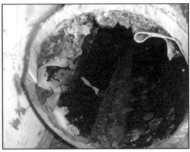

〈사진〉 20년이 넘은 상수도관 내부

현재 전국에 매설된 광역상수도관의 총 길이는 5,000㎞에 육박하고 있다. 이 중 20년 이상 된 관이 전체의 20% 정도에 이르고 있다. 전국 260만 가구의 낡고 녹슨 급수관을 교체하는데 드는 비용은 20조원으로 추정된다.

정수과정을 거친 수돗물이 노후관으로 인해 발생한 바이러스 오염 등에 대한 근본적인 해결책이 미흡하다.

옥내 급수관의 경우 동관이나 스테인레스관으로 신설 또는 교체하라는 지시를 시공자나 건축주에게만 일임하고 별도의 대책을 마련하지 못하고 있다.

우리나라의 수돗물 원수는 미네랄이 살아 있는 좋은 물이지만 배관 부식을 관리하지 못해 인체에 유해한 약품이나 발암물질, 중금속 등이 나올 수 있는 배관을 사용해 수돗물 불신과 국민건강을 해치고 있다.

노후된 수도용 배관에서 환경호르몬 성분이 다량 검출됐지만 환경부는 해당 물질에 대한 관련 기준조차 마련하지 않은 것으로 드러났다.

이 같은 사실은 감사원이 2014년 9~10월 환경부 기관운영감사 결과 드러났다.

감사원은 감사기간 중 액상 에폭시도장 수도용 배관을 대상으로 환경호르몬의 일종인 비스페놀A의 검출 여부를 조사했고 이 배관에서 미국 허용기준의 2.6배를 초과하는 용량이 검출된 것으로 확인됐다.

감사원은 2012년 기준으로 볼 때 국내 수도용 배관의 3.1%, 6천 115km가 에폭시도장 강관이라고 밝혔다.

비스페놀A는 1950년대 플라스틱제품 제조에 널리 사용돼 온 화학물질로서 내분비계의 기능을 방해하거나 혼란시키는 환경호르몬의 일종이다.

현재 미국, 독일 등 선진국에서는 위생안전기준에 포함해 관리하는데도 환경부는 수도용 자재 및 제품 관련 위생안전기준에 비스페놀A를 포함시키지 않고 있는 실정이라고 감사원은 지적했다.

또한 국가기술표준원은 2013년 1월 환경부로부터 210개 어린이용품이 안전관리 기준을 초과해 니켈 등 중금속이 검출된 사실을 통보 받고도 해당 제품의 수거나 판매차단을 하지 않은 것으로 드러났다.

특히 2013년도 '어린이용품 함유 환경유해인자 노출 실태조사'를 통해 유해물질이 검출된 109개 제품 중 4개 제품에는 프탈레이트 가소제와 니켈 등의 함유량이 위해성 기준을 무려 4.7~5.7배 초과하는 것으로 조사됐다.

그럼에도 국가기술표준원은 이 같은 문제의 어린이용품에 제조업자 정보가 없다는 이유로 아무런 조치를 취하지 않았다.

국가기술표준원은 2014년 8월 이들 210개 용품 중 80개가 시중에 유통되고 있다는 사실을 환경부로부터 재차 통보받은 후에야 뒤늦게 80개 제품만 조사해 9개 제품을 수거 명령 또는 권고 조치했다고 감사원은 지적했다.


## 상수도 신관에서도 발암물질이 나온다

노후관을 철거하고 새로 교체하는 수도 배관은 주철관이 아닌 에폭시 배관이 대부분이다. 에폭시 배관 내부는 열경화성 플라스틱의 일종으로 온도 변화에 강하고 접착력이 좋은 화학물질인 에폭시로 코팅되어 있다. 에폭시 관의 안전성은 아직 검증이 안 된 상태이다.

필자는 영남대학교 조계현 교수와 함께 상수도 배관의 안전성을 정밀조사해 보았다. 노후 주철관과 에폭시 신관 모두를 분석해 보았다. 노후관과 신관의 조각 샘플을 실험용 비이커에 넣고 증류수를 채운 후 20일이 지나 물의 수질을 분석하였다.

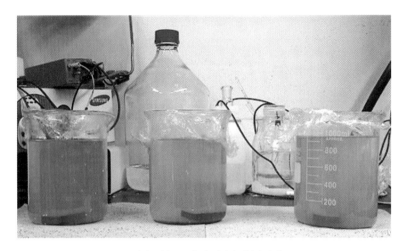

〈사진〉 상수도 노후관, 신관 수질분석 장면

　　노후관은 알루미늄과 철이 기준치를 훨씬 넘어섰다. 에폭시로 내부를 방청한 신관도 철 농도가 기준치를 무려 38배나 초과했다. 에폭시 신관에서 유난히 철 성분이 많이 검출된 것은 관의 제작과정에 문제가 있는 것으로 추측되었다. 이런 불량 상수도 신관이 아무런 절차도 거치지 않고 시중에 유통되고 있는 것이 우리나라 상수도 정책의 현주소이다.

　　노후배관에서는 알루미늄이 기준치의 15배, 철은 2.7배를 초과했다. 따라서 우리나라 국민들 중 얼마나 많은 사람들이 중금속에 오염된 수돗물을 마시고 있는지 알 수 없다.

〈표〉 상수도관 수질분석 결과

| 단위:ppm | 노후관 | 수질기준 | 신관 |
|---|---|---|---|
| 알루미늄 | 3.02(15배) | 0.2 | 불검출 |
| 철 | 0.82(2.7배) | 0.3 | 11.45(38배) |
| 나트륨 | 52.56 | 없음 | 불검출 |

분석기관: 울산정밀화학센터

에폭시 신관의 화학물질의 검출 여부에 대한 조사도 실시하였다. 노후 상수도 배관을 철거하고 신관교체가 진행되고 있는 공사 현장에서 에폭시 신관 샘플을 무작위로 추출해 실험에 들어갔다. 정확성을 높이기 위해 샘플은 네 종류로 선정하고 이들을 모두 증류수에 넣어 한 달 후에 정밀분석을 실시하였다.

놀랍게도 환경호르몬인 비스페놀A가 나왔다. 네 종류 샘플 모두에서 주목할 만한 수치의 비스페놀A가 에폭시 신관에서 검출된 것이다.

〈표〉 에폭시 배관 비스페놀A 검출 분석 결과

에폭시 배관 시료 침전
**비스페놀A 분석**
단위:ppb

| 시료10cm² 20℃ | 측정 농도 |
|---|---|
| 시료1 | 1.416 |
| 시료2 | 0.924 |
| 시료3 | 1.416 |
| 시료4 | 3.493 |
| 평균농도 | 1.812 |

실험 및 분석: 영남대 환경기초과학지원연구원

그렇다면 우리나라 상수도 배관에서 비스페놀A가 검출될 수 있을 것인가?

필자는 에폭시 신관을 이용해 실제 수도 배관과 같은 조건을 만든 다음 화학물질 검출 여부를 살펴보았다. 실험은 한 수질연구소에 진행했다. 분석은 영남대학교 조계현 교수가 맡았다. 기존의 주철관 사이에 에폭시 신관 3개를 연결해 그 속으로 수돗물을 통과시켰다. 이런 방법으로 한 달 동안 수돗물을 순환시켜 수질을 분석하였다.

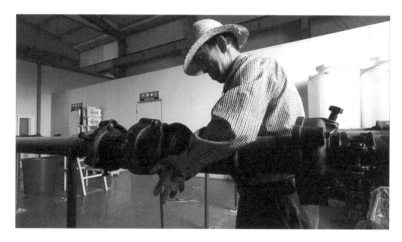

〈사진〉 에폭시 배관 비스페놀A 용출여부 현장 실험 장면

식수에서 나와서는 안 되는 비스페놀A가 무려 19.62 PPB나 검출되었다. 그것도 우리나라에서 사용되고 있는 상수도 신관에서 나온 것이다. 신관에서도 비스페놀A가 검출된다는 것은 우리 가정으로 들어오는 수돗물에 비스페놀A가 함유되어 있을 가능성이 높다는 것을 의미한다.

〈표〉 에폭시 배관 통과수 수질분석 결과

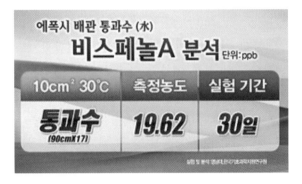

특히 관이 노후 될수록 비스페놀A의 농도와 검출 횟수는 그만
큼 높아질 수밖에 없다.

2개의 페놀과 1개의 아세톤이 반응해 합성된 비스페놀A는 인
체에 심각한 악영향을 끼치는 발암성 환경호르몬으로 분류되고
있다.

미국화학협회의 조사 결과에 따르면 한국인의 비스페놀A 배출
량은 쿠웨이트에 이어 아시아 2위로 나타나고 있다. 그만큼 한국
인의 체내에 비스페놀A가 많이 녹아 있다는 뜻이다.

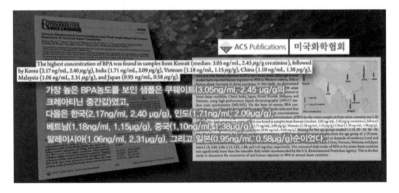

〈사진〉 국가별 개인 비스페놀A 배출량 조사 논문

필자는 우리나라 상수도 배관으로 가장 많이 사용되고 있는 에폭시관의 안전성을 보다 정확하게 알아보기 위해 다시 독일 본 의과대학 위생실험실 하리드 파버 박사에 화학실험을 의뢰했다.

에폭시 신관을 증류수에 담근 후 용출수의 변화를 분석하는 것으로 우리와 실험 방법은 크게 다르지 않았다.

한 달 동안 진행된 실험에서 한국의 에폭시 신관에서 환경호르몬인 비스페놀A가 32PPB나 검출됐다. 결코 검출돼서는 안 될 화학물질이 한국의 상수도 배관에서 나온 것이다.

〈표〉 에폭시 배관 수질 수질분석

| 항목 | 측정 | 단위 | 절차 |
|---|---|---|---|
| 비스페놀A | 0.032 | mg/l | DIN EN ISO 15913(2003) |

비스페놀A는 발암물질로 분류되어 식수에서는 엄격하게 규제하고 있는 맹독성 물질이다.

독일 국립자재연구소 윌헤임 에어닝 박사는 한국에서 상수도 배관으로 사용하고 있는 에폭시 배관은 어떤 경우에도 사용을 중지해야 한다고 경고했다. 에어닝 박사는 기업들이 합성수지 사용을 여전히 선호하고 있는데 이에 대한 적절한 조치를 취하지 않으면 식수가 오염되어 소비자(시민)들이 그 피해를 입게 될 것이라고 지적했다.

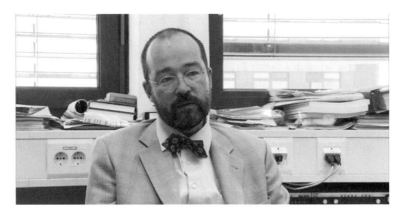

〈사진〉 독일 국립자재연구소 윌헤임 에어닝 박사

　베를린 환경정책국 식수연구소장인 헤르만 디터 박사는 에폭시관은 매우 조심스럽게 다루지 않으면 위험성이 크고 특히 높은 온도에서는 식수에서 비스페놀A가 검출된다고 말했다.

　국내외 모든 제품에서 비스페놀A에 대한 심각성이 대두되고 있지만 현재 우리나라 상수도 배관에 발암물질로 분류되고 있는 비스페놀A가 함유된 에폭시가 여전히 사용되고 있다.

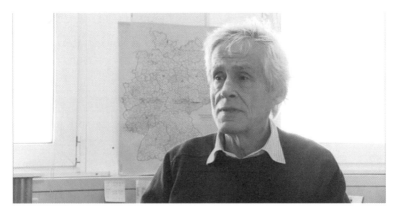

〈사진〉 베를린 환경정책국 식수연구소장 헤르만 디터 박사

국내 상수도관의 상당 부분은 에폭시 코팅관이다. 인구밀집지역인 광역상수도관의 경우 40% 정도가 에폭시관이며 옥내 급수관도 비스페놀A가 함유된 에폭시 코팅관을 사용하고 있다.

세계 각국에서 비스페놀A에 대한 수많은 연구결과, 발암 및 신경장애유발물질로 분류돼 미국의 경우 비스페놀A가 함유된 제품에 대해 사용금지 등 규제를 강화하고 있다.

따라서 우리나라도 먹는 물 수질기준 항목에 비스페놀A를 추가하고 분석 허용단위도 ppb로 규정하는 등 비스페놀A 규제에 대한 근본적인 대책이 시급한 실정이다.


## 환경호르몬 "비스페놀A"란 무엇인가?


비스페놀A는 1891년 러시아 화학자 디아닌(A.P.Dianin)에 의해 처음 합성되었다. 일반적으로 폴리카보네이트(PC)제품은 환경호르몬의 주범인 '페놀'과 아세톤, 염소 등으로 구성되어 비스페놀A가 검출될 수밖에 없는 분자구조를 가지고 있다. 따라서 강력한 세제를 사용하거나 산성 또는 고온의 액체 속에 비스페놀A로 만들어진 플라스틱 제품을 넣으면 적은 양이나마 녹아 나올 수 있다.

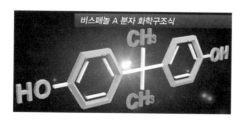

〈그림〉 비스페놀A 분자화학 구조식

현재 비스페놀A는 폴리카보네이트나 에폭시수지 같은 플라스틱 제조의 원료로 사용한다. 폴리카보네이트는 투명하게 만들 수 있기 때문에 CD의 재료나 음식 용기로 사용된다.

내분비계의 이상을 일으킬 수 있는 유해물질로 잘 알려진 비스페놀A는 소량이라도 몸 안에서 축적되는 특성이 있어 국내외 저명한 대학 교수, 그린피스 등 환경 단체 등은 비스페놀A의 유해성을 강력히 주장하고 있다.

미국 신시내티대학(Univ. of Cincinnati)의 카렌 쿠드센(Karen E. Knudsen) 박사 연구팀이 학술지 〈암 연구(Cancer Research)〉에 게재한 내용에 따르면 비스페놀A(Bisphenol A; BPA)가 전립선암(prostatecancer) 세포의 성장을 자극한다는 사실을 확인됐다. BPA는 호르몬의 일종인 에스트로겐(estrogen)과 유사한 화학 물질로 식품용 플라스틱 용기 제조에 널리 사용되는 물질이다.

전립선암 세포는 테스토스테론(testosterone)같은 남성호르몬(androgen) 물질에 의해 성장하는 특성이 있다. 항-테스토스테론 요법을 통해 항암 치료 효과를 거둘 수 있는 이유도 그 때문이다. 문제는 이 같은 호르몬 치료 과정에서 암 세포가 가만히 당하고 있지만 않는다는 데서 시작된다. 일부 종양에서 남성호르몬 수용체(receptor)의 돌연변이(mutation)가 발달하는데 이런 돌연변이 수용체를 가지고 있는 환자들이 BPA에 노출되면 암세포의 성장 속도가 크게 증폭된다.

워싱턴 주립대학(Washington State University)의 유전학자(geneticist)인 페트리샤 헌트(Patricia A. Hunt)는 쥐의 태아를 이용한 실험을 통해 모노머의 일종인 비스페놀A가 신체에 노출될 경우 세포 분열 과정에서 염색체의 돌연변이(chromosomal abnormalities)를 야기할 수도 있다는 결과를 플로스 지네틱스지(PLoS Genetis)를 통해 발표했다.

강력한 세제를 사용하거나 산성 또는 고온의 액체 속에 비스페놀A로 만들어진 플라스틱을 넣으면 적은 양이 녹아 나올 수 있다. 이렇게 해서 나온 비스페놀A는 에스트로겐과 비슷한 작용을 한다.

1930년대에 난소가 없는 쥐에 비스페놀A를 주사한 실험을 통해 비스페놀A가 합성 에스트로겐으로 작용할 수 있다는 사실이 처음 밝혀졌다. 이후 세포를 이용한 실험을 통해 매우 낮은 농도에서 내분비계교란물질로 작용할 수 있다는 것이 알려졌다. 때문에 인간에게도 정자 수의 감소나 여성화 같은 건강 문제가 나타날 수 있다.

플라스틱 제조업체들은 오랜 시간 동안 비스페놀A의 안전성에 대해서 주장해 왔다. 그러나 최근의 연구에 따르면 이들이 내놓은 11개의 안전한 연구결과 가운데 90% 이상 위험성이 나타났다. 또한 아주 적은 양에서도 비스페놀A가 신경 발달에 문제를 일으킨다는 연구 결과도 발표되었다. 이 때문에 아직까지 비스페놀A를 사용하는 것에 대해서 논란이 끊이지 않고 있다.

미국 '캘리포니아 환경연구정책센터'는 2007년 2월 〈유독성 아기 젖병 : 투명 플라스틱 젖병에서 검출된 화학 물질〉이라는 보고서에서 "유독성 환경 호르몬 비스페놀A가 폴리카보네이트(PC) 플라스틱 재질의 젖병에서 검출되었다"라고 발표했다. 보고서는 비스페놀A를 성장, 신경, 생식에 해를 끼치는 독성 물질로 규정하고 신생아와 태아에게 악영향을 미칠 수 있다고 밝혔다.

비스페놀A는 환경 호르몬이다. 환경 호르몬은 내분비계를 교란해 적은 양으로도 생식 기능을 저하시키고 성장 장애, 기형, 암을 유발하기도 한다.

에폭시 수지에서도 비스페놀A가 발견된다. 에폭시 소재는 캔의 내벽이나 치아 보철에 사용되는 플라스틱 화합물이다. 비스페놀A는 코, 입 같은 호흡기나 피부를 통해 인체에 흡수된다. 비스페놀A는 PC(폴리카보네이트)로 만든 플라스틱이 세제나 뜨거운 액체에 노출되면 녹아 나온다. PC로 만든 플라스틱 컵이나 포크, 칼, 숟가락을 뜨겁게 하거나 지방이 많은 음식을 담을 때 비스페놀A가 음식에 녹아 들어갈 수 있다. 이 밖에 음식물이나 액체가 담긴 캔이나 치아 보철에서 비스페놀A가 검출될 수 있다.

한국에서는 젖병을 삶아 쓴다. 그만큼 비스페놀A에 노출될 위험이 커진다. 따라서 PC로 만든 젖병은 피하는 것이 좋다.

캐나다 일간 '글로브 앤 메일'은 2008년 4월 16일자에 캐나다 연방보건부가 비스페놀A를 위험물질로 명시, 독성 화학물질로 분류될 수 있는 길을 열었다고 보도했다.

2008년 미국 보건당국은 플라스틱에 쓰이는 화학물질인 비스페놀A의 유해 가능성을 공식인정했다.

성균관대 의대 장춘곤 교수팀이 식품의약품안전청 과제로 수행한 '내분비 장애물질과 주의력결핍과잉행동장애(ADHD) 및 학습장애와의 관련성' 연구에 따르면 동물실험 결과 비스페놀A에 고농도로 노출된 동물의 경우 뇌신경 변화를 일으켜 과잉행동과 학습장애 증상을 유발하는 것으로 나타났다.

우리나라는 암환자가 남자 3명당 1명, 여자 4명당 1명 꼴로 나타나고 있다.

된장과 고추장, 간장, 김치 등 건강에 좋은 발효음식을 매일 먹는 한국인의 암환자 발생률이 80년대 10%, 90년대 20%, 지금은 30%에 육박하고 암 사망률은 아시아 1위를 기록하고 있다.

우리나라는 사회 구조상 스트레스지수가 상대적으로 높고 높은 흡연율과 폭주, 매운 음식 등이 암 발생률을 높이는 원인이 되는 것도 부인할 수 없는 것도 사실이다.

그러나 역삼투압 정수기의 산성수를 식수로 사용하고 있는 사람이 절대적으로 많은데다 상수도 배관이 발암성 물질에 노출되어 있는 것도 우리나라 암 발생률을 높이는 것과 상관관계가 있다는 지적이 최근 전문가들 사이에서 일고 있다.

역삼투압 정수기의 산성수가 암 세포를 키운다는 사실은 앞에서 자세하게 언급한 만큼 여기서는 상수도 배관의 문제점을 좀 더 구체적으로 다루고자 한다.

1994년 이전에 설치된 아연도 강관은 부식과 녹물 등으로 심각한 문제가 발생해 그 이후부터는 동관과 스테인레스관으로 교체되고 있다. 그러나 동관은 인체에 유해한 청녹 발생이, 스테인레스관은 크롬에 의한 중금속 중독으로 폐, 후두암 발생 요인 등의 문제점이 남아 있다.

에폭시라이닝(코팅)은 배관 안에 부착된 녹과 스케일을 세관작업을 통해 제거한 후 에폭시수지와 경화재를 혼합시켜 이를 분사헤드를 통해 관 표면에 뿌려 라이닝을 형성하는 공법이다.

그러나 세관공정이 정상적으로 이뤄지지 않으면 에폭시수지가 들뜨거나 박리현상이 발생한다. 또 배관 안에 수분이 남아있는 상태로 라이닝을 할 경우 에폭시수지가 쉽게 굳지 않고 흘러내린다.

에폭시 코팅은 코팅제 유출 가능성이 높고 실제 유출되고 있다.

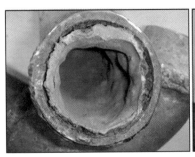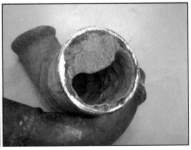

〈사진〉 비스페놀A의 다량용출이 우려되는 옥내급수관 내부

우리나라 수돗물에서 비스페놀이 나온 사실이 한국의 정부 공인기관의 조사에서 밝혀지기도 했다. 에폭시 코팅 배관이 문제였다. 이 공인기관은 2007년 경기도 한 아파트의 수돗물 수질을 분석한 결과 톨루엔이 0.002ppm, 비스페놀A가 63.0ppt - 68.0ppt가 검출되었다

국내 상수도관에 녹슬지 말라고 칠하는 코팅제에 벤젠이나 톨루엔, 비스페놀A 등 각종 발암물질이 다량 함유되어 있기 때문이다.

우리나라 배관 생산업체들은 상수도관의 내부 부식을 방지하기 위해 콜타네일 코팅작업을 한다. 그런데 코팅제에 수많은 발암물질이 다량 함유되어 있어 수돗물에 녹아들 수 있다.

코탈 에나멜을 불에 태워 보면 악취와 연기로 가득하고 유해성 논란으로 1995년부터 내부 도장용 사용이 금지되었다.

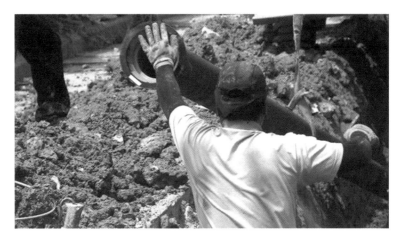

〈사진〉에폭시 배관(신관) 교체작업 현장

　문제는 1994년 이전에 매설된 상수도관인데 콜타르 자체가 물에 일부 녹기 때문에 인체에 직접적으로 유입될 가능성이 높다.

　수돗물을 살리기 위해서는 반드시 해결해야 할 과제가 있다. 상수도의 누수와 발암물질이 함유되지 않는 관을 사용하고 교체시기가 임박한 아연도 강관의 부식방지가 최우선적 과제이다.

　우리의 생명을 유지하고 있는 세포의 원형질은 평균 약 80%가 물이다. 이로 인하여 사실상 수분 감소현상이 나타나면 생명자체는 대단히 위험에 빠지게 된다.

　살아있는 세포의 신진대사와 성장을 위한 생리 화학적인 대부분의 반응에는 물이 직접 간접적으로 관여하며 중요한 과정에는 물을 매개로 해서 진행된다.

　우리가 매일 마시는 식수의 오염은 곧바로 국민 건강을 해치고 질병으로 이어진다.

　먹는 물을 관리하는 정부 부처는 우리나라 수돗물의 안전성이 세계 최고라며 국민들이 안심하고 수돗물을 마시라고 홍보하고 있다. 그러나 상수도배관에서 또 수돗물에서 발암물질이 검출되고 있는 사실이 언론을 통해 심심찮게 보도되면서 국민들의 불안은 가중되고 있다. 특히 구도심지역은 낡은 건물만큼이나 상수도 배관도 심하게 부식되어 있지만 예산부족 등을 이유로 제때 교체가 되지 않아 이곳에 사는 영세민들은 발암물질 위험성이 높은 수돗물을 마시고 있다. 그만큼 암 발생 가능성이 상대적으로 높을 수 있다는 것이다. 많은 예산을 들여 고도정수처리까지 거친 수돗물이 에폭시배관을 타고 각 가정으로 공급되는 과정에서 발암물질이 용출되고 있다면 수돗물은 국민들로부터 영원히 외면당할 것이다. 그래서 발암물질이 나오는 에폭시배관은 하루빨리 사라져야 한다.

## 선진국은 비스페놀A(BPA)를 강력하게 규제한다

환경호르몬 물질인 비스페놀A(BPA)의 안전성 논란은 이미 수십 년 간 반복돼 왔다. 비스페놀A의 동물과 인체에 대한 연구 결과 비스페놀A는 생식계 발달 장애로 작용하고 지적능력에 영향을 미치는 것으로 나타나고 있다. 또 행동장애와 암 유발, 비만, 당뇨, 성 조숙, 정자 수 감소, 면역계 이상, 만성 질환 등의 원인이 되는 것으로 보고되고 있다.

특히 비스페놀A가 인체에 흡수되었을 때 에스트로겐과 유사한 호르몬 효과를 내는 환경호르몬 물질에서 당뇨, 생식기 계통 암 발생, 비만 등에도 영향을 미치는 것으로 보고되고 있어 선진 각국에서 안전한 관리에 대한 관심이 점점 높아지고 있다는 점이다.

미국 환경보호청과 유럽식품안전위원회가 정한 비스페놀A 일일섭취허용량은 50μg/kg bw/day이며 캐나다의 경우는 25μg/kg bw/day로 훨씬 강화된 규정을 적용하고 있다. 그러나 이 값의 안정성에 대한 논란이 크다. 동물을 대상으로 한 수많은 임상실험 결과 비스페놀A는 매우 낮은 농도에서도 건강에 악영향을 줄 수 있다는 사실이 알려졌으며〈표〉, 따라서 더 낮은 수준으로 관리기준을 낮추어야 한다고 주장이 힘을 얻고 있다.

〈표〉 BPA 노출수준별 건강영향 : 동물연구

| BPA 일일노출량 (μg/kg 체중/일) | 건강영향 |
| --- | --- |
| 0.0001 | 세포 신호 전달 경로의 변화 |
| 0.025 | 유방세포의 지속적 변화, 호르몬과 발암성물질에 대해 세포 기능 약화 |
| 0.025 | 생식기관의 영구적 변화 |
| 0.2 | 산화방지제 효소 감소 |
| 0.25 | 태아 유선의 발달의 변화 |
| 1 | 생식기 및 발암성 영향 |
| 2 | 전립선 비대 |
| 2 | 공격성 증가 |
| 2.4 | 이른 사춘기(성조숙증) |
| 2.4 | 비만, 성조숙증 징후, 항문거리 증가 |
| 2.4 | 고환 테스토스테론 호르몬 감소 |
| 2.5 | 암에 취약한 유방세포 |

(출처: EWG(2007)에서 정리한 내용을 인용함)

비스페놀A는 낮은 농도에서도 내분비계를 교란시키기 때문에 용량 규제를 통해서는 인체의 안전성을 확보할 수 없다. 터프스 대학교의 애나 소토 연구팀은 BPA가 기존의 독성학자들이 실험한 것보다 200만 배나 낮은 농도로 존재할 때도 내분비계 교란효과가 나타났음을 밝혔다.

「슬로우 데스」작가 릭 스미스와 브루스 루리에는 비스페놀A는 낮은 농도일 때도 특이한 부작용을 나타내기 때문에 이 물질에 관한한 '안전한 수치'는 존재하지 않는다고 밝혔다.

비스페놀A의 사용 중단을 선언하는 기업들도 늘어나고 있다. 세계적 영유아 제품 기업인 '거버'는 지난 2006년 유아용 젖병에 함유된 비스페놀A가 내분비계 장애를 유발할 수 있다는 보고서가 나오자 젖병 제조업체 '본 프리'를 설립하고 BPA가 없는 젖병을 생산하고 있다. 이어 2009년 3월에는 미국 6대 우유병 생산 업체(아벤트, 디즈니 퍼스트이어스, 거버, 닥터브라운, 플레이텍스, 이븐플로우 등)가 "비스페놀A 함유 젖병생산 중단에 합의"했다.

크로거를 비롯한 CVS, Kmart, Safeway, Sears, Toys R Us, Walmart, Wegmans Foods and Whole Foods 등 대형마트들은 매장 내에서 단계적으로 비스페놀A를 철수하겠다고 밝혔다.

일본의 많은 기업들도 1997년부터 비스페놀A 사용을 줄이거나 없애기 위해서 캔 라이닝을 자발적으로 바꾸었으며 그 결과 일본 국민들의 소변 중 비스페놀A 농도가 50%까지 감소했다는 연구 보고서가 나왔다.

선진국을 중심으로 비스페놀A 철퇴운동이 서서히 확산되고 있다. 비스페놀A는 인체를 교란시키는 환경호르몬으로 나쁜 물질이라는 것이 입증되었고 그 부작용의 심각성이 지금까지 밝혀진 것보다 훨씬 더 클 수 있다는 것이 의학계의 대체적인 시각이다.

그렇다면 우리나라의 실정은 어떤가? 한 마디로 대책도 없고 심각성도 인식하지 못하고 있다. 비스페놀A가 나오는 에폭시배관을 상수도관으로 사용하도록 방치하고 있다. 노후 배관에서 비스페놀A가 나오고 있지만 해당 부처가 방치해 온 사실이 감사원 감사에서 밝혀졌다. 학계나 연구기관 전문가들이 우리나라 상수 도배관의 비스페놀A 용출 위험성을 꾸준히 제기해 왔지만 정부 는 역학조사 한번 없이 위험성을 무시했다. 그러면서 전문가 집 단이 국민들에게 공포를 조장하지 말라고 경고까지 하는 권위적 행정을 펴고 있다.

현재 미국, 독일 등 선진국에서는 비스페놀A를 위생안전기준 에 포함해 관리하고 있다. 그러나 우리나라 환경부는 수도용 자재 및 제품 관련 위생안전기준에 비스페놀A를 포함시키지 않고 있 다가 감사원은 지적을 받았다. 한심한 정책이 반복되고 있는 사이 에 국민 건강은 환경호르몬 위험에 무방비 상태로 노출되어 있다.


## '물리적 수처리 공법'의 도입이 시급하다

좋은 원수로 만든 우리나라 수돗물은 배관관리 소홀로 인한 부 식 때문에 국민들로부터 외면당하고 있다.

85~95년에 건축된 건물의 40%이상은 법적 수명이 15년인 아연 도강관이다. 아연도강관은 5년이 지나면 녹물이 나오기 시작하고 20년 정도 사용하면 심하게 부식되어 누수율 급증으로 이어지기 때문에 배관교체가 불가피하다. 배관교체 공사는 비용이 많이 든 다. 또 2차 환경오염 문제와 건물손상, 입주자 생활의 불편 등 다 양한 문제점이 발생하고 있다.

또 노후 상수도관 내부를 코팅할 때 안전성이 제대로 검증되 지 않은 화학약품을 사용해 인체의 유해성 논란이 끊이질 않고 있다. 그래서 노후배관 문제를 해결하기 위해서는 '물리적 수처리 방식'이 대안으로 제시되고 있다. '물리적 수처리 방식'은 신규 배관 부식을 방지하고 노후배관의 중금속 유출을 억제함으로써 비용절감과 식수의 수질오염을 줄일 수 있는 이중효과를 기대할 수 있다.

선진국들은 오래 전부터 이 같은 '물리적 수처리 공법'을 도입해 상수도관 부식으로 인한 수돗물의 불신을 깨끗하게 해소하고 있다.

독일의 경우 배관 부식방지를 위해 '물리적 이온수 처리'제품이 널리 보급되고 있다. 그중에서도 가장 대중화 되어 사용되는 것이 '특수아연을 이용한 물리적 이온수 처리장치'이다.

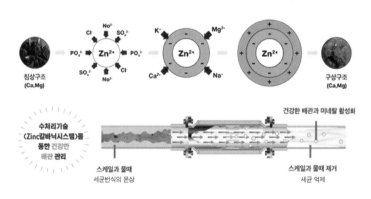

수처리 기술의 원리와 구조

수처리기술은 아연의 희생양극법을 이용하여 노후 배관의 수명연장과 수질개선에 탁월한 성능을 발휘하는 세계최고의 물리적 공법이다.

노후관의 녹과 스케일을 제거하고 과산화수 발생으로 물때가 생기지 않게 하여 수처리기술을 통과한 물탱크에 저장되어도 물때나 세균이 생기지 않는다.

외부로부터 전기나 화학약품이 필요 없이 물리학의 기초 원리인 특수아연의 부식방지효과를 이용 노후배관속의 녹과 스케일 생성을 방지하고 생성된 녹을 마그네타이트로 변환 및 스케일의 효율적 제거로 배관의 수명을 연장하게 된다.

이 물리적 공법은 많은 예산이 들어가는 배관교체나 비스페놀 문제가 야기되는 에폭시 코팅의 단점을 상당부분 보완했다.

현재 노후된 수도관의 개보수책임을 지고 있는 우리나라의 지자체는 낡은 수도관을 새 수도관으로 교체하거나 수도관 내부에 방수소재인 에폭시 처리를 할 때 예산을 지원해주는 데 일부 자치단체에서 '물리적 수처리'라는 '신공법'에도 예산을 지원받을 수 있도록 조례 개선을 추진 중이다.

이 '물리적 수처리 공법'은 유럽에서 주로 사용해온 기술로 아연 이온의 특징을 이용해 수도관에 녹과 이물질이 끼지 않게 하는 기술이며 매우 경제적이라는 평가를 받고 있다.

예를 들어 10만 가구의 낡은 수도관을 전면 교체한다면 약 1,200억 원 가까운 예산이 필요하다. 그런데 '물리적 수처리 공법'을 도입하면 이 비용의 5분의 1밖에 들지 않는다. 발암 물질 논란을 빚고 있는 에폭시 수지 코팅공법과 비교해서 상대적으로 안전하다는 것도 장점이다.

지어진 지 20년이 넘은 서울의 한 아파트는 '물리적 수처리 공법'을 도입한 이후 해마다 1억 원 넘게 들어갔던 낡은 수도관 보수공사비용이 7분의 1 수준으로 줄었다.

새로 지어진 일산의 한 아파트도 '물리적 수처리 공법'으로 수도관 내부에 석회질 침전물이 가라앉는 것을 사전에 방지할 수 있었다.

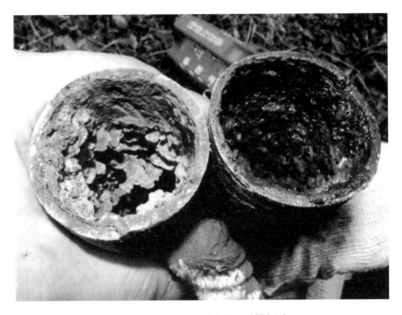

수처리 시공후 녹이 마그네타이트로 변환된 모습

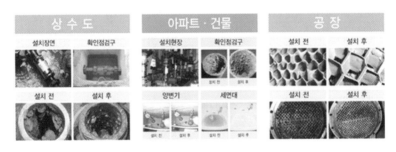

설치 전과 설치 후의 모습들

정부와 지자체가 오래된 수도관을 교체하는 데 들어가는 비용이 연간 15조 원에 이르고 있다. 따라서 독일 등 선진국에서 이미 대중화되어 있는 '물리적 수처리 공법'이 우리나라 노후 수도관 교체의 대안으로 떠오르고 있다.

수돗물을 살리기 위해서는 반드시 해결해야 할 과제가 있다. 바로 상수도의 누수와 발암물질이 함유되지 않는 관을 사용하고 교체시기가 임박한 아연도 강관의 누수해결과 부식방지가 최우선적 과제이다.

방청제 투입과 세관을 위한 샌딩과 에폭시코팅도 인체의 유해성이 지적되면서 자석, 전기, 물리적 수처리방식 등이 다양하게 사용되고 있지만 정부 공인 검정기관으로부터 인증을 받지 못했거나 인증제품도 불신하는 분위기가 팽배하고 있는 실정이다.

특히 에폭시코팅방식의 주원료인 비스페놀A는 소량이라도 신경 발달계통에 문제를 발생시킬 수 있다는 보도가 잇따르고 있으며 미국 보건당국도 비스페놀A를 암 유발 발암물질 및 인체 내분비계 교란물질로 인정했다. 그럼에도 불구하고 우리나라에서는 상수도 배관 갱생공법으로 에폭시코팅을 유일한 대안으로 인정하는 지자체도 있다.

상수도 본관에서 가정으로 연결되는 급수관의 재질은 폴리에틸렌, 철, 동, 아연, 염화비닐 등이다.

염화비닐의 원료인 Monomer로 발암성이 있으며 내열성의 염화비닐관에 온수가 흐르면 유해성분이 용출될 수 있다.

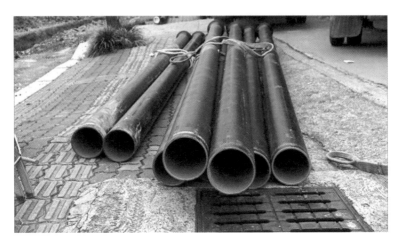

〈사진〉 발암물질 논란을 빚고 있는 에폭시 상수도관

수돗물에 녹아 있는 미량의 유해물질을 마시면 바로 건강에 영향이 있다고는 말할 수 없지만 장기간 계속 마실 경우 체내에 축적돼 장해를 일으킬 염려가 있다.

이미 환경 선진국인 독일에서 과학적인 검증이 끝난 '물리적 수처리 공법'의 확산을 우리도 빨리 서둘러야 한다. '물리적 수처리 공법'은 환경호르몬의 공포에서 벗어나고 예산 절감 효과도 큰 만큼 미룰 이유가 없다. 이미 사용을 하고 있는 지자체나 아파트 등 대형 공공건물들을 통해 막대한 예산 절감효과가 있다는 것으로 검증도 이미 끝났다.

국가적인 중대한 문제가 발생하면 우리 정부는 선진국 벤치마킹에 주력하면서 해법 모델을 신속하게 제시하고 있다. 그런데 국민들의 건강과 직결되는 상수도정책은 허점과 모순투성이란 사실이 밝혀졌지만 기초조사는 물론 개선의지조차 보이지 않고 있다. 언제 어떤 대안이 나올 것인지 관심이 집중된다.

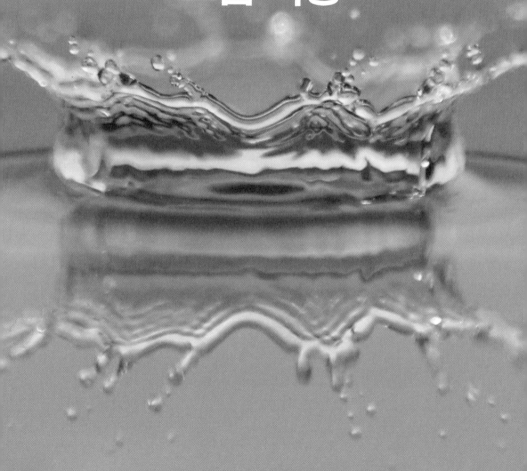

# 제10장

# 상수원
# 독성물질
# 오염 비상

## 독일은 깨끗한 상수원, 한국은 더러운 상수원

독일은 에폭시 배관을 상수도관으로 사용하지 않고 있다. 독일
정부가 에폭시 배관에서 비스페놀A가 검출될 수밖에 없다고 판
단했기 때문이다. 또한 독일의 수돗물 생산은 염소투입이나 오존
처리 등 화학적 처리를 엄격하게 금지하고 있다.

필자는 독일의 수돗물 생산과정을 자세히 취재하기 위해 베를
린과 뒤셀도르프시를 찾았다.

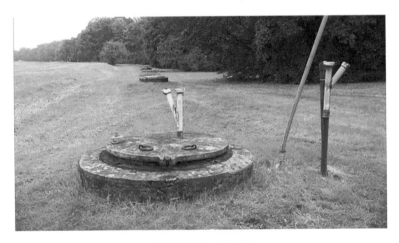

〈사진〉 라인강변 지하 취수정

유럽의 젖줄인 라인강 역시 독일 식수의 수원지이다. 그런데 강변에 둥근 지하 시설물이 있다. 수돗물의 원수(源水)를 취수하는 취수정이다.

독일 뒤셀도르프 정수장은 1870년부터 강변 지하에서 원수를 채수하고 있다.

베를린 정수장도 강변에서 멀지 않은 곳의 지하수를 채수해 원수로 사용하고 있다. 이들 원수에는 철과 망간 등 미네랄이 그대로 살아 있다.

독일은 라인강 물을 그대로 취수하는 것이 아니라 강에서 약간 떨어진 강변 지하에서 취수를 한다. 이른바 강변 여과수이다. 이 강변여과수를 그대로 수돗물 원수로 공급하는 것이 아니다. 강변 여과수를 임시 저장소에 모아 물고기를 넣어 생존여부를 관찰한다. 물속에 독성물질이 있는지를 알아보기 위해서이다. 그리고 중금속 오염과 환경호르몬 물질의 검출여부 등 철저한 사전 조사를 거쳐 원수 사용여부를 판단한다. 과연 수돗물 원수로 적합한지 전문가들이 철저하게 수질 상태를 조사해 결정하는 것이다. 독일의 강변 여과수 취수 역사는 150년이 넘는다. 라인강 물이 지하로 스며들면서 자연적으로 정화가 된다. 이렇게 모여든 지하수가 독일 수돗물의 원수인 것이다.

취수장은 강변에서 약간 떨어진 모래지층에 위치한다. 오랫동안 지층을 통과한 강물과 빗물이 취수원인 것이다.

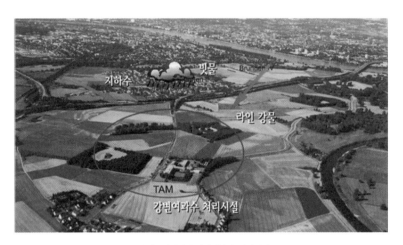

〈사진〉 라인강변 강변여과수 처리시설

　강변에서 취수한 여과수는 정수장으로 보내진다. 정수장에서
는 오직 침전과 여과과정만 이루어진다. 우리나라 정수장과 비교
하면 처리 시스템이 매우 단순하다.

　독일의 정수장은 모두 지하에 건설되어 있다. 대기 오염물질로
부터 원수를 보호하기 위해서이다. 독일의 지하 정수장에서는 염
소 소독이나 오존 등 약품이나 화학처리는 하지 않는다. 2차 오염
을 방지하기 위해서이다. 강변에서 뽑아 올린 지하수를 원수로 사
용해 간단한 여과과정만 거쳐 생산되는 깨끗한 자연의 물이 독일
의 수돗물이다.

　독일 국민들은 수돗물을 신뢰하고 있다. 오염되지 않은 깨끗한
원수를 사용하고 최첨단 장비를 이용해 수돗물의 수질을 분석하
고 그 결과는 실시간으로 국민들에게 공개하기 때문이다.

　지난 150여 년 동안 독일의 수돗물은 국민들이 언제 어디서나
안심하고 마실 수 있는 살아있는 물로 자리매김해 왔다. 독일 정

부의 철저한 상수도 정책의 결과였다. 수자원을 자연 그대로 보호하고 자연 정화력에 의지한 강변 여과수를 취수해 살아 있는 수돗물을 생산하고 공급한 노력의 결과물이었다.

움베르트 바덴 환경국의 하무트 바텔 박사는 자연 상태의 원수를 충분한 강변여과 정화를 거치면서 인체에 유해하지 않은 식수로 만들었을 때 그런 물을 이상적인 식수이며 이것이 독일 상수도 정책의 기본이라고 설명했다.

필자가 베를린에서 만난 독일 국민들은 대부분 수돗물을 병에 넣어 가지고 다니며 마시고 있었다. 이들은 수돗물에 대해 전혀 의심을 하지 않았으며 독일 정부에서 정기적으로 발표하는 수돗물 분석 자료를 신뢰하고 있었다.

그렇다면 우리 수돗물의 현주소는 어떨까?

수도권 식수원의 수원지인 한강 최상류 지역의 수질은 그대로 마실 수 있는 1급수 수준을 유지하고 있다. 풍부한 용존 산소와 다양한 미네랄이 함유되어 있는 그야말로 살아있는 생수인 것이다.

특히 화강암 지질의 특성 덕분으로 우리나라 식수 원수는 세계적인 수준으로 평가받고 있다. 그러나 인간의 간섭에 노출되면서 상황은 급변한다. 한강 상류 지역의 강원도 폐탄광지대에 비가 오면 탄광 찌꺼기가 상수원보호구역인 인근 계곡으로 흘러들고 있다. 필자가 이곳 탄광 폐수의 수소이온농도를 측정해봤더니 pH3.8의 강산성 물이었다.

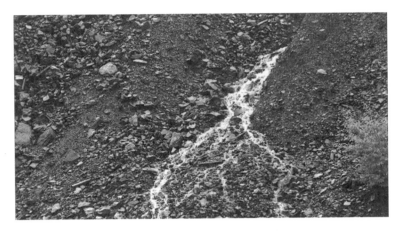

〈사진〉 중금속 탄광폐수가 흘러드는 한강 상류

철광산에서 흘러내리는 중금속 오염수가 아무런 정화처리를 거치지 않고 그대로 강의 상류로 흘러들고 있는 것이다.

상수원 보호지역인 남한강 충주댐 상류도 사정은 다르지 않았다. 강바닥에는 상류에서 흘러온 광산 찌꺼기가 두텁게 쌓여 있었다. 이런 광산 폐수와 찌꺼기가 충주댐으로 유입되어 수돗물 원수로 사용되고 있는 것이다.

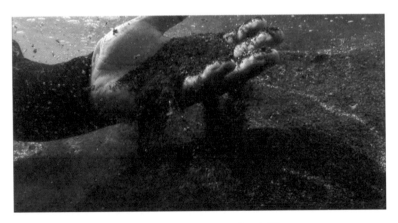

〈사진〉 광산 찌꺼기가 유입되는 충주댐 상류

심각한 오염에 노출되어 있는 수돗물 원수의 위협은 곳곳에 산재해 있다. 공단지역의 빈번한 폐수 유출 사고 역시 식수오염을 가중시키고 국민들을 불안에 떨게 하고 있다.

　　또 다른 심각한 오염원은 농사에 사용하고 버려진 방치된 숱한 농약병과 농약 잔류물이다. 이들 역시 빗물과 함께 흘러 내려 토양과 수질 오염의 또 다른 주범이 되고 있는 것이다.

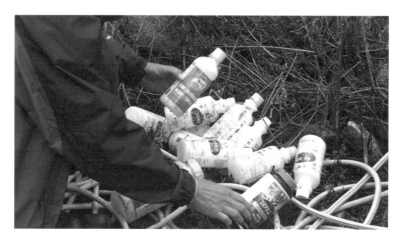

〈사진〉 상수원 주변에 버려진 농약병

　　대형 축사 역시 상수원을 위험에 빠뜨리고 있다. 계곡 인근에 방치되어 있는 축산 분뇨도 비만 오면 아무런 정화장치도 거치지 않고 그대로 상수원으로 흘러든다.

　　영남지역의 식수원인 낙동강도 오염에 무방비상태로 노출되어 있다. 낙동강 지류인 대구 금호천 인근 염색공단의 잦은 수질오염 사고 역시 영남지역 식수원을 크게 위협하고 있다.

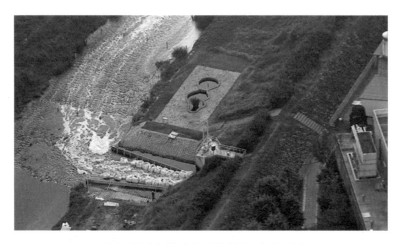

〈사진〉 낙동강변 대구 염색공단 독성폐수 유출 사고 현장

특히 그 피해가 치명적인 것은 사고의 규모가 매우 크다는 점이었다. 대형 오염사고는 한 지역뿐만 아니라 광범하게 그 영향을 끼쳐왔다.

식수댐의 오염을 가중시키는 또 다른 요인이 있다. 기온이 오를 때쯤이면 해마다 발생하는 남조류의 출현이 바로 그것이다. 남조류가 발생한 댐의 물을 원수로 사용하는 정수장에서는 침전 효율을 높이기 위해 황산알루미늄 투입량을 늘리고 염소를 평소보다 훨씬 많이 투입한다. 그래서 2차 오염이 우려되고 수돗물에서 염소 냄새가 심하게 날 경우도 있다.

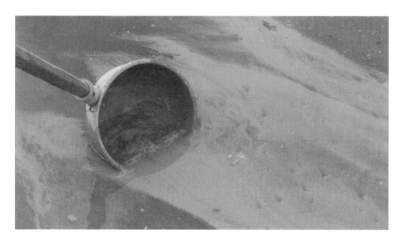

〈사진〉 여름철 녹조가 발생한 울산 회야댐

　여름철로 접어들면 전국 식수댐의 남조류 밀도가 조류주의보의 두 배 이상으로 측정되는 경우가 허다하다. 더 심각한 것은 남조류의 규제 항목조차 없다는 것이다. 이미 그 독성이 확인된 남조류에 대해 아무런 기준과 규제항목조차 없는 상태이다.

〈표〉 울산 회야댐 남조류 밀도 측정 결과

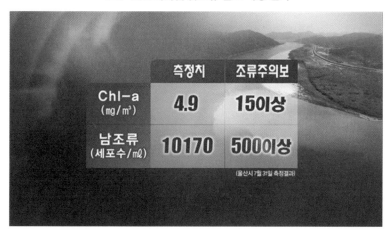

| | 측정치 | 조류주의보 |
|---|---|---|
| Chl-a (mg/㎥) | 4.9 | 15이상 |
| 남조류 (세포수/㎖) | 10170 | 500이상 |

(울산시 7월 31일 측정결과)

독일과 우리나라의 상수원 비교에서 보듯이 우리가 마시는 수돗물은 구정물을 정수해서 마시는 것과 다름이 없다. 물론 정수한 수돗물은 먹는 물 수질기준을 만족하고 안전성에는 문제가 없지만 우리 국민들이 느끼는 원수 오염에 따른 수돗물의 불신은 여전하다.

## 수도권 식수원 팔당호, 중금속 오염에 시달리다

필자는 수도권의 식수원인 팔당호의 수중 상태를 알아보기 위해 수중촬영을 실시했다. 댐 수중은 한 치 앞도 분간하기 어려울 정도로 탁도가 심했다. 호수 바닥으로 내려갈수록 오염상태가 심했다. 수중퇴적물을 조사해봤더니 1미터 이상 쌓여 있었고 악취가 심하게 났다.

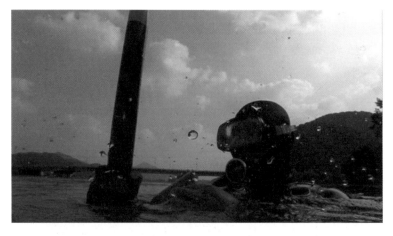

〈사진〉 팔당호 퇴적물 수중 채취

팔당호 퇴적물의 샘플을 채취해 강원대학교 환경연구소에 분석을 의뢰하였다.

카드뮴은 12.2PPM으로 토양 우려 기준치 1.5PPM을 무려 8배나 초과하였다. 구리는 136.0PPM이 검출돼 토양 우려 기준치(50PPM)의 2.8배, 납은 1.8배를 넘어서는 등 퇴적물의 중금속 오염이 매우 심각한 수준으로 나타났다.

〈표〉 팔당호 퇴적물 중금속 농도 현황

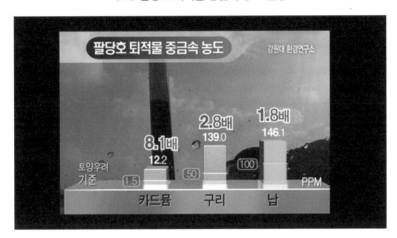

이들 중금속이 수중 생물에게 끼치는 영향은 어떨까?

만약 물고기 체내에 중금속이 존재한다면 이 물고기를 먹으면 인간의 체내에도 축적될 수 있는 것이다. 필자는 강원대학교 환경연구소와 함께 댐과 호수에 살고 있는 물고기 체내의 중금속을 정밀분석해 보았다.

팔당호 물고기의 오염정도를 알아보기 위해 한강의 물고기를 대조군으로 정하고 조사에 착수했다.

정밀분석 결과 누치에서 심각한 오염현상을 확인되었다. 특히 팔당호 누치의 경우 납 2.30PPM이 검출돼 무려 식품 기준치 (0.1PPM)를 23배나 초과했다. 한강 누치의 납 오염도가 식품 기준치 한계점과 같은 0.1PPM임을 감안하면 팔당호 누치가 한강 누치보다 23배나 오염되어 있다는 결론이다.

한강의 본류와 지류를 따라 유입되는 오염물질이 팔당호에 모여들기 때문으로 분석되고 있다. 카드뮴은 한강 누치에서는 나오지 않았지만 팔당호 누치에서는 0.27PPM이 검출되었으나 카드뮴은 식품기준이 정해져 있지 않다.

<표> 팔당호 '누치' 중금속 농도 비교

| 구 분 | 팔당호 | 한강 | 비고 |
|---|---|---|---|
| 납 | 2.30 | 0.10 | 23배 |
| 카드뮴 | 0.27 | 불검출 | 심각 |

단위 : ppm

팔당호 누치 식품기준 초과

분석 : 강원대 환경연구소

팔당호 잉어(2.65PPM)는 한강 하류 잉어(0.10PPM)보다 납이 27배나 높게 나타났다.

〈표〉 팔당호 '잉어' 중금속 농도 비교

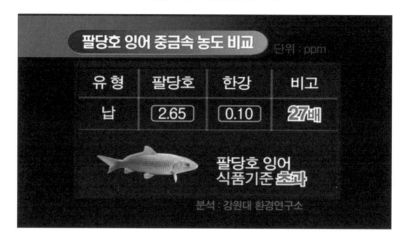

| 유형 | 팔당호 | 한강 | 비고 |
|------|--------|------|------|
| 납 | 2.65 | 0.10 | 27배 |

팔당호 잉어 중금속 농도 비교  단위 : ppm

팔당호 잉어 식품기준 초과

분석 : 강원대 환경연구소

　　이처럼 팔당호에 서식하는 물고기는 중금속 오염상태가 심각한 수준으로 나타났다. 그런데 팔당호 물고기가 우리의 밥상에 오르고 있다는데 문제의 심각성이 있다. 필자가 배를 타고 팔당호 주변을 취재하면서 발견한 그물과 통발 등 불법 어구가 수도 없이 많았다.

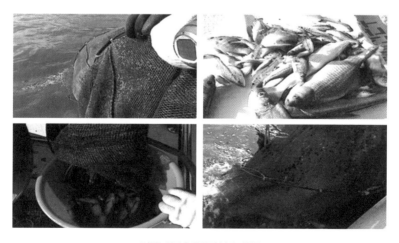

〈사진〉 팔당호 주변의 불법 어구들

그리고 그 불법 어구에는 각종 물고기로 가득 차 있었다. 이렇게 중금속에 오염된 물고기들은 식당으로 팔려 매운탕과 찜의 재료로 이용되고 있는 것으로 취재 결과 확인되었다.

중금속에 오염된 물고기를 먹으면 인체에 치명적인 피해를 줄 수 있다. 일본의 이따이이따이병과 미나마타병이 좋은 사례이다. 하지만 당국은 팔당호 물고기가 중금속에 어느 정도 오염되어 있으며 어떤 경로를 통해 시중에 유통되고 있는지도 모르고 있었다.

### 상수원보호구역, 항생물질 검출이 웬 말인가?

전국의 하수·폐수처리장에서 하천으로 방류한 물속에 들어있는 일부 항생제 성분이 물고기를 비롯한 수중 생태계에 위해(危害)가 되는 수준에 이르는 것으로 나타났다.

국립환경과학원의 '항생제 내성 관리 종합대책 세부계획 수립 조사' 보고서에 따르면 전국의 하·폐수처리장 42곳 가운데 동물용 항생제로 쓰는 설파메톡사졸은 전국 하수처리장 유입수 7곳에서 평균 0.16ppb(10억분의 1을 나타내는 단위) 농도로 나왔다. 하수처리 과정을 거친 방류수에서도 0.12ppb 농도로 나와 하수처리 효율이 25%(0.04ppb)에 불과했다.

수중 생태계에 위해를 주지 않는다고 국제 학계에 보고된 기준(0.027ppb)과 비교하면 국내 하·폐수처리장 방류수에 들어있는 설파메톡사졸의 평균 농도는 4.4배(하수처리장)에서 최고 155.9배(제약공장 폐수처리장 농도는 4.21ppb)에 이른다.

전문가들은 전국 하천에 수퍼박테리아(항생제 다제내성균)가 생기고 물고기의 중성화(中性化)현상은 하·폐수처리장에서 오염된 물이 제대로 정화되지 않고 하천으로 흘러든 게 주원인이라고 분석하고 있다.

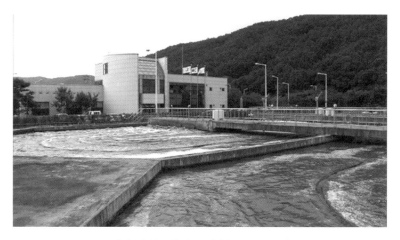

〈사진〉 팔당호로 흘러드는 경안천 인근 하수처리장

현재 하수를 고도 처리하는 곳은 전국적으로 극히 드물다. 살균 효과가 강한 오존·자외선으로 동시 소독하는 하수처리장 10곳을 포함해 오존 소독 공정이 설치된 처리장은 100곳 미만으로 알려지고 있다. 나머지 400여 대형 하수처리장 대부분은 비용 부담 때문에 자외선 또는 염소로만 소독한다.문제는 제대로 소독 안된 물에 항생제는 물론 수퍼박테리아가 득실대고 항생제 내성을 가진 세균의 몸속에 들어 있던 항생제 내성 유전자(DNA)까지 포함돼 있다는 점이다.

## 강으로 버려지는 항생물질들

우리가 놓치고 있는 또 하나의 심각한 오염원이 있다. 제대로 처리되지 않은 수많은 항생물질이 그대로 강으로 유입되어 식수댐으로 흘러들고 있는 것이다. 유효기간을 넘긴 수많은 의약품들은 아무런 규제 없이 강으로 버려져 식수원을 오염시키고 있다.

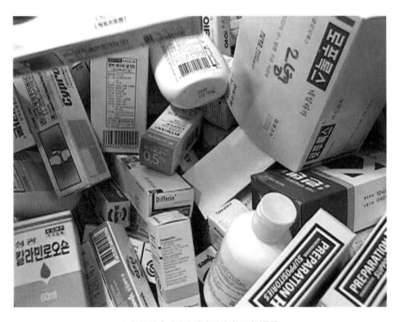

〈사진〉 유효기간이 지나 버려지는 의약품들

그렇다면 실제로 우리나라 상수원보호구역의 하천에는 항생물질이 포함되어 있을까?

수도권의 식수원인 팔당호로 흘러드는 경안천 인근에는 하수처리장이 늘 가동되고 있다. 하수처리장에서 항생물질을 잡아내지 못하면 이들 항생물질은 식수댐으로 유입될 수밖에 없다.

수질분석 결과 하수 처리과정을 거친 물에서 항생물질이 검출되고 있다. 남한강의 경우 테트라사이클린이 33.3ppt, 설파메톡사조가 13.3ppt 검출되는 등 모두 9종류의 항생물질이 나왔다.

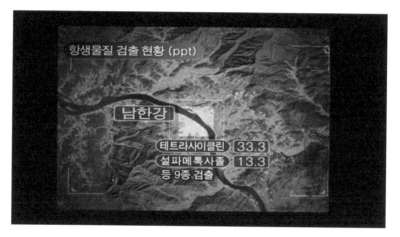

〈그림〉 남한강 항생물질 검출 현황

북한강에서는 엔로플록사신이 19.7ppt, 설파디메타진이 13.3ppt가 나오는 등 4종류의 항생물질이 검출된 것으로 조사된 바 있다.

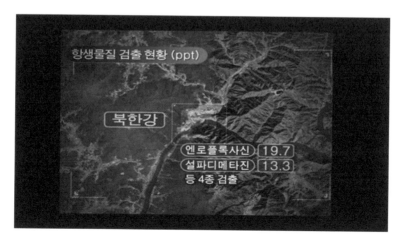

〈그림〉 북한강 항생물질 검출 현황

특히 팔당호 최상류의 경안천에서는 카바독스가 49.2ppt, 시메티딘이 36.3ppt의 농도를 보이는 등 무려 16종류의 항생물질이 검출돼 충격을 주고 있다. 수도권의 식수원인 팔당호에 항생물질이 끊임없이 흘러들고 있는 것이다.

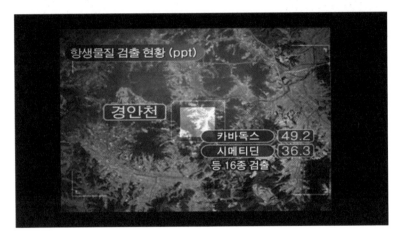

〈그림〉 경안천 항생물질 검출 현황

국내 하천에 들어 있는 의약 물질의 종류가 100종이 넘는 것으로 추정된다. 대부분 미량으로 녹아 있어 개별 물질 자체로는 큰 문제가 없을 수 있지만 물속에 뒤섞여 있는 이 물질들이 혼합 독성을 일으킬 가능성이 있다.

서울대 보건대학원 최경호 교수는 의약물질은 혼합 독성이 다른 물질들보다 상대적으로 더 클 수 있다면서 물속에 미량 녹아 있는 의약물질이 수중 생태계에 미치는 '만성 독성에 대한 체계적인 연구'가 시급하다고 지적하고 있다.

2007년 캐나다 과학자들이 호수에 인공 호르몬 물질을 미량으로 풀어 5년 동안 조사한 결과 잉어과 수컷 물고기(fathead minnow)

들이 암컷화하면서 결국에는 모두 호수에서 사라졌다고 한다. 연구진이 호수에 푼 호르몬 물질의 농도는 5ppt로 물 1L(리터)에 5ng(나노그램·10억분의 1을 나타내는 단위)이 들어 있는 극미량 수준이었다.

최경호 교수는 2014년 과학전문지 사이언스에 '옥사제팜'이라는 불안장애 처방약을 미량으로 물에 풀자 물고기들이 공격적으로 변하는 등 행동상의 장애를 유발했다는 연구 결과를 실었다. 미량의 항생물질이라도 강에 유입되면 어류 생태계에 악영향을 줄 수 있다는 대표적인 사례이다.

우리나라 상수원 보호구역에서 10여 종의 항생물질이 검출되고 있다. 이들 항생물질은 하천을 따라 식수댐으로 흘러들고 있다. 상수원이 항생물질로부터 안전할 수 없다. 그러나 정부가 우리의 식수댐에 항생물질이 들어있는지 정밀조사를 했다는 이야기를 들어본 적이 없다.

특히 먹는 수질기준 평가 항목에는 항생물질이 빠져 있다. 만약 식수 원수에 항생물질이 들어있다면 정수처리과정을 거치면서 항생물질이 없어지는지에 대한 정밀분석도 실시한 적이 없다. 우리나라 정수장 중에 항생물질의 정밀분석 기술이나 분석 장비를 갖추고 있는 곳은 없기 때문이다. 미량의 항생물질이라도 강에 유입되면 어류 생태계에 악영향을 줄 수 있다는 사실에서 보듯이 항생물질의 상수원 유입을 차단할 특단의 대책이 시급하다.

전국 하천에서 항생제를 써도 듣지 않는 초(超)강력 수퍼박테리아가 검출되고 있다.

전북대 조사팀이 환경부로부터 의뢰를 받아 금호강과 원주천, 익산천 등의 물을 떠서 분석한 결과이다. 광주광역시 보건환경연구원은 9개 어린이 물놀이 시설에서 시료를 채취했다. 금오공대 연구팀은 낙동강 본류 6곳의 물을 조사했다.

수퍼박테리아 균이 몸속에 침투하면 치명적인 피해를 준다. 2012년 미국 조지아주(州)에서 20대 여성이 수퍼박테리아에 감염돼 팔·다리를 잘라내야 했다. 2011년 1월부터 19개월 동안 국내 100여개 병원에서 확인된 수퍼박테리아 감염 건수가 4만4000건이나 됐다.

하천 서식 균(菌)이 항생제 내성을 획득했다는 것은 하천으로 많은 항생물질들이 오랫동안 유입됐다는 뜻이다. 동물용 항생제가 가축 분뇨에 섞여 강물로 유입되거나 가정에서 쓰고 남은 의약품을 하수구에 버려지는 경우가 허다하다. 그렇다면 하수처리장에서 이 같은 항생물질이 걸러질 수 있을까?

현재 우리나라 하수처리시설은 BOD와 COD, 총인, 질소, 대장균, 부유물질 등 여섯 가지 유해(有害) 요소만 관리하고 있다. 항생제는 거의 제거되지 않고 평소 농도를 측정하지도 않는다. 항생제 내성균이 몸속에 들어가도 정상 면역력을 가진 사람은 충분히 이겨낸다. 그러나 질환자와 어린이, 노인에게는 심각한 위해(危害)가 될 수 있다.

그렇다면 수돗물은 괜찮은 것일까? 활성탄과 오존 처리 같은 고도(高度) 정수 처리를 해도 의약물질은 잘 걸러지지 않는다. 따라서 하천 원수(原水)에 항생제가 들어 있다면 수돗물 역시 안전할 수 없다. 정부가 그 실태를 조사해 국민에게 알리고 근본적인 대책을 하루 빨리 세워야 한다.

고광백 연세대 토목환경공학과 교수는 "싱가포르나 미국의 오렌지카운티 지역 하수처리장에선 초고도 처리를 통해 안전한 물을 만든다."며 "우리도 대규모 투자를 통해 '믿고 마실 수 있을 정도'의 안전한 물을 만들어내는 것이 시급하다."고 했다.

미국에서도 지난 2008년 AP통신이 미국의 먹는 물에서 항생제 등이 대거 검출됐다고 보도한 이후 먹는 물 안전성에 대한 대중의 우려가 확산되었다. 이에 따라 미국 국가위생재단(NSF)은 항생제 등을 걸러낼 수 있는 정수기에 대해 기술 인증을 부여한 뒤 NSF 마크를 달고 시판할 수 있도록 했다.

NSF 홈페이지에 따르면 2015년 현재 GE를 비롯한 총 12개 제조사가 만든 90개 제품이 NSF 인증을 획득한 상태이다. 여기에는 우리나라 제조사가 만든 정수기는 아직 포함돼 있지 않다. 하지만 국내에서 시판 중인 제품 가운데 암웨이사에서 만든 정수기가 이 NSF 인증을 받았다고 알려져 있다.

암웨이의 홈페이지에는 이 정수기의 인증과 관련하여 다음과 같이 밝히고 있다.

### NSF 인터내셔널

NSF 인터내셔널은 음식, 물 및 소비재에 대한 표준을 유지관리하고 해당 표준에 따라 제품을 인증하여 소비자에게 도움을 주는 독립적인 비영리 공공 보건 기구입니다.

암웨이는 처음으로 NSF 인터내셔널 표준 42, 53 및 55를 충족시키는 카본/자외선 기술이 도입된 가정용 정수기를 개발하였습니다. 수질에 대해서는 NSF 인터내셔널의 이러한 세 가지 표준이 전 세계에서 인정받습니다. 이스프링(eSpringTM) 정수기는 이러한 3개 표준에서 인증을 획득하였습니다. 이스프링 정수기는 다른 어떤 카본 기반 자외선 여과 시스템보다 더 많은 오염 물질을 줄이는 것으로 NFS의 인증을 받았습니다. 자체적 테스트에 의하면 이스프링 정수기는 140개 이상의 유해 오염 물질을 효과적으로 줄이고 40mJ/cm2의 자외선 선량을 발생시켜 유해 미생물의 99.9%를 살균할 수 있습니다.

- http://www.amway.co.kr/at-home에서 발췌

암웨이의 이스프링 정수기는 '역삼투압' 방식이 아닌 '압축 활성탄' 방식의 정수기이다.

NSF가 인정한 이 정수기들은 트리메소프림(인체 · 동물용 항생제)과 카바마제핀(항간질제), 이부프로펜(소염진통제) 등 의약 물질과 여성 천연 호르몬인 에스트론, 플라스틱 코팅제 등으로 쓰이는 독

성 물질인 비스페놀A 등 15종의 신종 유해물질을 최대 85%까지 걸러내는 성능이 인정됐다. 미국 내에서 이 90개 제품은 NSF 인증 마크(NSF/ANSI 401)가 부착돼 판매되고 있다고 NSF는 밝혔다.

최근 미국 소비자 단체들이 발간하는 각종 보고서의 82%는 항생제 등 의약 물질이 든 먹는 물의 부작용을 지적하고 있고 미국 대중의 62%가 의약 물질 등으로 오염된 먹는 물 안전성을 염려하고 있다.

### 하천의 붕어 중성화, 10년 새 최고 6배 급증했다

우리나라 하천에서 잡히는 어류 가운데 암수의 성(性) 세포를 동시에 가지고 있는 중성화(中性化·Intersex)한 어류가 늘고 있다. 암컷 난소에서 수컷의 생식세포가 발견되거나 수컷 정소에 암컷 생식세포가 자리 잡아 마치 자웅동체(雌雄同體)처럼 변한 것이다.

강물에 녹아 있는 각종 의약·화학물질 등이 환경호르몬(내분비계 장애물질) 작용을 하면서 물고기가 이상 현상을 보인 것으로 전문가들은 분석한다. 강물에 유입된 의약물질과 화학물질이 물고기의 내분비계를 교란시키는 등 하천 생물체를 공격할 것이라는 그간 국내외 과학계의 우려가 현실로 드러났다.

전남대 조현서 교수팀이 환경부 국립환경과학원 의뢰로 2014년 한 해 동안 남한강(단양·여주), 낙동강(안동·왜관), 영산강(담양·광주) 등 6개 지점에서 붕어 62마리를 채집해 생식세포 이상 여부를 조사한 결과 20마리(32.3%)가 이성(異性)의 생식세포를 보유한 것으로 조사됐다.

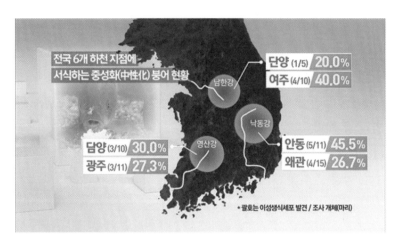

〈그림〉 주요하천의 중성화 붕어 현황

연구팀은 보고서에서 62마리 가운데 수컷 14마리는 원래의 생식세포를 정상 보유했지만 암컷은 48마리 중 20마리(41.7%)의 난소에 수컷의 생식세포가 존재함을 확인했다고 밝혔다.

이성(異性) 생식세포를 보유한 붕어 비율은 2003~2006년엔 5~8% 수준이었다. 10년 만에 비율이 대폭 상승한 것이다. 전남대 이정식 교수는 강물에 흘러 든 의약물질이나 농약, 산업공정에서 나오는 화학물질 등 내분비계를 교란하는 각종 환경호르몬에 물고기가 오랜 시간 노출되면서 이 같은 현상이 발생한 것으로 보인다고 말했다.

산업단지 인근에서 잡힌 바닷물고기와 민물고기에게서도 비슷한 현상이 발견됐다.

환경부 국립환경과학원이 2011년 펴낸 '내분비계 장애물질의 환경 중 생태 모니터링' 보고서에 따르면 경기도 시화·안산, 울산·온산, 전남 광양·여수 지역의 연안과 소하천에서 잡힌 8개 어종 748마리 중 116마리(15.6%)가 이성의 생식세포를 보유했다.

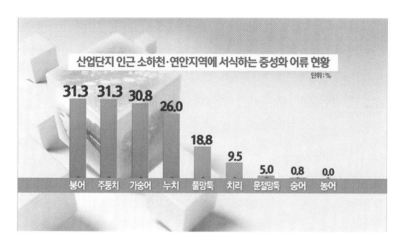

〈그림〉 산업단지 인근의 중성화 어류 현황

　비스페놀A와 과불화화합물(PFCs)도 수중 생태계를 위협하고 있다. 항생제 등 의약물질과 함께 국제학계가 '신종 유해물질(Emerging Micropollutants)'로 분류한 물질들이다. 플라스틱이나 음료용 캔 코팅제 등으로 사용되는 비스페놀A는 사람이나 동물의 내분비계를 교란시켜 정자 수 감소, 불임 같은 생식 독성을 일으키는 물질로 알려져 있다.

　과불화화합물(8종) 가운데 PFOA는 프라이팬 바닥 코팅제 등으로 사용되는 테프론을 제조하는 과정에 첨가제로 사용되는데 동물 실험에서 임신 장애 등을 유발하는 것으로 확인됐다. 이 물질들 역시 전국 각지의 하천에서 발견되고 있다.

　항생제 내성 문제는 우리나라뿐만 아니라 세계적으로 이미 뜨거운 이슈로 부상했다. WHO 보고서에 따르면 전 세계 6개 대륙 가운데 대장균과 황색포도알균은 5개 대륙에서, 임질균은 3개 대륙에서, 설사 등을 일으키는 이질균은 2개 대륙에서 항생제 내성률이 50%를 넘겼다고 한다.

WHO는 이 같은 상황을 타개하기 위해 국제적인 항생제 내성 감시체계를 만들어 공조하고 인간뿐만 아니라 동물들의 항생제 내성에 대한 감시체계까지 강화해야 한다고 제안했다.

문제는 우리의 식수원이 각종 환경호르몬 물질에 노출돼 있다는데 심각성이 있다. 슈퍼박테리아가 발견되는 하천 중에는 식수원수로 사용되고 있는 곳도 많다. 항생물질 등이 들어있는 하천의 물을 원수로 쓰는 정수장은 항생물질을 걸러낼 수 있는 시스템을 갖추고 있지 않다. 또 우리나라 정수장 중에 항생물질을 정기적으로 측정 분석하는 곳은 없다. 따라서 수돗물에서도 항생물질 등이 나오지 말라는 보장이 없다.


## 환경호르몬, 통합 예방 관리 시급하다


우리는 화학물질에 노출되어 살고 있다. 휴대폰에서 아기 젖병까지 우리 일상생활은 화학제품으로 포위되어 있는 셈이다. 이런 화학성분 중 인체 내분비 기능을 교란시키고 유전변이마저 일으키는 내분비 교란물질을 '환경호르몬'이라 부른다. 유엔환경계획(UNEP) · 국제보건기구(WHO) 보고서 등에 따르면 약 800여종의 화학물질이 내분비교란을 일으킬 가능성이 있는 것으로 예상되고 있다.

최근 우리나라에서 사회적 이슈가 되고 있는 '비스페놀A'도 내분비 교란 물질 중 하나이다.

안철우 강남세브란스 병원 내분비 · 당뇨병센터소장은 내분비

교란물질에 의해 유발되는 대표적인 질병은 갑상선호르몬 질환이라고 말한다. 임신 중 갑상선호르몬 부족은 태아의 두뇌 발달을 저하시키고 아이들의 주의력 결핍이나 과잉행동장애를 일으켜 사회 혼란의 원인이 될 수도 있다는 것이다.

TBT · BPA · 납 · 프탈레이트 같은 물질은 내분비계 관련 질환 중 가장 흔한 당뇨병의 원인이 되는 비만 · 이상지혈증 · 인슐린 저항성 등을 유발할 뿐만 아니라 인슐린을 분비하는 췌장 기능에도 악영향을 준다.

안철우 소장은 당뇨병, 갑상선 기능이상, 성조숙증, 남성불임, 조기폐경 등 내분비질환의 원인은 주로 유전, 생활습관에서 찾아왔지만 이제는 환경호르몬 같은 외적 원인 규명에도 노력을 기울일 시기가 찾아왔다고 지적하고 있다.

안철우 소장은 환경호르몬이 여성의 경우 유방 및 자궁의 정상적인 발달을 방해해 성조숙증, 조산아 출산, 불임, 조기폐경을 일으키고, 남성의 경우 잠복고환증, 남성불임, 고환암, 후세대에 남성 생식기관의 선천적 기형인 요도하열을 발생시킬 수 있다고 경고했다.

국민들이 환경호르몬에 노출되는 정도를 줄이기 위해서는 노출원을 정확히 파악 · 관리하는 정부의 통합 관리가 필요한 시점이다.

특히 우리나라는 비스페놀A의 유출 가능성이 높은 에폭시 배관을 상수도관으로 쓰고 있지 않는가? 전문가들이 상수도 배관의 비스페놀A 위험성을 끊임없이 지적하고 감사원의 감사 등에서도 심각한 문제점이 드러나고 있지만 에폭시 배관은 여전히 상수도 배관으로 사용되고 있다.

## 원수 오염으로 천대받는 수돗물

낙동강 물은 영남지역 주민들의 식수 원수로 사용되고 있다. 오염된 낙동강 물을 식수로 사용하기 위해서는 필연적으로 정수처리 과정을 거쳐야 한다.

정수장으로 들어 온 낙동강 물의 첫 단계는 불순물을 가라앉히는 침전과정이다. 다음으로는 불순물을 걸러내는 여과과정을 거쳐야 한다. 이렇게 침전과 여과과정을 거친 물은 다시 활성탄을 통과하는 흡착과정을 거친다. 이것으로 끝이 아니다. 오염물질을 완벽하게 걸러내기 위해 오존처리 등 고도정수장치를 거친다. 이런 과정에서 엄청난 정수 비용이 발생한다. 우리의 수돗물은 이렇게 비싼 대가를 지불한 후 만들어진다. 고도정수처리를 한 수돗물은 미네랄이 살아 있는 좋은 물로 재탄생한다.

한 해 우리나라 수돗물 생산과 정수에 드는 비용은 2조원이 넘는다.

그렇다면 가정에서는 수돗물을 어떻게 사용하고 있을까?

30대 전업주부인 김은숙씨는 여느 가정과 마찬가지로 수돗물로 설거지를 하고 있다. 수돗물은 허드렛물인 것이다. 또한 과일을 씻거나 쌀을 씻는 용도로만 사용한 후 그대로 버려진다. 그리고 실제 밥을 지을 때는 정수기 물을 이용하고 있다. 물을 이중으로 사용하고 있다. 수돗물에 대한 불신이 이런 현상을 초래한 것이다.

수돗물에 대한 대안으로 떠오른 것이 정수기다. 우리나라에서는 남녀노소 없이 누구나 정수기 물을 깊이 신뢰하고 있다. 정수기 물은 과연 믿고 마셔도 괜찮은 것일까?

우리나라 대부분의 정수기는 이른바 역삼투압 방식으로 물을 걸러내고 있다. 이 때문에 미네랄이 전혀 없는 물이 되어 장기간 마실 경우 건강에 악영향을 끼치는 것으로 조사됐다.

최근 생수 시장도 폭발적으로 확대되고 있다. 국내 생수뿐만 아니라 외국의 유명 생수까지 수입돼 우리나라 물 시장을 장악해 나가고 있다.

수돗물에 대한 불신이 이처럼 새로운 시장까지 창출하면서 서민의 부담은 가중되고 있는 것이다.

원수의 오염과 녹슨 상수도 배관 때문에 천문학적 예산이 들어가 생산된 수돗물이 제 역할을 못하고 있다. 역시 엄청난 예산이 투입되는 상수도 배관 교체도 환경 호르몬 등에 대한 검증 없이 이뤄지고 있다.

현대 문명의 또 하나의 상징인 수돗물이 지금 우리에게 엄청난 대가를 요구하며 역습을 가하고 있다.


### 수돗물 불신이 정수기와 생수 시장 키운다


정수기와 먹는 샘물 시장이 급팽창해 현재 각각 1조원, 3,500억의 시장규모를 갖고 있는 것은 수도정책의 실패와 불신의 결과에서 비롯된 것이라고 할 수 있다.

많은 물 전문가들은 현재 정부가 추진해야 할 가장 시급한 문제는 '안전한 수돗물과 신뢰를 주는 수돗물'이라고 지적하고 있다.

수돗물을 직접 마시는 국민은 일부에 불과해 그 수치를 발표하기가 민망스러울 정도로 큰 불신을 받고 있다, 정부의 수돗물 관리에 대한 무책임과 비효율, 불신의 틈바구니에서 생수와 정수기 시장만 비대해지고 있다.

서울시 상수도사업본부는 서울의 수돗물은 사실상 세계 정상급이라고 말한다. 세계보건기구(WHO)가 권장하는 145개 항목의 수질 검사기준을 충족하고 있으며 미육해공군 분석기관(STL)에서도 안전성을 인정받았다고 밝혔다.

이러한 홍보에도 불구하고 애석하게도 서울시민 10명중 6명은 여전히 '수돗물은 식수로 부적합하다'고 생각하고 있는 것으로 나타나고 있다.

한 조사결과에 따르면 수돗물이 식수로 부적합 이유는 '상수원이 깨끗하지 않을 것 같아서(32.3%)', '수도관·물탱크에 문제가 있을 것 같아서(23.8%)', '막연히 불안해서(12.6%)' 등의 순으로 조사됐다.

이런 결과는 시민들의 주된 식수가 정수기물 45.4%, 수돗물 39.2%, 생수 10.1%, 약수·지하수가 5.1%로 나타나고 있는 것에서 잘 증명하고 있다.

불신의 벽만 높은 것이 아니다. 시간이 흐르면서 정수기 이용이 자신들도 모르게 중독처럼 체질화 되어가고 있다.

이런 문제로 인해 파생되는 또 다른 폐해는 수돗물 불신으로 인해 사람들이 생수를 먹기 시작하면서 지하수 고갈을 부채질해 또 다른 재앙을 서서히 몰아오고 있다는 사실이다.

## 생수도 제대로 골라서 먹어야 한다

생수 시장도 수돗물의 불신으로 해마다 빠른 속도로 확대되고 있다.

생수의 물 값은 만만치 않다. 기름보다 비싸지만 건강을 위해서는 대수롭지 않게 돈을 쓴다. 그런데 생수를 담고 있는 용기가 어떻게 생산돼 유통되며 어떤 물질이 용출되는지에 대한 정부차원의 조사나 대책은 미흡한 것이 현실이다.

2006년 3월 MBC 뉴스는 페트병 생수를 오래 두고 마실수록 독성물질이 급증한다는 연구 결과가 나왔다고 보도했다. 빈 페트병을 재활용하는 것도 위험하다는 것이었다. 뉴스는 페트병 안에 든 생수에서는 거의 예외 없이 독성물질인 안티몬이 검출된다는 보도였다.

암까지 유발하는 안티몬은 페트병 제조에 생산되는 첨가 물질로 자연수에는 보통 4 ppt정도가 녹아 있지만 페트병에 담긴 직후에는 360ppt, 3 달이 지나면 그 2 배인 700ppt로 늘어난다는 것이다.

이는 독일 하이델베르크 대학이 유럽에서 시판되는 48종류의 생수를 조사한 결과이다. 보통 2 년으로 되어 있는 생수의 유효기간을 그대로 믿다가는 독성물질을 그 만큼 더 많이 마실 수 있다는 충격적인 발표였다.

이에 대해 관련업체들은 페트병의 경우 최초 페트병 원재료의 생산과정에서 촉매로 안티몬(원소기호:Sb)을 표시하는데 생산된 페트병을 외부 시험연구원에 중금속용출 시험을 의뢰한 결과를 보면 기준치 이하의 극미량(국내법: 식품공전에서 인증하는 미량)으로 전혀 문제없는 수준이라고 항변했다.

시중에 판매되고 있는 생수의 미네랄 함량표시에 대한 진실공방도 끊이질 않고 있다. 대부분의 국내산 생수는 표시하도록 되어 있는 5개 항목에 대해 '최소. 최대치'로 표시해 두고 있다. 그러나 이 함량표시도 (사)한국소비생활연구원(02-325-3300, 3142-5858)의 발표에 따르면 각 제품에 따라 최소치와 최대치의 범위가 천차만별이어서 어떤 제품은 칼슘 함량의 차이가 40mg/l를 넘어서는 것도 있고 원수의 허용기준치가 2.0mg/l인 불소의 경우 1.4mg/l의 변화폭이 있는 매우 불안정한 수질의 제품도 있는 것으로 나타나고 있다. 또한 어떤 제품은 실제 샘플 실험 결과 표기와는 전혀 다른 값을 나타내기도 한 것으로 조사됐다.

생수가 수돗물이나 역삼투압 정수기 물보다 좋은 것은 사실이다. 그러나 생수에 대한 맹신은 버려야 한다. 생수도 천차만별이다. 우선 생수의 수원지가 어디냐에 따라 물의 구성성분이 훨씬 다르다. 우리가 즐겨 찾고 있는 약수터의 수질이 먹는 물 수질기준에 미치지 못하는 곳도 있듯이 생수도 구입하기 전에 수원지와 물의 구성성분을 꼼꼼히 살펴야 한다.

유통과정이나 유통기한도 불신의 대상이 되고 있다. 산간 계곡에서 생산된 생수가 해양심층수란 이름을 달고 판매되는 경우도 있다. 또 일부 악덕업자들은 유효기간이 지난 생수를 변조해 시중에 불법 유통시키다가 적발되는 사례도 있다.

우리가 생수를 구입해 마실 때 반드시 명심해야 하는 것이 있다. 칼슘과 칼륨 등 미네랄 함량이 높다고 해서 몸에 좋은 물이 아니다. 외국 유명 생수 중에는 미네랄 함량이 국내 생수보다 수십 배가 높은 생수가 많다. 미네랄이 인체에 필수요소라는 점을 감안하면 외국 생수가 국내 생수보다 훨씬 좋다고 생각할 수 있다. 그러나 반드시 그렇지만 않다.

좋은 생수는 미네랄의 구성성분비율이 좌우한다. 칼슘 농도는 지나치게 높은데 칼륨 농도는 상대적으로 너무 낮다면 좋은 생수가 아니다. 미네랄 구성성분비율이 균형과 조화를 이루어야 좋은 생수이다. 필자가 여러 가지 물을 샘플로 식물실험, 세포실험, 동물실험, 임상실험 등을 실시해본 결과 한국인에게는 한국에서 생산된 생수를 믹는 것이 가장 좋다는 결론을 얻었다. 우리의 인체가 우리 물에 적합하게 형성, 유지되어 왔기 때문에 당연한 것이다.

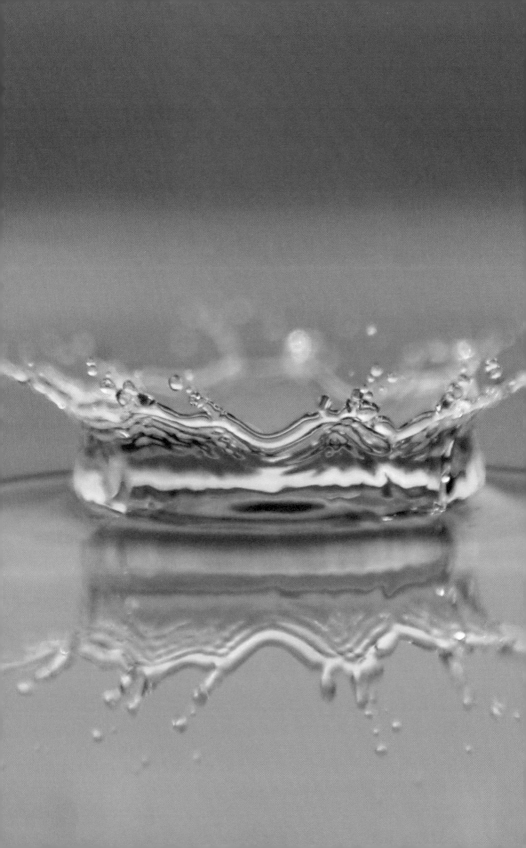

# 제 11 장

# 장수촌과
# 유명 약수의
# 비밀

## 노화는 이렇게 진행된다

건강한 세포는 건강한 신체를 만드는 기본 구성 요소이며 세포는 물로 이뤄져 있다.

몸속에 있는 물은 두 종류가 있다. 세포 속에 들어 있는 건강한 물과 세포들 사이에 떠다니는 쓸모없는 물이 그것이다. 쓸모없는 물은 노화를 촉진시킨다.

혈관 곳곳에 미세한 구멍들이 뚫려 있고 물이 줄줄 새면서 빠져나온 물이 쓸모없는 물이다.

나이가 들수록 세포와 결합조직도 약해진다. 그래서 세포와 결합 조직은 최상의 상태로 기능을 발휘하는 데 필요한 물을 끌어들이고 붙드는 능력을 잃게 된다. 세포와 결합조직에서 새어 나온 물은 세포와 결합조직 사이의 공간에서 떠다닌다. 이것이 바로 쓸모없는 물이다. 따라서 세포막을 복구하고 결합조직의 구조를 튼튼하게 만들어서 쓸모없는 물이 생성되는 것을 막아야 한다.

노화를 예방하려면 세포가 스스로 복구해 제 기능을 발휘하도록 세포에 영양분과 물을 충분히 공급해야 한다.

세포가 완전히 수화되어 있지 않으면 최적의 상태로 기능하지 못하며 노화로 이어진다. 세포가 쇠약해지면 장애와 질병이 생기고 죽음으로 이어진다. 특히 질병이 있는 사람은 세포 내 수분함량이 상대적으로 낮다는 연구 결과가 있다.

음식물을 통해 흡수된 영양소는 간에 저장됐다가 혈액을 통해 필요한 부위로 전달된다. 이를 '세포간의 정보전달'이라고 한다.

세포간의 정보전달에서 가장 중요한 것이 물이다. 음식물을 소화. 흡수하는데도 혈액을 통해 필요한 기관으로 전달하는데도 혈액에서 장기의 세포로 전달할 때에도 물이 매개체가 된다.

세포간의 정보전달이 원활하지 않으면 영양분을 제때 공급받지 못하고 노폐물도 제때 배출할 수 없다. 만일 노폐물이 세포내액에 그대로 정체된다면 굶고 더러워진 세포는 결국 늙거나 병들게 된다.

세포내의 수분이 부족해 영양성분을 제대로 공급받지 못하면 신진대사가 떨어진다. 세포 내의 미토콘드리아가 에너지를 생성하지 못하기 때문이다. 미토콘드리아 기능이 떨어지면 손상된 세포나 DNA 복구가 활발하게 이뤄지지 않는다. 세포가 재생되지 않아 상처가 빨리 낫지 않고 합병증이 생기기 쉽다.

혈액의 94%는 수분이다. 수분이 부족하면 혈압이 떨어진다. 혈압이 떨어지면 뇌로 들어가는 혈액 양이 적어져 어지럼증이 생긴다.

고혈압, 당뇨병, 고지혈증 심장질환, 비만, 요통 무릎통증, 골다공증, 암 등의 질병은 물과 상관관계가 있는 것으로 보고되고 있다.

암의 발생원인은 여러 가지가 있겠지만 그 중 하나가 체내 건조로 인해 노폐물이 쌓여 세포에 변형이 일어난 것이다. 따라서 이를 예방하기 위해서는 좋은 물을 충분히 마셔야 한다.

암의 또 다른 원인은 활성산소가 DNA나 세포를 변형시켜 암을 발생시키는 것이다. 따라서 적절한 수분섭취와 함께 항산화물질이 풍부한 음식을 먹어 활성산소의 폐해를 최소화하는 것이 중요하다.


## 좋은 물을 마시면 장수한다

장수하는 사람들은 유전인자의 영향도 많지만 마시는 물과 장수는 불가분의 관계에 있다는 것이 의학계의 대체적인 견해이다. 한의학의 바이블인 동의보감에서 허준은 "사람마다 건강과 수명이 다른 가장 중요한 원인은 마시는 물에 있다"고 강조했다.

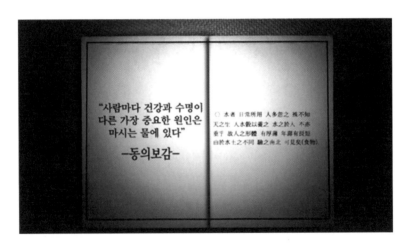

〈사진〉 동의보감 원문

실제로 장수촌 사람들이 마시는 물은 미네랄이 풍부한 천연수이다.

전북 순창군 구미리는 대표적인 장수마을로 소문난 곳이다. 무엇이 이 마을을 장수 마을로 만들고 있을까?

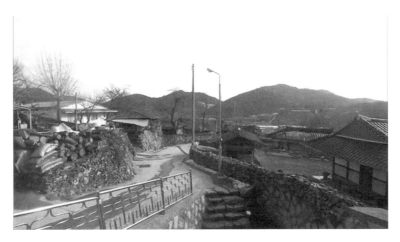

〈사진〉 전북 순창군 구미리 장수마을

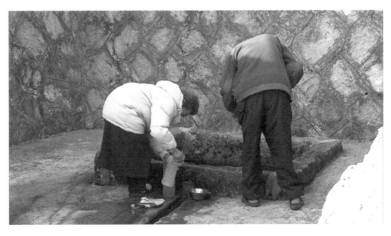

〈사진〉 구미리 장수마을의 600년을 유지해 온 마을 우물

이 마을 사람들은 한결 같이 마시는 물 덕분이라고 말하고 있다.

600년간 단 한 번도 마른 적이 없다는 마을 우물을 장수의 요인으로 꼽고 있다. 마을 사람들은 이 우물을 대대로 마셔왔다.

필자가 이 마을에서 만난 101세의 한 할머니는 하루에 1리터 이상의 우물물을 먹고 있다고 했다. 아직도 아픈 곳이 없다는 할머니는 맛이 좋은 이 우물물을 꾸준히 마셔온 것이 장수비결이라고 믿고 있다. 할머니의 아들과 며느리도 팔순을 바라보고 있지만 건강상태는 50대 수준을 유지하고 있다.

구미리 마을회관을 찾는 동민들 중에 70대 후반이 가장 나이가 적었고 90대와 100살이 넘은 노인들도 흔하게 볼 수 있다. 장수마을을 실감하게 했다.

이 마을은 정수장을 거치지 않는 뒷산 계곡물을 간이 상수도로 사용하고 있다. 화강암 지대에서 흘러나오는 맑고 풍부한 물이 장수의 비결이었던 것이다.

물 전문가인 최무웅 박사는 장수촌 물은 대부분 미네랄이 풍부하고 이들이 마시는 물은 화강암층 지하 암반을 통해서 오랫동안 순환을 거쳐 나오기 때문에 미네랄이 풍부하다고 설명했다. 실제로 구미리 주민들이 마시는 물도 다른 지역보다 상대적으로 미네랄이 풍부한 것으로 여러 연구기관의 분석에서도 입증되고 있다.

산 좋고 물 좋다는 장수촌은 인체에 필요한 미네랄이 충분히 이온상태로 물에 용해돼 있거나 나노단위(1나노=10억분의 1m)의 콜로이드 상태로 녹아 있는 곳이 많다. 물은 가장 중요한 미네랄의 공급처다. 물에 녹아 있는 미네랄 중 칼슘과 인은 뼈의 주요 구성성분을 이루고 마그네슘 나트륨 칼륨 등은 인체의 전기적인 균형을 이루기 위해 꼭 필요하다.

아연, 스트론튬, 철, 망간, 구리, 요오드, 크롬, 게르마늄, 셀레늄, 황, 코발트, 바나듐, 티타늄, 실리콘과 같은 희귀 미네랄은 미량이라도 꼭 필요하다. 미네랄은 인체에 살고 있는 100조개의 미생물, 60조개 정도의 세포와 조화롭게 공생을 하면서 우리의 건강을 유지해준다.

몸에 좋은 물은 미네랄이 적절히 녹아 있어야 한다. 우리 몸의 질환은 혈액순환 장애와 칼슘과 마그네슘 등 미네랄 부족, 활성산소 발생, 면역기능 저하 등에서 비롯되는데 마시는 물과 깊은 관련이 있다.

장수촌으로 거론되는 전남 구례, 전북 순창, 임실, 강원 인제 등은 산간지역으로 깨끗하고 자연 미네랄 성분을 많이 함유한 물이 풍부한 곳이다.

장수촌 사람들의 공통적인 특징은 깨끗한 계곡 물이나 지하수 등 미네랄이 풍부한 약알칼리수를 식수로 사용한다.

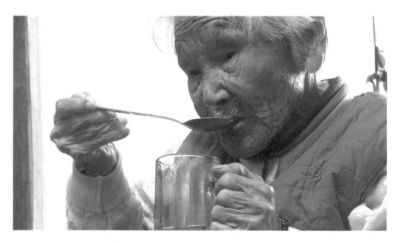

〈사진〉 평생 지하수를 마셔 온 102세 할머니(전북 순창군)

좋은 물과 장수촌의 물의 공통점은 클러스터에 있다. 클러스터가 작은 물에 혜택을 받고 있는 지역에서 살고 있는 사람들은 건강하고 장수하는 경향이 현저하게 나타난다.

세계 장수촌 물의 미네랄 함량은 지형적 지질학적 차이로 인해 그 함량이 조금씩 다르다. 우리나라 지하수의 미네랄 분포는 외국의 장수촌의 물과는 거의 유사한 분포를 보이고 있어 건강에 좋은 물이라 할 수 있다.

우리가 마시는 물에 들어 있는 미네랄은 미세한 분자단위로써 인체의 여러 곳에 운반되며 이때의 미네랄은 이온화된다. 필수 미네랄을 적절히 섭취하려면 좋은 물을 많이 마시는 것이 최상의 방법이다.

좋은 물은 우리의 세포를 건강하게 하는 무기질 영양소가 풍부하고 적절한 경도를 가지며 혈액의 pH농도와 비슷한 물이다.

생명을 유지하고 있는 세포의 원형질은 약 80%가 물이다. 살아있는 세포의 신진대사와 성장을 위한 생리 화학적인 반응에는 물이 직접 간접적으로 관여하며 중요한 과정에는 물을 매개로 해서 진행된다.

나이가 많을수록 세포내의 물의 구조는 무질서하게 되어 생체조직 밖으로 이탈된다. 그 결과가 노화현상으로 나타나는데 좋은 물을 꾸준히 마시면 노화를 예방할 수 있다.

노화현상이 진행되면 칼슘과 같은 미네랄 이온이 몸 밖으로 빠져나가 뼈와 치아가 약해진다. 즉, 몸 체내에서 미네랄에 의해 구조적으로 안정된 클러스터를 이루는 6량체의 비율이 클수록 세포의 활성이 유지되고 건강을 지킬 수 있다.

반면에 클러스터를 이루지 못한 무질서한 물의 비율이 증가할

수록 노화는 빨리 진행한다. 이 같은 현상으로 엔트로피가 증가하여 극에 달하면 사망에 이르게 된다.

미네랄이 적당히 용존되어 약알칼리성을 유지하면서 작은 클러스터 구조를 가진 물이 세포를 활성화하고 병든 세포를 정상화시켜 항상성을 유지하도록 조절해 준다.

우리 몸에는 60조개의 세포가 있으며 이들 세포가 영양과 에너지원을 흡수하고 세포의 중간에서 생기는 노폐물이 배설 되어야 한다. 세포와 세포 사이의 수용액이 출입할 수 있는 힘은 삼투압이다. 칼슘, 마그네슘, 칼륨, 나트륨 등의 필수미네랄은 영양 섭취로 끝나는 것이 아니라 삼투압을 적절하게 유지하기 위해서도 필요 불가결한 것이다.

우리 몸에 흡수된 미네랄은 여러 가지의 미세한 분자단위로써 몸체의 여러 곳으로 운반된다.

이때 미네랄은 이온화되면서 전자를 받아들이거나 잃는다. 따라서 필수 미네랄을 적절하게 섭취하려면 미네랄이 풍부한 깨끗한 자연수를 마시는 것이 최상의 방법이다.

물의 질이 좋고 나쁨이 우리의 건강을 좌우한다. 장수촌 사람들의 공통점은 미네랄이 풍부한 좋은 물을 계속해서 마시는 것이 건강하게 사는 비결이다.

백세까지 장수한 노인들을 살펴보면 규칙적이고 다양한 식사, 우유와 곡류를 즐겨 먹었으며 아침식사를 거르는 비율이 낮았다.

물은 모든 동식물의 생존에 필수불가결의 요소이다. 평생을 마셔야 하는 물은 그 성분과 성상에 따라 인체에서의 흡수와 배출, 그리고 효능이 다르게 나타나기 때문에 어떤 물을 마시느냐에 따라 건강에 미치는 영향이 절대적이다. 매일 마시는 물의 종류는 사람의 평균수명에도 영향을 미치며 장수하는 사람은 공통적으로 좋은 물을 마시고 있다.

순창군은 100세 이상의 노인이 인구 3만2000명 중 10명, 그리고 65세 이상 노인 가운데 85세 이상 노인인구 비율이 전국 최고인 장수지역이다.

미국 타임지에 세계 장수고을로 선정되기도 한 이 지역은 세계 장수지역의 공통된 특징인 물 맑은 청정지역이다. 순창군을 비롯한 국내 장수촌 지역 음용수는 지하수와 암반수를 주로 이용하고 있다. 이 마을 주민들이 마시는 물은 세계 다른 장수촌과 유사한 특징을 가지고 있다.


## 장수촌 물은 어떤 특성을 가질까?

좋은 물과 장수촌의 물의 공통점은 클러스터에 있다. NMR로써 분석하여 보면 물은 본래의 여러 가지 다른 점을 구별할 수 있다.

세계 각지의 물을 NMR로 분석한 후 여러 지형에서 살고 있는 사람들의 건강상태와 수명들을 비교해 보면 클러스터가 작은 물에 혜택을 받고 있는 지방에서 살고 있는 사람들은 건강하고 장생하는 경향이 현저하게 나타난다. 클러스터가 작은 물을 먹는 사람들이 건강하게 오래 사는 것은 상대적으로 질병에 걸릴 확률이 훨씬 적다는 것이다. 여러 연구를 종합해 보면 클러스터가 작은 물은 인간뿐만 아니라 동식물의 건강에도 크게 기여하는 등 물과 생명활동은 불가분의 관계임이 밝혀지고 있다. 아래 그림은 세계적으로 권위 있는 일본 생명의 물 연구소가 작성한 것이다.

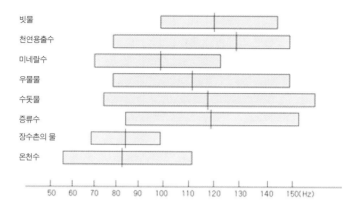

〈그림〉 여러 가지 천연수의 O-NMR(20℃) 측정결과(수직선은 평균값)

　세계의 물 3만개의 시료를 분석하여 '물의 클러스터의 크기와 건강 관계'를 정리한 이 연구는 많은 것을 시사한다.

　NMR은 물 분자를 눈으로 볼 수 있는 장치가 아니라 특수한 방법으로 분자의 진동수를 예측해 수치적으로 물의 상태를 확인하는 장치이다. 따라서 그림에 표시된 수치의 단위는 Hz(진동수)이다. 진동수의 수치가 작은 것은 클러스터가 작은 물이며 분자집단이 작은 물이다.

　장수촌 물의 클러스터가 다른 물과 비교할 때 훨씬 작은 것을 알 수 있다. 또한 미네랄 천연수도 역시 장수촌 물의 클러스터에 접근하는 것으로 나타났다. 여기서 주목해 볼 것은 건강에 영향을 줄 수 있는 미네랄 성분의 함유량이다. 장수촌 물의 각종 시료에서 미네랄 성분 함유량 상태 차이를 아래 〈표〉에 나타내었다.

<표> 세계 장수촌의 음용수의 미네랄 성분(단위ppm)

| 미네랄 시료 | Ca | Mg | K | Na | Si | $^{17}O-NMR$ 물의선폭(Hz) |
|---|---|---|---|---|---|---|
| 빗물 | 92.7 | 13.8 | 2.76 | 38.8 | 11.7 | 82 |
| 천연용출수 | 66.7 | 14.7 | 1.43 | 32.7 | 11.3 | 74 |
| 미네랄수 | 82.1 | 18.6 | 0.95 | 43.8 | 13.2 | 75 |
| 우물 | 67.8 | 10.2 | 4.13 | 35.8 | 6.49 | 90 |
| 수돗물 | 23.5 | 13.2 | 8.44 | 35.6 | 26.1 | 64 |
| 증류수 | 13.7 | 2.11 | 1.82 | 9.68 | 23.5 | 76 |
| 장수촌 물 | 33.9 | 5.25 | 3.60 | 10.8 | 23.0 | 101 |
| 온천수 | 7.39 | 1.67 | 2.14 | 4.71 | 24.5 | 83 |

장수와 건강에 직접적인 영향을 주는 것은 미네랄 성분도 중요하지만 클러스터의 크고 작음에 관계가 깊다고생각된다. 그러나 클러스터가 작은 안정된 6각 구조와 같은 형태를 지닌 것은 미네랄의 적당한 함유량과 직접적인 관계가 있는 것으로 추측된다. 클러스터가 작으면 건강에 좋은 물이라고 하는 것은 각종 연구를 통해 이미 밝혀진 사실이다.

장수촌의 미네랄 천연수는 풍부한 영양소를 가지고 있는 동시에 클러스터가 작아 건강에 좋은 물인 것이다. 그렇다면 세계 장수촌 물의 평균미네랄 함량과 우리나라 수돗물과는 어떤 차이가 있을까?

<표> 장수촌의 물과 수돗물과의 비교

| 미네랄 종류 | Ca | Mg | K | Na | Si | $^{17}O-NMR$ 물의선폭(Hz) |
|---|---|---|---|---|---|---|
| 장수촌 물 | 48.5 | 9.9 | 3.15 | 26.5 | 17.4 | 80.6 |
| 수돗물 | 15.3 | 3.7 | 7.6 | 5.5 | 2 | 85 |

<표>에서 보듯이 세계 장수촌 물의 미네랄 함량은 지형적, 지질학적 차이로 그 함량이 우리나라의 수돗물과는 큰 차이가 있다.

그러나 우리나라 수돗물의 미네랄 분포는 외국의 장수촌의 물과는 거의 유사한 분포를 보였다. NMR 진동수의 값도 비슷해 우리나라 수돗물도 건강에 좋은 물로 평가할 수 있다.

우리 몸은 60조개의 세포로 몸체가 유지되고 있다. 이들 세포의 1개 1개에 영양과 에너지원이 흡수되어야하고 세포의 중간에서 생기는 노폐물이 배설 되어야한다. 이런 과정에 필요한 것이 전자의 작용이다.

세포와 세포 사이의 수용액이 출입할 수 있는 힘을 삼투압이라 한다. 이들 세포 내외의 전기적 힘이 균형을 이루도록 할 때에 작용하는 힘이다. 결국 세포내의 총 전자량과 세포주변의 총 전자량과의 균형을 유지하는 방향으로 세포내외의 용액은 출입하는 것이다. 영양으로써의 칼슘, 마그네슘, 칼륨, 나트륨 등의 필수 미네랄을 섭취하는 것으로 끝나는 것이 아니라 삼투압을 적정히 유지하기 위해서도 필요 불가결한 것이기 때문이다.

소화 흡수된 미네랄은 여러 가지의 미세한 분자단위로써 몸체의 여러 곳에 운반된다.

이때의 미네랄은 이온화된다. 이온화 상태로는 전자를 받아들이거나 잃어버린다. 즉 각각 양 이온, 음 이온의 전하를 갖는 상태가 된다.(전기적 에너지)

따라서 필수 미네랄을 적절하게 섭취하려면 미네랄을 충분히 포함하고 있는 좋은 물을 마시는 것이 생명활동의 토대인 전자의 이동 활동 무대를 제공해주는 최상의 방법이다.

물질과 물질을 합치고 분리될 때 물질의 성질 등이 어떻게 변하는가를 연구하는 학문이 화학이다. 물질의 변화란 실제로 분자레벨에 있는 전자의 주고받음에 의하여 생기게 되는 것이다.

화학변화란 전자의 주고받음이라고 하는 전기적 메커니즘의 결과인 것이다. 장수촌의 물이든 천연 음용수이든 전자 이동에 따른 메커니즘이, 항상 미네랄이 적당하게 용존된 물에서의 전자 이동이 균형을 이루어야만 우리 몸을 건강하게 하는 좋은 물인 것이다.


### 좋은 물은 인체 면역력을 높인다

인체에 좋은 물은 해로운 균을 없애주고 몸 전체의 활동을 높임으로써 유익한 균에 보다 좋은 환경을 만들어 준다. 또한 암세포의 성장을 억제하거나 암세포와 싸우는 면역세포의 원기를 도와 암 치료 및 개선의 효과를 기대할 수도 있다.

한국인에게 좋은 물은 경도가 높지 않은 물이어야 한다. 우리나라에서 음용되고 있는 대부분의 물은 수돗물을 포함하여 칼슘의 용존량과 마그네슘의 용존량이 적당한 균형을 이루고 있다. 따라서 경도가 그리 높지 않고 적당하다.

그러나 외국의 생수 가운데 유럽에서 들여온 생수 등은 다른 물과 비교해 탄산칼슘의 함유량이 높아서 경도가 높은 제품들이다. 이는 지질학적인 환경에 그 요인이 있는 것으로 판단된다. 우리는 동양인의 체질을 가지고 있기 때문에 경도가 높은 물을 상시 음용한다면 소화기의 상태를 악화시키게 된다.

유럽 피레네 산맥의 스페인과 프랑스의 국경지방에 있는 마사피엘 동굴에서 샘솟는 샘물이 전 세계적으로 불치병의 환자들을 치료할 수 있는 것으로 알려져 있다. 그 이유를 게르마늄이 함유된 물이라는 설이 있기도 하였다. 그러나 현재까지 유명한 약수로써의 치유성을 갖는 이 샘물은 역시 게르마늄의 함량보다는 그 물의 수소이온 농도가 약 염기성인 pH7.4 근처라는 사실이다.

인체의 정상적인 항상성을 유지할 경우 오줌 및 혈액의 pH는 7.4정도인 것으로 알려져 있으며 수돗물과 천연 자연수가 이에 해당된다.

미네랄 자연수는 클러스터가 작은 집단을 가진 물이며 세포내에 칼슘이온을 증가시킴으로써 여러 가지 세포를 활성화 시킬 수 있다.

최근에는 환경오염이 악화되고 우리의 식단이 육류 위주로 바뀌어가고 있는가 하면 역삼투압 정수기 선호로 미네랄이 없는 산성수를 식수로 사용하는 사람들이 늘어나면서 우리 몸이 면역력을 잃어가고 있다.

사람의 몸에는 보통 수백단위의 암세포가 발생하고 있는 것으로 알려지고 있다. 그러나 우리의 몸 중에는 면역력이 있고 이 면역력이란 외부로부터 세균 및 병원균 등을 격퇴하는 힘이다. 몸 안에 발생하는 이종생물, 즉 암세포를 격퇴하는 힘인 것이다.

이와 같은 면역력이 없다면 몸 안에서 보통 발생하고 있는 암세포는 자유분방하게 떠돌게 되고 결국에는 무수한 수치로 증식을 계속할 것이다. 면역력은 이들의 증식을 억제하기 위하여 전력을 다하여 암세포와 싸우게 된다. 구체적으로 보면 백혈구라고 부르는 혈액 중의 림파액의 세포들이 이 경우의 면역력의 주력인 것이다. 백혈구는 얼마간의 종류가 있으나 이들이 암세포를 발견하면 그들을 파괴하고 먹어버린다. 따라서 암세포가 증식하는 것을 미연에 방지한다.

지금까지의 암 치료는 수술, 항암제, 방사선 등의 방법이 주류였다. 그러나 이 방법들은 심각한 부작용이 항상 따라왔다. 이는 수십 년의 역사가 증명하고 있다. 특히 항암제와 방사선은 심각한 부작용을 피할 수 없으며 암이 진행하기도 전에 먼저 이와 같은 부작용으로 죽는 비극이 있어왔다.

수술도 마찬가지이다. 재발을 두려워하고 전이를 두려워하여 보다 광범위한 장기를 절제하기도 한다. 이렇게 되면 생명 그 자체의 위험이 따르지는 않은지 알 수 없다.

이와는 반대로 최근 관심을 끌고 있는 것이 면역요법이라고 하는 암 치료 방법이다. 몸에 면역력을 높여 암세포를 격퇴하는 것이다. 즉 자연의 섭리를 따르는 치료법이다.

구체적으로는 몸 전체의 기능을 순조롭게 하고 암세포와 싸우는 백혈구의 원기를 높여 주는 것이 이 치료법의 기본이다. 백혈구의 작용을 높이는 작용을 하는 식품도 많이 나와 있으나 이는 의사의 지시에 따라 신중하게 이용해야 한다. 또한 면역력을 높이려면 스트레스를 줄이고 쾌적한 환경에서 심신을 편하게 해야 한다.

물은 몸을 이루는 물질 중에서도 그 비율이 가장 높다. 성인의 체중의 약 60%가 물이며 다른 물질은 모두 물에 떠 있거나 용해되어서 세포나 몸의 조직을 형성하는 것이다. 생명활동의 화학반응도 모두 물 중에서 행하여지고 있는 것이므로 당연히 우리의 몸에는 좋은 물을 음용하는 것이 면역력을 확실히 높이는 최상의 방법일 것으로 생각된다.

생체의 모든 반응은 물속에서 일어난다. 물이 없으면 인체의 구조와 기능을 담당하는 단백질이 제대로 형성되지 않으며 기능도 못한다. 또 우리 몸의 모든 정보를 담고 있는 DNA도 그 역할을 다 하지 못한다. 물이 없었다면 태초에 생명이 생겨날 수도 없었을 것이다.

마시는 물을 무시하고 건강하게 살 수 없다. 좋은 물을 마시는 것이 건강하게 사는 비결이다.

## 유명 약수는 미네랄이 풍부한 약알칼리성이다

독일 최대의 무역 도시 프랑크푸르트에서 북동쪽으로 200Km를 달리면, 노르데나우라는 작은 시골 마을이 있다. 독일에서 유명한 겨울 휴양지이기도 한 이곳은 이보다 기적의 물로 더 잘 알려져 있다.

이곳 주위에는 물통을 들고 다니거나, 물 컵을 들고 물을 마시는 사람들의 모습이 쉽게 볼 수 있다.

토메스 동굴 입구에서 40미터 정도를 걸어 들어가면 30평 크기의 공간을 만날 수 있다. 바로 기적의 물이 샘솟는다는 곳이다. 이곳에는 소문을 듣고 찾아온 중증 환자들의 발길이 끊이지 않고 있다. 방문객 대부분은 이 동굴에서 샘솟는 기적의 물에 대해 강한 믿음을 가지고 있다.

독일 노이스대학교 바이오 물리학 국제연구소가 노르데나우의 샘물와 수돗물, 그리고 시중에 판매되고 있는 생수를 비교 분석한 결과 3종류의 물 가운데 노르데나우의 물에서 특이한 성분은 발견되지 않았다고 밝혔다.

이 대학 연구소는 "수돗물보다 노르데나우의 수질이 좋았고 노르데나우의 물에는 수돗물에 없는 특별한 성분이 나왔지만 무엇인지는 좀 더 조사를 해 봐야 될 것 같다."고 밝혔다.

노르데나우 건강센터에서 물 치료 효과를 연구하고 있는 가덱 박사는 노르데나우의 물을 마시고 있는 500명의 암 환자를 조사하고 있는데, 대부분 종양의 크기가 감소했거나, 종양의 전이가 멈춘 상태라고 밝혔다. 또한 당뇨병 치료에도 상당한 효과가 보고되고 있다고 주장했다.

가덱 박사는 그 이유를 명확하게 설명할 수는 없지만 노르데나우의 물에 탁월한 치료의 능력이 있음을 의심하지 않는다고 말하고 있다.

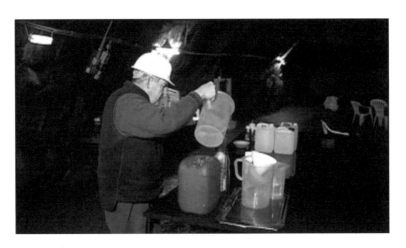

〈사진〉 독일 노르데나우 샘물을 길어가는 시민들

프랑스 '루루드샘', 북파키스탄의 카라콜룸 산맥의 산기슭에 있는 '훈사 샘', 에콰도르의 '빌카반바의 샘', 멕시코의 '트라코테의 샘', 일본 신사나 사원의 경내에서 용천수가 솟아나는 물은 '기적의 샘'이라고 불리며 장수의 원천으로 병을 고친다고 믿는 사람들이 많다.

그러나 과학적인 분석 결과 수질은 보통 물과 거의 차이가 없으며 그 비밀은 밝혀지지 않고 있지만 장수촌 물의 수원지는 공통점을 가지고 있다.

일본 즈오카현 후지산 기슭에서 솟아나는 카키타 하천의 물은 수질이 좋아 인기를 끌고 있다. 후지산은 거대한 모래와 자갈 등으로 이루어진 산이다. 산 정상에 내린 비나 눈은 흘러내려가는 동안 이들 다공질의 사층에서 몇 번이나 여과되고 접촉한 암석의 미네랄 성분이 충분히 녹아들어 맛있는 물이 된다.

프랑스 에비앙은 미네랄 성분이 풍부해 세계 100개국 이상에 수출되는 세계적 브랜드이다.

또 다른 세계적 브랜드인 페리에는 프랑스 '벨제즈의 샘'이 수원이다. 이곳은 1억4천만 년 전 약 5000m 지하에서 지각변동으로 생긴 단층이나 구열에 의해 지하수와 가스가 서로 혼합되었다. 페리에는 그 가스를 포함한 물이 지층을 통해 정화돼 지상으로 용출한 것으로 알려져 있다.

러시아 코카사스 지방의 장수촌 수질을 조사한 카와시마 사브로 박사는 "마을 사람들이 마시는 호수의 pH는 7.2 정도로 인간 혈액의 pH와 비슷했다. 또 그 수원은 코카사스 산맥의 만년설이 녹은 물이며 세계 장수촌의 대부분은 고지대에 있는 눈 녹은 물을 마시고 있는 곳이 많으며 이것이 장수와 관계가 있다고 생각한다."라고 말했다.

눈 녹은 물은 점성율이나 유전율이 보통의 물과 다른 것으로 확인되었다. 눈 녹은 물에 식물의 종자를 담가 두면 발아가 빨라 생장이 빠르고 생명체에 좋은 영향을 미치는 것으로 알려지고 있다.

눈 녹은 물은 땅 속을 침투하는 과정에서 고생층의 암석과 접

즉, 그때 녹아 들어가는 미네랄 성분, 특히 칼슘이나 칼륨 등의 미네랄 밸런스가 특별하다.

카와시마브로 박사는 "병을 고치는 기적의 물은 확인하지 못했지만 장수촌 물의 조건은 오염되지 않은 신선한 눈 녹은 물, pH가 사람 혈액과 같은 약알칼리성, 칼슘이나 칼륨을 많이 포함한 미네랄 자연수"라고 밝혔다.


## 미네랄이 약수의 효능을 좌우한다


생체의 모든 반응은 물속에서 일어난다. 물이 없으면 인체의 구조와 기능을 담당하는 단백질이 제대로 형성되지 않고, 우리 몸에 모든 정보를 담고 있는 DNA도 역할을 다 하지 못한다.

물은 오염 물질을 제거하는 차원을 넘어 건강에 도움이 되는 물이어야 한다. 물의 수소결합과 물이 서로 분산되려고 하는 엔트로피의 법칙과 균형을 이루어 물은 5각 고리와 6각 고리의 물로 행동한다. 6각 고리의 비율이 높은 물일수록 물의 구조가 강화되어 생체를 건강하게 보호한다.

약수(藥水)로 불려지는 물은 미네랄이 풍부하다. 약이 되는 물이란 뜻이다. 실제로 이런 물은 건강에 도움이 되기도 한다. 흙 속에 있는 알칼리 토(土)금속이란 금속이온이 물속에 포함되어 있기 때문이다.

흙에 들어 있는 알칼리 토금속의 대표적인 원소들은 베릴륨 (Be), 마그네슘(Mg), 칼슘(Ca) 등이다. 마그네슘(Mg)은 피부노화를 방지하는 기능이 있어 화장품에 많이 쓰인다.

마그네슘(Mg)이 부족하면 고혈압, 신장결석, 불면증, 식욕상실, 뼈 형성 장애, 수족냉증, 지각 이상, 빈혈 등이 생길 수 있다. 칼슘(Ca)은 우리 몸의 뼈나 치아 성분의 60% 정도를 차지하는 필수 요소 중 하나로 부족할 경우 골다공증이 생긴다.

우리 몸에 없어서는 안 될 이 같은 미네랄이 먹는 물속에 포함되어 있는 물이 바로 '약수'다.

## 세계적인 유명 약수는 물리화학적 성질이 비슷하다

천연 음용수는 바위틈이나 땅속으로 스며든 빗물(pH약 5.7)에 각종의 광물질이 용해되어 있는 암반대수층의 지하수, 또는 용천수를 말하는데 25℃ 이상을 온천수 그 이하를 냉천수라 한다. 광천수는 후자를 말한다. 먹는 물로써 규정한다면 샘물이다.

미국의 광천수는 용존 고형물의 양이 500ppm이상 함유된 물을 말한다. 프랑스의 광천수는 인체 건강에 유익하다는 확신을 가지고 이용하는 자연적인 용출수라 정의하고 있다.

FAO와 WHO가 공동으로 마련한 CODEX 기준에서는 광물질의 양과 미량원소의 양이 일반음용수와 명확히 구분되고 심층대로부터 용출되며 수량, 수질, 수온이 연중 일정한 물을 말한다.

우리나라에서는 미네랄의 성분과 성질을 가지고 있는 물인 광천수는 얼마 되지 않는다. 전국적으로 1250여 개소의 약수터가 있는 것으로 알려져 있다. 그러나 안전한 물을 가진 곳은 35개소에 불과하다.

우리나라의 대표적인 광천수인 강원도 양양군 오색약수, 충북

청원군 초정약수, 충남부여군 고란약수, 경북청송군 달기 약수, 전라북도 고창군 효감천 등에서 물을 떠서 이덕수 박사에게 의뢰하여 물리화학적 특성을 조사 분석하여 보았다.

**〈표〉 광천수의 수소이온농도의 분석결과**

| 시료 | 수소이온농도(pH) (15℃) |
|---|---|
| 역삼투압 정수물 | 5.21 |
| 오색 약수 | 7.37 |
| 초정 약수 | 5.66 |
| 고란 약수 | 7.95 |
| 달기 약수 | 7.18 |
| 효감천 | 7.76 |

물의 온도가 체온과 비슷할 때 가장 맛이 없다. 수온이 5~15℃ 정도이고 pH7.5 내외 정도 일 때 물맛이 가장 좋게 느껴진다고 한다. pH7.4~7.6 사이의 약알칼리성의 물은 체내 효소와 항산화물질의 활동을 저하시키지 않아 음식의 분해와 소화, 흡수 능력이 높아져 면역력도 강해지는 것으로 알려져 있다. 우리의 혈액 pH가 7.4 전후이기 때문이다.

우리나라의 유명 약수중 강원도 양양군 오색약수, 충남부여군 고란 약수, 경북 청송군 달기 약수, 전북 고창군 효감천 등은 pH7.18~7.95 사이의 약염기성으로 몸의 건강에 유익하다. 순수 물인 역삼투압 정수물은 약산성의 불안정한 구조를 가진다. 초정리 약수는 탄산의 용해농도가 과잉 상태로 5.66의 산성을 나타내고 있다. 각 광천수의 클러스트가 안정한지 불안정한지는 산화와 환원의 전위를 측정해 물 군집의 에너지 상태를 측정하면 알 수 있다. 이들 약수들의 ORP(산화환원전위) 측정 결과를 측정하여 보았다.

<표> 광천수의 산화환원 전위 분석

| 시료 | ORP(mV) |
|---|---|
| 역삼투압 정수물 | +100 |
| 오색 약수 | -23.9 |
| 초정 약수 | +70 |
| 고란 약수 | -50.8 |
| 달기 약수 | -16.5 |
| 효감천 | -41.6 |

초순수한 물을 -40℃까시 냉각시킨 얼음 주변 물의 산화환원전위 값은 -37.7 mV이다.

고란 약수는 -50.8 mV로 가장 안정된 환원값을 가지는 것은 pH가 가장 높은 7.95 정도인 것과 관계가 있는 것으로 보인다. 그 외의 나머지 광천수들은 산화환원 값이 모두 안정된 환원구조를 나타내고 있다.

초정약수는 pH가 약산성을 나타냄으로써 산화환원 전위 값이 역삼투압 정수기 물과 같은 불안정한 군집을 불안정한 구조를 보였다.

이들 광천수 중에서 초순수의 -40℃의 얼음주변의 물의 값 -37.3 mV에 가장 접근하는 것은 효감천이며 고란약수도 이와 비슷한 양상을 보였다. 따라서 이들 광천수 중에서 효감천의 클러스터 구조는 안정성을 띤 6각 구조의 군집을 이루고 있는 것으로 나타났다.

전기전도도를 분석한 결과는 아래 <표>와 같다.

### 〈표〉 광천수의 전기전도도 분석

| 시료 | 전기전도도($\mu s/cm$) |
|---|---|
| 증류수 | 1.0 |
| 오색약수 | 32.1 |
| 초정약수 | 14.68 |
| 고란약수 | 8.20 |
| 달기약수 | 35.6 |
| 효감천 | 12.05 |

각 광천수의 전기전도도가 증류수보다 훨씬 큰 값을 보이고 있다. 이는 광천수 중의 용존 물질이 이온화된 영향을 받기 때문이다. 전기전도도는 전기저항이 큰 클러스터의 물 분자 집단을 미네랄 이온이 수화되면서 파괴하여 재배열 될 때 수소이온에 비해 수산기 이온의 이동도가 증가되는 것으로 분석된다. pH와 미네랄이온의 용존량 영향으로 염기성이 증가함에 따라 전기전도도가 증가하는 것이다. 다시 말해서 미네랄이온에 의한 물 구조의 소집단화가 이루어지고 안정화된 배열을 함으로써 전기전도도는 초순수의 불안정한 구조에 비해 훨씬 큰 값을 가진 것으로 판단된다. 다음은 각 광천수의 삼투압을 측정하여 보았다.

### 〈표〉 광천수의 삼투압의 측정결과

| 시료 | 측정값(mmH2O) |
|---|---|
| 오색약수 | 15.0 |
| 초정약수 | 15.0 |
| 고란약수 | 22.5 |
| 달기약수 | 18.5 |
| 효감천 | 22 |

삼투압이 높고 낮은 차이는 미네랄이온에 의하여 물의 클러스터가 작은 소집단으로 재배열함으로써 물의 화학포텐셜이 아미노산의 화학포텐셜보다 증가해 광천수가 반투성 막을 통하여 아미노산 쪽으로 이동되는 것으로 판단된다. 고란 및 효감천의 삼투압이 훨씬 큰 것은 미네랄 용존량에 대한 이온화도가 높아 다른 광천수에 비해 클러스터가 더 안정된 소집단으로 군집을 이룬 것으로 보인다.

이 경우 인체의 세포막 주변에 가장 물 군집이 많이 모여 인체 및 생체에 친근한 물로서의 기능을 가진다. 각 광천수들의 구조적 유동성 및 안정한 상태를 확인하기 위하여 아래 〈표〉에 H'-NMR의 결과를 나타내었다.

〈표〉 광천수의 H1-NMR의 폭비 및 진동수 분석결과

| 시료 | half-width | H$^1$-NMR의 물의 선폭(Hz) |
|---|---|---|
| 증류수 | 1.1 | 4.853 |
| 오색약수 | 1.76 | 4.678 |
| 초정약수 | 1.65 | 4.680 |
| 고란약수 | 1.45 | 4.679 |
| 달기약수 | 1.5 | 4.679 |
| 효감천 | 1.9 | 4.678 |

각 광천수의 화학구조 중 군집의 크고 작음을 분석해 본 선폭 진동수는 증류수는 4.863, 오색약수는 4.678, 초정약수는 4.680, 고란약수 4.679, 달기약수 4.679, 효감천은 4.678로 나타났다. 고란, 달기, 효감천 약수의 선폭 진동수가 증류수에 비해 크게 작은 값을 보였다. 초정리 약수는 탄산기에 의한 산성을 나타냄으로써 증류수 다음으로 큰 값을 가진다. 즉 고란, 달기, 효감천 등은 클

러스터가 보다 작으며 안정된 물 군집을 이루고 있으며 그 중에서 효감천의 물이 가장 적은 값을 나타냈다. 이들의 군집 현상도 특히 미네랄의 용존량에 크게 영향을 받았다.

이들 광천수의 중요 미네랄 성분을 분석한 결과는 아래 〈표〉 와 같다.

〈표〉 광천수의 중요 미네랄의 성분 분석(mg/$l$)

| 시료 | Ca | Mg | K | Na | Zn | Si | Ge |
|---|---|---|---|---|---|---|---|
| 오색약수 | 20.8 | 3.7 | 24.3 | 350 | 0.01 | 2.1 | 0.08 |
| 초정약수 | 39.5 | 9.7 | 6 | 35 | 0.025 | 1.8 | 0.07 |
| 고란약수 | 18 | 5.7 | 0.5 | 15.7 | 0.01 | 3.5 | 0.08 |
| 달기약수 | 57.8 | 122.5 | 6 | 150 | 0.007 | 3.0 | 0.09 |
| 효감천 | 19.5 | 7.6 | 1.5 | 20 | 0.01 | 1.99 | 0.899 |

칼슘(Ca) 용존량은 달기 약수가 57.8 mg/$l$ 로 가장 높았고 고란 약수가 가장 낮았다.

칼슘이 부족하면 고혈압과 골연화증, 골다공증이 발병되기 쉽다. 영국과 독일에서는 각각 250mg/$l$, 400mg/$l$를 음용수 수질 기준으로 정하고 있으나 다른 나라에서는 별도의 기준이 없다.

마그네슘 용존량은 달기약수가 122.5mg/$l$ 로 가장 높았다. 그 밖의 약수는 비슷한 농도를 보였으며 오색약수가 가장 낮았다. 마그네슘은 종양을 억제하고 콜레스테롤 수치가 높아져서 생기는 실험성 동맥 경화증을 예방하기도 한다.

칼륨의 용존 농도는 오색약수가 가장 높은 24.3mg/$l$, 효감천 이 1.5mg/$l$ 로 가장 낮았다. 칼륨은 체액의 pH와 혈압을 조절하는데 꼭 필요한 물질이다.

나트륨은 칼륨과 더불어 세포의 중요한 양이온으로써 세포의 정상 구조와 기능을 유지하는데 중요한 작용을 한다. 오색약수가 350mg/$l$로 매우 높았으며 효감천이 20mg/$l$, 고란약수가 가장 낮은 15.7mg/$l$의 용존 농도를 나타냈다.

우리나라 유명약수의 칼슘, 마그네슘, 칼륨, 나트륨 농도 분포와 세계의 장수촌의 용존 농도와의 관계를 보면 오색약수를 제외하고 세계 장수촌의 물이 미네랄 용존 관계에서 Ca 〉 Na 〉 K의 용존 농도가 큰 차이를 보였으나 그 분포는 세계 장수촌의 경향과 거의 같은 분포를 가지고 있는 것으로 조사됐다.

특히 우리나라 약수의 대부분에서 아연이나 게르마늄의 용존량이 미량이나마 고르게 분포되어 있으며 특히 효감천의 게르마늄의 양이 0.9mg/$l$로 가장 많았고 아연은 고란이나 달기 약수에서 3mg/$l$의 용존량으로 나타났다.

우리나라 광천수의 미네랄 분석 결과 세계 장수촌의 물과는 지형 및 지리학적인 차이로 인하여 미네랄의 농도의 차이는 대단히 크지만 미네랄 성분의 종류나 분포량의 경향은 거의 유사한 것으로 나타났다.

물의 물리화학적 성질에 있어서도 별다른 차이는 없어 우리나라의 약수와 천연 음용수는 좋은 물로 평가됐다.

분석 조사한 우리나라의 유명 약수 중 오색약수, 고란 약수, 달기 약수, 효감천 등은 pH7.18~7.95로 미네랄이 적당한 균형을 이루고 있는 약칼칼리성을 나타내고 있다.

우리나라는 지형적 지질학적으로 백두대간을 기점으로 하여 천연수가 모여 강을 이루고 있으며 이 물을 이용하여 수돗물이 만들어진다.

현재 우리가 마시고 있는 수돗물의 pH는 7.6이고 미네랄 중 칼

슘, 마그네슘, 나트륨, 칼륨, 실리콘, 알루미늄, 아연 등의 용존량
이 시판중인 생수의 용존 분포와 거의 유사하다. 그러나 안타깝게
도 근대에 와서 공업 발달에 따른 대기와 수질, 토양 오염, 그리고
수도 배관의 부식 등으로 많은 국민들이 수돗물을 음용수로 사용
하는 것을 꺼리고 있다.

식수의 원수 오염은 정수기와 생수 시장의 확대와 함께 약수터
를 찾는 사람들의 증가로 이어지고 있다.

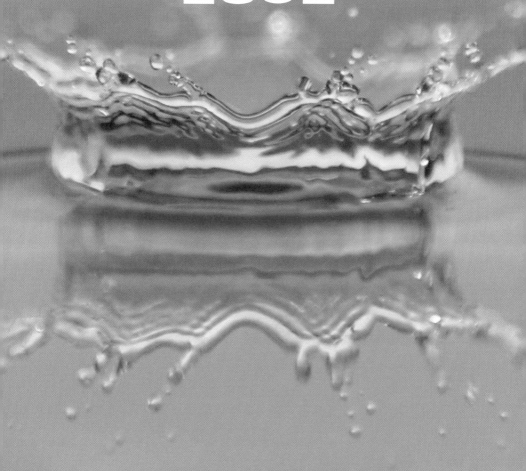

# 제12장
# 온천수의 효과와 활용방안

## 좋은 온천수는 체내 활성산소를 없앤다

유럽 사람들은 로마시대 이전부터 온천수를 마셔왔다. 온천수의 음용은 국가마다 다르지만 독일, 프랑스 등 유럽 지역에서는 치료목적으로 사용되고 있으며 일본에서도 온욕요법과 함께 사용되고 있다.

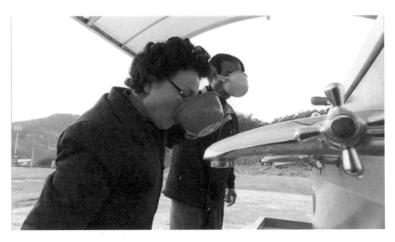

〈사진〉 전북 순창군 강천산 온천 지하수를 마시는 사람들

전북 순창군의 강천산 온천 지하수도 최근 유명세를 타고 있다. 물의 효능이 서서히 알려지면서 이 물을 마시려는 사람들이 전국에서 몰려들고 있다. 약수터에서 만난 50대 부부는 이 물을 마신 후 다양한 효험을 봤고 물맛 또한 각별하다며 매일 물을 떠간다고 말했다.

순창군청의 조사 결과 이 온천수에는 칼슘과 마그네슘이 풍부한 것으로 밝혀졌다. 칼슘과 마그네슘 등 미네랄이 풍부한 약알칼리성 물은 활성산소 억제효과가 있는 것으로 알려져 있다.

필자는 연세대 원주의과대학 이규재 교수팀과 함께 이 약수터 물이 노화에 관계되는 활성산소를 얼마나 억제하는지를 알아보기 위해 실험을 시도했다. 이 실험에는 순창군 공무원들이 참가했다.

참가자 60명 중 30명에게는 수돗물을, 나머지 30명에게는 온천 지하수를 각각 1.5리터씩 마시게 했다.

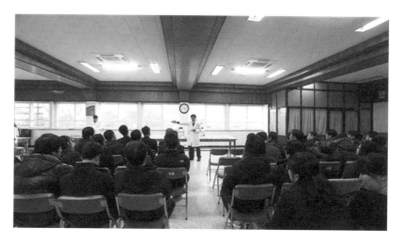

〈사진〉 미네랄과 활성산소의 연관성 실험에 참가한 순창군 공무원

정확성을 위해 실험은 2회에 걸쳐 실시하며 1일의 간격을 두고 시행하였다. 1차 실험은 두 조로 나눠 각각 온천수와 수돗물을 마시게 하고 30분 후 피를 뽑아 음용 전과 후의 활성산소 변화를 측정하였다. 2차 실험은 1차의 실험군과 대조군을 바꾸어 교차 비교했다.

물의 종류에 따른 pH와 산화환원전위(ORP; Oxidation reduction potential)는 〈표〉와 같다.

〈표〉 물의 종류에 따른 pH와 ORP 측정치

| 구분 | 수돗물 | 온천수 |
|---|---|---|
| pH | 7.18 | 8.36 |
| ORP(mV) | 682.3 | 360.1 |

* ORP; oxidation reduction potential

실험은 이틀에 걸쳐 진행되었으며 음용 전후 각각 활성산소를 측정하여 차이를 계산하였다. 개체별 활성산소(FORT) 변화량은 〈그림〉과 같이 나타났다.

〈그림〉 활성산소 변화률

□TW : 수돗물 그룹    ■SW : 온천수 그룹

수돗물을 마신 사람을 대조군으로, 온천수를 마신 사람을 실험군으로 정해 그 변화를 비교하였다.

수돗물을 마신 사람(대조군)의 활성산소(FORT;free oxygen radical test)는 283.8±67.80FU에서 285.5±72.31FU로 1.7±33.28FU의 변화를 보였다.

온천수를 마신 사람(실험군)의 활성산소(FORT;free oxygen radical test)는 291.6±66.87FU에서 285.3±63.77FU로 -6.1±28.31FU의 변화를 보여 음용 전 후의 활성산소 변화량은 차이가 없는 것으로 나타났다.

〈그림〉 활성산소 변화율

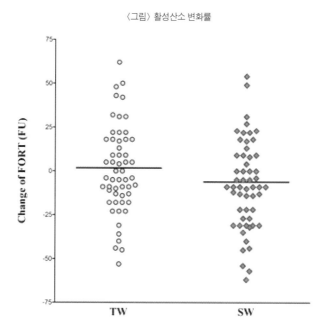

TW : 수돗물 그룹    SW : 온천수 그룹

식사 후 3시간 이상 지난 후에 활성산소 변화량을 비교하였다. 수돗물을 마신 사람의 활성산소는 296.2±70.96FU에서 304.0±73.85FU로 7.8±36.89FU의 변화를 보였다. 그리고 온천수를 마신 사람의 활성산소는 291.4±71.08FU에서 278.9±66.03FU로 -12.5±23.73FU의 변화를 보여 음용 전·후의 활성산소 변화량에 차이가 나타났다($P < 0.05$).

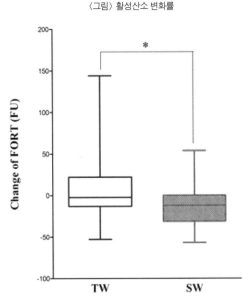

〈그림〉 활성산소 변화률

TW : 수돗물 그룹　　SW : 온천수 그룹

이번 실험에서는 수돗물과 온천수를 번갈아 마시고 마시기 전에 비해 체내 과산화수소량의 변화를 측정하였다. 식사 후 소화작용에 의하여 혈액 내 활성산소 농도에 많은 영향을 미칠 수 있어 3시간 이상 지난 후 활성산소 변화량을 비교하였다. 수돗물을 마신 사람들보다 온천수를 마신 사람들의 활성산소가 더 감소한 것으로 나타났다($P < 0.05$).

즉 수돗물을 먹은 사람들은 별다른 반응이 없었지만 온천지하수를 마신 30명 가운데 28명은 체내 활성산소가 20%까지 줄어들었다. 미네랄과 환원력이 활성산소를 제거한 것이다.

이 임상실험을 통해 미네랄이 풍부하고 환원력이 있는 온천수를 마시면 활성산소를 줄이는 효과가 탁월한 것으로 국내에서는 최초로 입증되었다.

온천수와 같이 미네랄이 풍부한 알칼리수는 활성산소를 제거한다. 또 염증반응을 완화시키고 면역반응을 활성화시키며 말기 신부전 환자의 혈액 투석에 기인하는 산화적 스트레스를 억제한다는 보고가 있다.

강천산 온천수는 수돗물과 달리 낮은 산화환원전위(Oxidation Reduction Potential ; ORP)를 보여 환원력을 지닌 것으로 나타났다.

노화는 활성산소와 밀접한 상관성이 있다. 활성산소(Free radicals)는 인체 조직세포의 대사과정에서 만들어지고 산화질소, 오존, 자외선 등 외부환경에 의해 생성되며, 다른 분자와 상호작용하여 전자를 잃고 불안정한 상태에 있는 산소화합물을 말한다.

활성산소는 강력한 산화작용 때문에 세포와 단백질, DNA를 손상시켜 세포 구조나 기능, 신호전달체계에 이상을 일으키고 지방을 산화시켜 콜레스테롤을 생성하여 각종 질병을 야기하고 노화를 촉진하는 주요 원인이 된다.

활성산소(oxygen free radicals)는 조직세포의 지질, 단백질 및 DNA 등에 산화적 스트레스를 야기하여 과산화지질(lipid peroxide: LPO), 산화 단백질(oxidized protein: OP) 및 8-OHdG를 생성하면서 노화를 촉진한다고 보고되고 있다.

활성산소는 조직세포를 공격해 노화를 진행시킨다. 체내 대사

과정 중에 생성된 활성산소는 퇴행성 질환의 하나인 노인성 치매 (Alzheimer type dementia; ATD)나 암(cancer)과 같은 악성 신생질환 등을 유발하는 것으로 밝혀지고 있다.

광천수나 미네랄수와 같이 특정한 성분들을 많이 함유한 기능수들은 의학분야에서 질병 치료의 보조적 수단으로 활용되고 있으며, 만성질환의 관리에 효과적인 수단으로 인식되어 활발한 연구가 진행되고 있다. 이 중 다량의 미네랄을 함유하고 환원력이 있는 온천수는 활성산소로 인한 노화의 진행을 지연시키고 있는 것으로 알려지고 있다.

## 활성산소의 실체를 밝힌다

산소가 없으면 인간은 살 수 없다. 우리 몸은 산소를 이용해 필요한 에너지를 만든다. 하지만 활성산소(活性酸素)는 체내에서 만병의 근원이며 노화의 주요 원인이 된다.

우리가 마시는 산소의 2% 정도가 활성산소로 변한다. 활성산소는 체내에서 에너지를 생성하기 위해 전자가 산소까지 전달되는 과정에서 자연스럽게 만들어 진다. 이 활성산소는 인체에 침입한 세균 등 이물질을 백혈구에서 분해하기 위해서 필요하다. 또 활성산소가 인체의 세포 성장 및 사멸과 관련된 다양한 생체 신호 전달 과정에서 매우 중요한 역할을 한다.

그러나 우리 몸에 꼭 필요한 활성산소가 너무 많이 만들어졌을 때는 건강을 해친다. 필요한 양을 제외한 여분의 활성산소가 문제인 것이다. 이 여분의 활성산소는 다시 세포의 바깥으로 흘러나가

박테리아와 바이러스를 분해하는 강력한 힘으로 혈관 내벽과 내장을 공격해서 여러 가지 질병을 유발시킨다. 활성산소가 세포를 가리지 않고 작용하기 때문에 인체에 나쁜 영향을 주는 것이다.

활성산소란 화학구조상 산소와 약간 다른 '활성형의 산소'를 말한다. 산소 원자핵이 있고 그 주위를 도는 전자는 반드시 쌍을 이루어야 안정이 되는데 활성산소는 쌍을 이루지 못한 전자를 갖고 있다. 그래서 다른 물질에 전자를 내어주든지 다른 물질로부터 전자를 빼앗아 스스로 안정을 찾는다. 따라서 반응성이 매우 뛰어나 조직이나 세포, 세균 등을 가리지 않고 반응해 결합하고 이를 파괴한다.

그렇다면 이 여분의 활성산소는 언제 생기는 것일까?

활성산소가 가장 많이 생기는 경우는 혈액의 흐름이 멈추었다가 다시 흐를 때이다. 장기 이식이나 심장수술 등을 할 때 혈액의 흐름을 멈추게 했다가 나중에 다시 흐르게 되면서 활성산소가 형성된다. 이때 생기는 활성산소의 양은 엄청나서 초창기 장기이식이나 심장수술을 할 때는 면역 거부 작용보다도 활성산소의 부작용으로 환자가 죽는 일이 많았다는 연구 보고도 있다.

스트레스를 받거나 심한 운동을 할 때도 활성산소가 많이 생긴다. 우리 몸은 스트레스를 받으면 교감신경이 자극돼 근육 활동을 활발하게 하는 아드레날린이라는 호르몬의 분비가 촉진된다. 이때 호흡과 맥박이 빨라지며 혈당이 오르고 장기에서는 혈액이 빠져나가면서 호흡이 가빠져 혈액이 산성화된다.

이렇게 산성화된 혈액은 적혈구의 유연성을 떨어뜨려 적혈구가 모세혈관을 쉽게 통과하지 못해 '막혔다, 뚫렸다'를 반복한다. 또 부분적으로는 모세혈관을 적혈구가 막아버리기도 한다. 그런

과정에서 다량의 활성산소가 생성된다.

　운동을 하는 경우에도 심장과 근육으로 피가 몰리기 때문에 소화기관에 허혈 현상이 일어났다가 운동이 끝난 후 소화기관으로 다시 피가 몰리면서 다량의 활성산소가 발생한다. 이 때문에 운동을 마친 뒤 반드시 마무리 운동을 통해 갑자기 장기로 피가 몰리지 않도록 해야 한다.

　활성산소는 인체 외부에서도 발생하는데 자외선, 방사선, 공기 오염, 화학 물질(담배, 농약, 살충제, 가공식품, 염소화합물) 등에 의해서 대량으로 발생한다. 현대인은 스트레스에서 자유로울 수 없을 뿐 아니라 오존층의 파괴에 의한 다량의 자외선에 노출되어 있다. 또 환경오염 물질에 의해 활성산소가 다량으로 생성될 수밖에 없는 환경에서 살고 있다.

　활성산소는 노화의 원인이며 만병의 근원이다. 암, 당뇨, 치매, 천식, 아토피성 피부염, 스트레스성 위·십이지장궤양, 동맥경화, 자가면역 질환, 백내장, 간질, 뇌졸중, 심근경색, 임신중독증 등과 같이 모든 질환이 활성산소와 관련이 있다. 활성산소는 우리 몸에 침입하는 외부의 적을 격퇴하고 신호전달을 위해 꼭 필요한 존재다. 하지만 여분의 활성산소는 박테리아를 죽이는 파괴력으로 우리 몸의 조직도 파괴한다. 항산화능력이 있는 물이 우리 몸에 흡수돼 체내를 계속 순환하며 어떤 부작용도 없이 인체에서 발생하는 여분의 활성산소를 제거해 주는 원리가 장수의 한 원인이 되고 있다.

2009년 막걸리 열풍으로 인하여 점점 수요가 증가하다가 최근에는 다소 주춤하고 있는 추세이다. 막걸리는 다른 술보다 단백질과 당질, 소량의 비타민, 각종 유기산 등이 들어있어 영양적, 기능적 가치가 높다. 또 막걸리는 다량의 효모와 유산균이 살아있어 적당하게 마시면 건강에 유익한 식품이다.

막걸리를 알칼리 온천수로 빚으면 무엇이 어떻게 좋아지고 건강에 미치는 효과는 어떨까?

연세대학교 원주의과대학 환경의생물학교실 연구팀의 조사 결과 알칼리 온천수로 만든 막걸리를 마시면 비만억제 효과가 있다는 사실이 동물실험에서 입증되었다.

온천수에는 인체에 유효한 미네랄 성분이 녹아 있다. 그래서 온천수를 적당하게 지속적으로 마시면 대사증후군을 예방할 수 있도록 대체 의학적인 측면에서 연구가 진행되고 있다.

국내 온천수 중에는 알칼리성이면서 낮은 환원전위(ORP)를 가지고 있는 알칼리환원 온천수가 있다.

연세대학교 원주의과대학 환경의생물학교실 연구팀은 황산온천개발에서 떠 온 알칼리 온천수를 이용해 막걸리를 만들었다. 그리고 비만을 유도하기 위해 고지방을 먹이면서 생쥐 10마리씩, 4개 군으로 분류한 후 수돗물과 알칼리온천수, 그리고 알칼리온천수로 만든 막걸리를 먹도록 했다.

12주일 동안 실험용 생쥐들의 생화학적 검사와 생리변화현상을 측정했다.

5주가 지난 후 수돗물과 알칼리온천수를 먹은 생쥐들은 체중이 증가했고 알칼리온천수로 만든 막걸리를 먹은 생쥐들은 체중이 약간 감소한 것으로 나타났다.

### 〈표〉 실험용 쥐 체중 변화

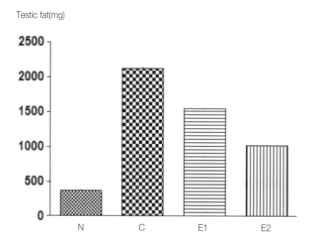

Testic fat(mg)

여기서 N은 일반사료와 수돗물 정제수를 먹인 정상군(群)을 나타내고 있으며, C는 고지방 사료와 수돗물 정제수를, E1은 고지방 사료와 알칼리온천수 음수군, E2는 고지방 사료와 알칼리온천수로 제조한 막걸리를 자유 섭취하도록 한 쥐들의 체중변화를 나타낸 것이다.

이는 알칼리온천수에 들어있는 미네랄과 pH, 또는 환원력에 의해서 체중증가가 억제된 것으로 분석되고 있다. 또 막걸리 안에 들어있는 다량의 효모와 유산균이, 영양원이 지방으로 체내에 축적되는 것을 막았을 가능성도 있다. 일반적으로 유산균은 변비, 체중 감소, 체지방 감소에 영향을 주는 것으로 알려져 있다. 유산균은 장 운동 개선효과와 식이섬유소처럼 작용하여 지질의 장내 흡수를 저해하며 HDL-콜레스테롤 함량을 증가시켜 혈청 지질을 떨어뜨리며 간 기능 보호효과가 있어 고지혈중 예방과 치료에 사용될 가능성도 있다.

외국에서 대체의학의 하나로 인정받고 있는 온천요법은 의학적 유효성을 인정받고 있다. 하지만 우리나라의 경우 대체의학의 제도적 정비가 부족해 국민들이 효율적으로 온천을 이용하는데 어려움이 있다.

온천은 아토피성피부염과 건선에 효과가 있는 것으로 알려져 왔고 과학적인 연구와 실험을 통해 그 효능이 입증되었다. 일본에서는 망간과 요오드의 화학성분이 포함된 온천과 산성천이 아토피성피부염에 뛰어난 효과가 있다는 연구결과가 발표되었다.

온천수는 국가마다 다르지만 유럽, 일본에서 주요한 치료목적으로 마시고 있다. 온천수를 먹으면 만성소화기병, 당뇨, 변비 등의 질환에 효과가 있는 것으로 알려져 있다.

일반적으로 위산이 분비되지 않거나 적게 분비되어 발생하는 만성위염에는 약식염천과 탄산천을, 위산이 지나치게 분비됨으로써 발생하는 위염의 경우에는 탄산수소천을 마신다.

유황천에 비교적 많이 함유되어 있는 아연은 당뇨병 환자에게 도움을 준다. 일정량의 혈중 아연(Zn)과 망간(Mg)은 창상의 치유 과정에 관여하는 등 온천수는 각종 질환의 치료에 효과가 있는 것으로 알려져 있다.

우리나라의 온천 개발공을 지질학적으로 보면 80% 정도가 화강암층에 분포되어 있다.

한국중앙온천연구소가 국내 380개 온천을 대상으로 산도를 조사한 결과에 따르면 알칼리성 온천(pH8.5이상)이 237개(62.4%), 약알칼리성온천(pH7.5-8.5) 106개(27.9%), 중성온천(pH6-7.5) 34개(8.9%), 약산성온천(pH3-6) 3개(0.8%)로 90.3%가 알칼리성이다.

또 탄산이 검출되는 온천이 34.3%이며 유리탄산이 250mg/l 이상인 온천이 3.9%이다. 탄산온천이 나오는 곳은 주로 화강암지역에 위치하며 온천수를 많이 뽑아 올릴수록 유리탄산의 함량이 감소하는 것으로 나타났다.

우리나라의 온천은 지하로부터 용출되는 25도 이상의 물로서 특정한 성분을 함유하여야 한다고 규정하고 있다.

일본에서는 역학조사를 통해 칼슘이 풍부하고 나트륨이 적은 물이 인체에 유익하다는 K-index지표를 정립하였다. 또 칼슘과 칼륨, 규산이 상대적으로 풍부한 물은 맛이 좋다는 O-index를 만들어 물의 평가 자료로 사용하고 있다.

강화군 온수리 온천수의 수질을 분석해 보면 환경부의 먹는 물 수질기준에 적합한 음용 가능한 온천수로 확인되고 있다. 맛있는 물과 건강에 유익한 물의 지표인 Hashimoto O-index와 K-index에서도 각각 4.72와 9.3으로 나타나고 있다. 국내 온천수 가운데 맛이 있고 몸에 유익하며 먹는 물 수질기준을 만족하는 온천은 강화 온수리 온천을 포함해 세 곳 뿐인 것으로 조사됐다.

특히 온천수 대부분의 아연 함량이 0.2mg/l 이하인 반면 온수리 온천의 아연 함량은 2.3mg/l로 조사되었으며 불소 함량도 음용수 수질 기준에 적합한 것으로 나타났다.

우리나라의 온천은 400여개가 등록돼 있으며 지하로부터 용출되는 25도 이상의 물로서 인체에 유해하지 않는 경우가 많지만 법적으로는 대부분 음용이 불가능하다. 예를 들면 국내 음용수로 적합한 수질을 통과하기 위해 pH5.8-8.5 범위를 유지해야 하고 총경도가 50mg/l 이하여야 한다. 또한 국내 온천수의 수질 특성상 불소를 많이 포함하고 있어 음용수 수질 기준인 2.0mg/l를 초과하고 있는 온천이 대부분이다. 따라서 그동안 온천수 음용에 대한 많은 노력에도 불구하고 먹는 샘물을 개발하는데 큰 문제로 작용하고 있다.

순창군은 100세 이상의 노인이 인구 3만2000명 중 10명, 그리고 65세 이상 노인 인구 가운데 85세 이상 노인 인구비율이 전국 최고인 장수지역으로 미국 타임지에 세계 장수고을로 선정되어 있다. 순창군은 세계 장수촌의 공통된 특징인 물 맑은 청정지역으로 최근 온천개발이 활발하게 진행되고 있다.

순창군의 강천산 온천수는 pH7.56, 총경도 122mg/l, 칼슘 19.0mg/l, 칼륨 19.0mg/l, 마그네슘 0.99mg/l등 미네랄을 풍부하게 함유하고 있는 우수한 수질을 보이고 있다.

국내에서 현재까지 온천수를 상시음용 먹는 샘물로 개발된 제품은 없다.

일본에서는 온천수 등 자연수를 청량음료에 포함시켜 18항목의 수질기준을 마련해 수돗물 처리기준 46개 항목에 비해 완화했다. 따라서 인체에 유익한 온천수의 성분을 살린 안전한 온천수를 국민들이 음용할 수 있도록 하는 방안이 필요하다. 강천산 온천수는 알칼리 온천수로 물맛과 기능면에서 우수한 수질의 온천수로 나타났다.

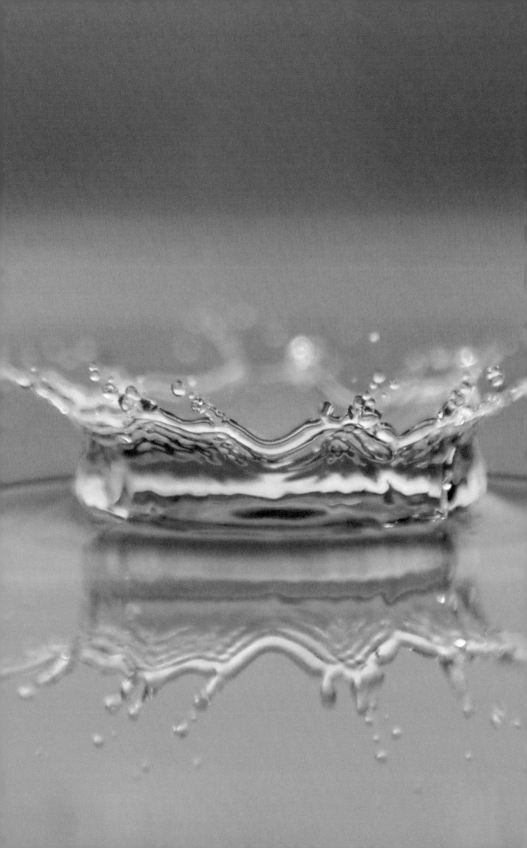

# 제13장

# 우리가
# 마셔야 하는
# 물

## 한국인은 이런 물을 마셔야 한다

인체에 좋은 물은 해로운 균을 없애주고 몸 전체의 활동을 높임으로써 유익한 균에 보다 좋은 환경을 제공해야 한다. 또한 암세포에 직접적인 해를 주면서 암세포와 싸우는 면역세포의 원기를 돕고 몸 전체의 신진대사를 개선함으로써 암 등 각종 질병 치료 및 개선의 효과를 기대할 수도 있어야한다.

우리나라 사람에게 좋은 물은 경도가 높지 않은 물이어야 한다.

우리나라에서 음용되고 있는 대부분의 물(생수, 수돗물 등)은 칼슘의 용존량과 마그네슘의 용존량이 적당한 균형을 이루고 있다. 따라서 경도가 그리 높지 않고 적당하다.

그러나 외국산 수입품 미네랄워터 즉 유럽에서 들여온 생수 등은 다른 물과 비교해 탄산칼슘의 함유량이 높아서 경도가 높은 제품들이 대부분이다. 이는 지질학적인 환경에 그 요인이 있는 것으로 판단된다. 우리는 동양인으로써의 체질을 가지고 있기 때문에 경도가 높은 물을 계속 마시면 소화기의 상태를 악화시키게 된다.

좀 더 자세히 말하면 우리에게 가장 좋은 물은 경도가 낮은 약알칼리성을 갖는 물이어야 한다.

우리나라 수돗물, 시판생수, 외국생수 등의 pH는 모두 7.5~7.69 사이에 있다. 이는 우리나라 음용수 수질 기준(pH5.8~8.5)이나 WHO 수질 기준(pH6.5~8.5)을 만족시키고 있다.

우리나라 시중 생수가 외국의 생수에 비해 훨씬 높은 염기성을 갖고 있는 것으로 나타났다.

외국생수의 화학분석 결과 칼슘, 마그네슘 등의 농도가 크게 높지만 수소이온농도가 다른 음용수보다 낮은 것은 용존 물질의 용해도에 비해 이온화도가 낮기 때문이다. 따라서 음용수들의 pH 범위는 그리 높지도 않고 낮지도 않는 약 염기성을 유사하게 가지고 있다.

천연 빗물의 pH가 5.7로부터 우리 몸으로 전달되는 물의 pH가 7.4 근처에 접근하고 있으므로 해서 그 pH의 차이는 1.7 정도이다. 또한 인체의 정상적인 항상성을 유지할 경우 건강한 사람의 오줌 및 혈액의 pH는 7.4 정도이다. 수돗물과 생수 등은 모두 자연에서 얻은 천연수이다. 그러므로 그 pH는 당연히 7.4 근처에 있는 것이며 인간의 몸 자체에 있는 물의 pH와도 유사하다는 것을 알 수 있다.

유럽의 피레네 산맥의 스페인과 프랑스의 국경지방에 있는 마사피엘 동굴에서 샘솟는 샘물이 전 세계적으로 불치병의 환자들을 치료할 수 있는 것으로 알려져 있다. 그 이유를 게르마늄이 함유된 물이라는 설이 있기도 하다. 현재까지 유명한 약수로써의 치유성을 갖는 이 샘물은 역시 게르마늄의 함량보다는 그 물의 수소이온 농도가 약 염기성인 pH7.4 근처에 있다는 사실이다.

물의 수소이온농도는 물속에 용존된 미네랄과의 이상적인 혼합 및 화합이 이루어낸 천연수로써의 pH1.7의 차이에서 인간의 몸에까지 전달 작용할 수 있는 음용수로써의 중요한 부분임에는 틀림없다.

인체의 정상적인 항상성을 유지할 경우 오줌 및 혈액의 pH는 7.4정도임을 우리는 반드시 기억해야 할 중요한 물의 정보이다.

세계보건기구(WHO)는 물의 pH값 범주를 1958년 6.5-9.2, 1984년 6.5-8.5, 2003년 6.5-8.0으로 규정했다. 그리고 2007년 개정판에서는 물의 pH값을 6.5-8.5 사이로 유지하는 것이 바람직하다고 명시했다. 물의 pH값은 혈액의 pH값에 가까울수록 좋다.

역삼투압 정수기 물의 PH는 일반적으로 5.5-6.5 정도이다. 이 같은 산성수가 금속 파이프를 통과하면 부식이 가속화되고 일부 금속이 물에 용해되어 식수 수질 기준치를 초과하게 된다.

국내외에서 전염병을 생물학적으로 조사한 결과 역삼투압 정수기 물과 같은 증류수를 장기간 많이 마시면 인체의 생리기능에 부정적인 영향을 미친다는 것이 밝혀졌다.

2005년 세계보건기구(WHO)는 〈물속 미네랄 영양 보고서〉에서 물속에는 미네랄 원소가 반드시 함유되어야 하며 양이온뿐 아니라 음이온도 포함되어야 한다는 점을 명시했다.

생명은 물에서 기원하며 물이 없이는 존재할 수 없다. 생명은 일정량의 광물질을 함유한 물 환경에서 기원했고 진화하며 존재한다.

한국인의 몸에 가장 좋은 물은 우리나라에서 생산되는 경도가 낮고 약알칼리성을 갖는 물이어야 한다.

좋은 물이 심혈관 질병을 예방한다

1990년대 심혈관성 질병의 발병률이 물속 칼슘과 마그네슘 간의 관계가 있음이 밝혀지면서 물속에 함유된 칼슘과 마그네슘의 중요성이 널리 알려지기 시작했다. 그 이후 세계 각국에서는 수질기준에 총 경도와 칼슘과 마그네슘 함량의 최저치를 규정에 포함시켰다.

세계보건기구(WHO)는 수질기준에 칼슘 함량을 최소 50mg/L 이상으로 하는 항목을 포함해야 한다고 발표했다. 인체 내에 칼슘과 마그네슘이 결핍되면 골격 질병, 심혈관 질병, 제2형 당뇨병, 창자암을 일으킬 수 있다. 우리나라 정부가 정한 칼슘 하루 권장량은 700mg 정도임을 감안할 때 칼슘을 포함한 물의 경도가 중요하다.

체내에 축적된 마그네슘 원소는 세포 내에서 칼슘 다음으로 중요한 이온으로 미토콘드리아와 세포막 형성에 영향을 미친다. 이 밖에 마그네슘은 체내 합성과정에 필요한 원소이며 세포액 DNA를 안정시키고 골격을 무기질화 하는데 관계된다.

마그네슘이 부족하면 심혈관성 질병이 자주 발생해 돌연사할 위험이 커진다. 세계보건기구(WHO)의 전염병 보고서에 따르면 심혈관성 질병은 물의 경도와 반비례한 수치로 발병한다. 예를 들어 담수지역은 경수지역보다 심혈관성 질병 사망률과 돌연사 발생률이 10-30% 높은 것으로 알려지고 있다.

물은 모든 영양소의 대사에 참여할 뿐 아니라 유전물질의 재건 활동에도 참여한다. 따라서 좋은 물을 마시면 몸속 노폐물 배출을 촉진시켜 노화를 막고 수명을 늘릴 수 있다. 반대로 좋은 물을 자주 마시지 않으면 인체 내 노폐물이 효과적으로 배출되지 못하고 축적되면서 쉽게 노화하고 병에 걸린다.

물은 정상적인 소화 대사 과정에서 각종 물질의 용매 역할을 하며 용해와 순환기능 등을 포함한 체내 모든 생리기능을 조절한다. 우리가 매일 먹는 음식물이 체내에서 소화되려면 반드시 물이 필요하다. 그리고 체내의 모든 효소 반응과 화학 반응 역시 반드시 물이 있어야 한다. 물은 이렇듯 체내에서 크고 작은 하류와 같은 역할을 한다. 이 하류가 마르거나 막히거나 오염되면 체내의 어떤 운반도 이루어지질 수 없게 된다.

베이징 IDM 바이오 기술연구소 리푸씽 교수는 역삼투압 정수기를 통과한 증류수는 오염문제는 해결되지만 사실 죽은 물이며 이상적인 물의 상태로 회복시킬 수 없고 건강수로 전환할 수도 없다고 말한다. 또한 항균 능력이 약해 좋은 물과 생명이 있는 물보다 대장균의 번식 속도가 빠르다고 설명하고 있다.

이런 물을 오랫동안 마시면 면역력과 적응 능력, 세포의 활력이 떨어진다. 또한 병원체에 저항하는 능력이 낮아지고 대사성 질병에 걸릴 확률이 높아진다고 리푸씽 교수는 지적했다.

칼슘과 마그네슘이 적절하게 조화를 이루고 있는 좋은 물이 심혈관 질병을 예방한다. 그러나 역삼투압 정수기에서 만들어지는 산성수는 인체의 면역력과 적응 능력, 세포의 활력을 떨어뜨려 우리 몸을 망친다.

## 6각수가 우리 몸을 지켜준다

단지 오염 물질이 제거되어 깨끗하기만 한 물을 좋은 물이라고 할 수 없다.

좋은 물은 소독할 때 투입되는 염소 및 트라이할로메탄과 같은 발암 물질, 황산이온, 질산이온 등이 없어야 한다. 하지만 이것은 좋은 물로 가기 위한 최소의 조건에 불과하다.

진정한 좋은 물은 나쁜 오염 물질을 제거하는 차원을 넘어 건강을 유지하고 질병을 치료하는 효능까지 있어야 한다. 예를 들어 역삼투압 정수기는 물에서 오염 물질을 제거하는 데는 탁월한 성능을 발휘하지만 인체에는 나쁜 영향을 미친다.

물은 단순히 $H_2O$가 아니라 수소결합에 의해 5개 혹은 6개의 물이 중합체를 이루는 구조를 이루고 있다. 물의 수소결합과 물이 서로 분산되려고 하는 엔트로피의 법칙과 균형을 이루어 물은 5각고리(5각수)와 6각고리(6각수)의 물로 행동한다.

물이 중합체인 5각수와 6각수로 행동하기 때문에 끓는 점과 어는 점이 다른 산소족 수소화합물에 비해서 매우 높다. 그리고 물의 비열과 표면장력이 매우 높고 4℃에서 밀도가 최대가 되는 물의 특수한 성질도 물이 5각수와 6각수가 혼합된 형태로 행동한다고 할 때 설명이 된다.

6각수의 비율이 높은 물은 물의 구조가 강화되어 생체를 안정하게 보호한다. 물에 칼슘과 같은 구조형성성 이온이 들어가면 물이 클러스터를 이루는 힘이 더욱 강해진다. 암세포의 주위에서는 구조화되지 않아 자유롭게 움직이는 물이 주로 관찰된다. 암세포는 구조화된 물을 싫어하는 것으로 알려져 있다.

실제로 구조형성성 이온의 대표적인 칼슘이 녹아 있는 물에서 암세포의 증식이 억제되고 다시 구조파괴성 이온인 알루미늄을 녹였을 때 암세포의 증식이 활발해진다.

생체의 모든 반응은 물속에서 일어난다. 물이 없으면 인체의 구조와 기능을 담당하는 단백질이 제대로 형성되지 않으며 기능도 못한다. 또 우리 몸의 모든 정보를 담고 있는 DNA도 그 역할을 다 하지 못한다. 물이 없었다면 태초에 생명이 생겨날 수도 없었을 것이다

좋은 물을 마시는 것만으로 건강을 유지할 수 있다면 그것보다 더 쉽고 좋은 일은 없을 것이다. 가장 흔하면서도 또 가장 귀한 것이 물이다. 우리는 그 물에 대해서 너무 모르고 있다. 물을 올바로 이해하는 것이 무엇보다도 중요한 일이다.


## 자연에서 얻는 물이 가장 좋은 물이지만……

현재 시판중인 비타민C는 대부분 화학적인 합성으로 만들어진다. 합성 비타민C와 천연추출 비타민C의 생체정보를 비교해 보면 천연 비타민C가 합성 비타민C보다 훨씬 높은 값을 보여 준다.

비타민C가 인체에 반드시 필요한 중요 영양소이지만 몸에 흡수되는 양의 100배 이상씩 화학적으로 합성된 비타민C를 섭취한다는 것은 사람에 따라서는 매우 부담이 될 수 있다.

우리가 매일 마시는 물이 비타민C처럼 항산화 작용을 할 수 있을까? 약알칼리성 미네랄 자연수를 먹을 때 가능하다. 약알칼리성 미네랄 자연수가 비타민C와 같이 만병의 근원으로 알려져 있

는 활성산소를 없애는 능력을 갖고 있다는 사실이 여러 연구와 임상실험을 통해 밝혀졌기 때문이다.

미네랄 자연수는 여분의 활성산소를 제거하는 능력 이외에도 인체에 두 가지 더 긍정적인 효과를 보여준다.

첫째 약알칼리의 성질을 띠고 있어 산성화된 체액을 약알칼리로 되돌릴 수 있다. 의학적으로도 산성화된 체액은 만병의 근원으로 여겨지고 있다. 현대인들이 먹고 있는 음식이 상당수는 산성식품이다. 또 환경오염과 스트레스 등으로 체액의 산성화가 진행되고 있다. 건강한 삶을 유지하기 위해서는 미네랄이 살아 있는 약알칼리성 물을 마셔야 한다.

둘째 약알칼리성 미네랄 자연수는 6각수의 비율이 높은 치밀한 구조를 갖고 있다. 세포가 빨리 분열하는 것은 쉬운 일이다. 세포가 분열할 필요가 없을 때는 분열하지 않고 주어진 조직세포로서의 기능을 해야 정상이다. 성장기에는 세포가 분열하면서 성장을 해야 하지만 성인이 되면 오히려 성장보다는 분화된 조직세포로서의 기능을 하는 것이 더욱 중요하다. 필요 이상으로 빨리 분열하는 세포가 바로 암세포이다.

세포 내외의 물은 치밀한 구조를 형성함으로써 생체세포를 외부의 자극, 교란으로부터 보호하는 역할을 한다. 6각수가 풍부한 물은 세포내의 물과 같이 매우 치밀한 구조를 갖기 때문에 암세포가 인체의 통제를 무시하고 제멋대로 자라지 못하도록 하는 것이다.

이러한 미네랄 자연수는 자연에서 생성된다. 오염되지 않는 청정지역 자연에서만 구할 수 있다. 하지만 현실의 자연은 오염되어 지금은 일부분에서만 구할 수 있다. 장수촌 사람들이 먹는 물이 바로 그것이다.

우리나라의 수질은 세계 어느 나라보다 우수하다. 백두대간으로 뻗어 내린 산지형 국가인 우리나라는 예로부터 금수강산으로 불릴 만큼 맑은 물과 공기를 자랑했다. 하지만 경제개발이라는 이름의 산업 발달로 공기는 오염되고, 무분별한 개발과 허술한 관리로 물은 썩어가고 있다. 금수강산은 멍들고 피폐해져 가고 있는 것이다. 이런 상황에서 자연수가 좋기는 하지만 자연수만 찾기에는 경제적, 시간적 손실이 만만치 않다. 장수촌의 물을 전 국민이 나누어 마실 수는 없는 노릇이다.

역삼투압 정수기의 심각한 폐해를 지적하면서 '과연 우리가 믿고 마실 수 있는 물이 있는가?'에 대하여 생각해 보았다. 건강에 유익한 물이면서 경제적이고 또한 누구나 쉽고 간편하게 구할 수 있는 물이어야 한다.

첫째는 그래도 수돗물이다. 수돗물을 끓여 먹거나 받아서 잠시만 기다리면 잔류 염소는 날아간다.

둘째는 제대로 된 정수기를 사용하는 것이다. 역삼투압이나 이온수기는 절대 안 된다는 것을 알았을 것이다. 의외로 주위를 둘러보면 좋은 정수기들도 보인다.

정수기를 고르는 기준은 이렇다.

약알칼리수인가? 각종 유해한 세균과 오염 물질을 충분히 걸러낼 수 있는가? 미네랄은 풍부한가? 귀중한 자원인 물의 낭비는 없는가? 필터의 교체비용과 주기는 적당하여 경제적인가? 저수조(저수조는 세균 배양기나 다름없다)가 없는가?

그리고 우리 모두 마시는 물의 심각함을 깨닫고 이제라도 물을 살리는 노력을 해야 한다. 이 일은 아무도 대신 해 주지 않는다. 우리 모두 힘을 합쳐야 하는 일이다. 제일 좋은 방법은 수돗물을 살리는 길이다. 관로를 정비하고 오염원을 관리하고 환경오염을 철저히 막아 좋은 양질의 원수를 확보하는 길이다.

믿고 마셔야 하는 물은 우리 스스로 지켜야 한다. 인체가 좋아하는 물을 충분하게 마시는 것이야말로 만병으로부터 내 몸을 지키는 첫걸음이다.

미래의 우리 아이들에게 좋은 물을 남기는 것은 우리의 책임이다.

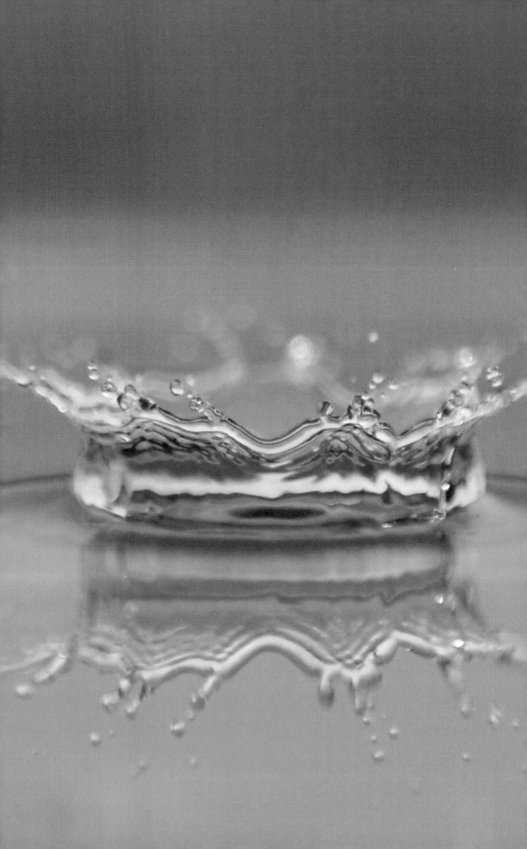

# 부록

MBC 특별기획 다큐멘터리
워터 시크릿(Water Secret)-미네랄의 역설 (1부)

MBC 특별기획 다큐멘터리
워터 시크릿(Water Secret)-수돗물의 역습 (2부)

MBC 특별기획 다큐멘터리

## 워터 시크릿(Water Secret) - 미네랄의 역설 (1부)

프롤로그)

바다 항공)　　　지구의 3분의 2를 뒤덮고 있는 물-

태아)　　　　　물은 생명 탄생의 원천이었다.

산모)　　　　　인간의 생명 역시 산모의 양수, 즉 물속에서 열 달을 견디다
　　　　　　　　가 탄생한다.

물방울)　　　　다양한 형태로 존재하는 지구상의 물. 그 중에서 우리가 마
　　　　　　　　실 수 있는 물은 고작 0.0067%!

수돗물)　　　　그 마시는 물이 변모했다.

생수)　　　　　수돗물 중심의 음용이 사라지고 대신 그 자리를 정수기 물
　　　　　　　　이 차지했다.

물 받으면)　　　현대인의 필수품이 된 정수기, 과연 그 물은 괜찮은 것일
　　　　　　　　까? 물의 비밀, 미네랄의 역설을 들어본다.


　　　　　　　　*타이틀)  워터 시크릿- 미네랄의 역설*


거리부터)　　　현대인들은 어떤 물을 마실까?

조사)　　　　　절대 다수의 사람들이 정수기 물을 마시고 또 신뢰하고 있
　　　　　　　　었다.

**현장음)　　　　깨끗하고 안심하고 먹을 수 있습니다.**

| | |
|---|---|
| 현장음) | 그냥 수돗물로는 안 될 것 같아서……. |
| 현장음) | **역삼투압요. 깨끗하니까요.** |
| 판매원) | 멤브레인이 들어간 역삼투압 방식이라 우리 국내에는 중금속까지 걸러주는 제품이 드물잖아요. 걱정하지마세요. |
| 독일) | 과연 정수기 물은 마셔도 괜찮은 것일까? |
| 걸어오면) | 제작진은 독일 본 대학 위생 실험실에 검사를 의뢰하기로 했다. |
| 들어가면) | 이 대학의 수질분석실, |
| 들고 들어가면) | 국내에서 가장 많이 이용되고 있는 정수기를 직접 공수해 갔다. |
| 설치) | 국내 정수방식의 80% 이상을 차지하고 있는 역삼투압 방식의 정수기 |
| 교수 물 받고) | 현지에서 직접 정수기 물을 받아 검사하기로 했다. |
| 교수 숙이면) | 정수기를 거친 물의 수질뿐만 아니라 물속에 함유된 성분까지 분석하는 검사, |
| 교수 비이커 보면) | 특히 제작진이 주목한 것은 미네랄, 과연 정수기 물과 미네랄과는 어떤 상관관계가 있을까? |
| **인터뷰)** | **마틴 엑스너 교수(독일 본 대학 위생실험실장)** |
| | **좋은 식수는 미네랄이 풍부하고 물맛이 좋아야 한다. 물의 온도가 10-12도에서 물맛이 좋고 미네랄이 풍부해야 하며 유해성 박테리아에 오염되지 않고 청결해야 한다.** |
| | **이러한 조건을 만족해야 식수로 가능하다.** |
| 거리) | (보다가) |
| 마시면) | 물은 인간 생명 유지의 필수 요건, |
| CG) | 인체에 들어간 물이 각 기관에 영향을 끼치는데 걸리는 시간은 최소 30초에서 최대 20분, |
| CG방울 생기면) | 이때 가장 중요한 역할을 하는 것은 미네랄, 물속에 녹아있던 각종 미네랄이 혈관을 타고 흘러 인체 각 기관이 제대로 작동할 수 있도록 하는 것이다. |
| **인터뷰)** | **이동호 교수(서울대 의과대학)** |
| | **대사과정에 여러 가지 촉매제가 필요하거든요. 여러 가지** |

|  |  |
|---|---|
|  | **효소가 작동되기 위해서 촉매제에 상당한 미네랄들이 관여하고 있습니다.** |
| 학교) | 그렇다면 정수기 물과 미네랄은 어떤 관계가 있을까? |
| **교실 현장음)** | **"손들어 보세요?"** |
| 손들면) | 도시의 한 초등학교 6학년 교실, 31명 중 68%인 21명의 아이들이 정수기 물을 마시고 있었다. |
| 식판) | 이들은 가정에서뿐만 아니라 학교에서도 정수기 물을 먹고 있었다. |
| 국 솥) | 이들에게는 정수기 물로 조리된 음식이 제공되고 있었다. |
| 정수기앞와글와글) | 점심식사를 마친 후 마시는 물도 정수기 물이었다. |
| 사내 애) | 정수기 물을 주로 마시는 도시학교 아이들, |
| 모발검사) | 이들의 인체 내 미네랄은 어떤 상황일까? 모발 검사를 실시했다. |
| 고개 숙이고) | 모발에 함유된 미네랄 성분과 양을 통해 인체 내의 미네랄 상태를 알아보는 기법이다. |
| 또 자르면) | 인체 내에 미네랄이 부족하면 체액 속의 미네랄이 빠져나와 머리카락에 축적되는 현상에 착안한 검사 기법이다. |
| 봉지) | 정수기물을 마시는 10명의 도시 학교 어린이들을 대상으로 했다. |
| 시골학교) | 또 다른 학교, |
| 교실) | 농촌지역 초등학교를 찾았다. |
| 교실) | **"수돗물을 그냥 먹거나……"** |
| 손들면) | 20명 중 90%인 18명이 수돗물을 마시고 있었다. |
| 수도꼭지) | 이들이 마시는 물은 산 속 계곡물을 상수원으로 하는 수돗물, |
| 식판) | 학교 급식 조리에도 역시 수돗물을 이용하고 있었다. |
| 먹는 여자애) | 수돗물을 이용해서 만든 음식을 먹고 |
| 물 마시는) | 역시 수돗물을 마시는 농촌지역 어린이들 이들의 인체 내 미네랄은 어떤 상태일까? |
| 모발검사) | 이들을 대상으로 역시 모발 검사를 실시했다. |
| 자르면) | 검사 대상자 숫자와 방법은 도시학교 어린이들과 동일한 방식이었다. |

| | |
|---|---|
| 봉지) | 두 학교 학생들의 모발분석은 메디넥스에 의뢰했다. |
| CG) | 결과는 놀라웠다. 도시 초등학생의 경우, 10명 중 6명이 칼슘 부족현상을 보였다. 반면 농촌지역 학생들은 1명을 제외한 나머지 9명은 정상치였다. |
| 마그네슘) | 마그네슘 부족현상도 확인되었다. 도시학생의 경우 7명, 농촌 학생은 5명이 마그네슘 부족현상을 보였다. 왜 이런 결과가 나왔을까? |
| **인터뷰)** | **이창열 대표(모발전문 분석기관 메디넥스 대표)**<br>**역삼투압 방식의 물을 먹다 보면 미네랄이 전혀 없기 때문에 칼슘이 부족하게 되고 그 칼슘부족을 막아주기 위해 조직속의 칼슘을 빼앗아 혈액으로 들어가게 되고 그 많아진 혈액 속에 칼슘이 모발에 반영되고 있기 때문에 우리 몸은 산성화 되었다고 볼 수 있습니다. 그래서 미네랄을 중요성이 칼슘 마그네슘 특히 자라나는 어린애들에게 아연 이런 것들은 성장발달에 아주 중요한 원소이기 때문에 그 자체검사 하는 것만으로도 아주 중요한 의미를 가질 수 있습니다.** |
| 정수기+물 컵) | 정수기 물을 주로 마시는 도시학생들의 미네랄 부족현상, 이들이 마시는 정수기 물 자체에 미네랄이 부족한 것으로 추정됐다. |
| 임산부) | 미네랄은 아동뿐만 아니라 태아에게도 결정적인 영향을 끼친다. |
| 누워있는 산모) | 뱃속의 태아는 모체에 의해 모든 것이 결정된다. |
| 초음파 사진) | 모체의 양수 속에서 열 달을 자라는 태아, |
| 사진) | 이때 태아의 성장에 필요한 모든 영양소는 모체와 연결된 탯줄로 공급받는다. |
| CG) | 영양소는 물론 생명에 필요한 각종 미네랄 역시 탯줄로 공급받는다. 따라서 산모가 마시는 물이 태아에게 결정적인 영향을 끼치는 것이다. |
| **인터뷰)** | **잉그리드 로스버그 박사 (IWA 미네랄 연구팀)**<br>**나는 임산부에게 절대 역삼투압 정수기 물을 먹지 못하게 할 것이다. 부모가 미네랄이 부족한 물을 마시면 자녀에게** |

도 영향을 미친다는 연구 결과들이 발표되고 있다. 몸속의 미네랄을 씻어 낸다는 것이 가장 큰 문제이다.

남편과 임산부)　　출산이 임박한 임산부, 긴장 속에서 새 생명의 탄생을 기다리고 있다.

누워있으면)　　이 산모는 어떤 물을 마셨을까?

**현장음)**　　**"양수 부족……"**

**"집에 정수기 있나요?"**

**"예 있습니다."**

신생아 드는데서)　　정수기 물을 마셔온 산모는 무사히 출산했다.

아이 울면)　　(보고)

탯줄 자르고)　　탯줄을 자른 신생아, 이제 외부로부터 생명에 필요한 모든 요소를 공급받아야 한다.

젖 빨고)　　초유를 먹는 것으로 독립된 생명체, 신생아의 삶은 시작된다.

신생아실)　　신생아실로 옮겨진 아이들,

우유)　　이들에게는 위생적으로 잘 처리된 우유가 공급된다. 그런데 이 우유를 탄 물이 대부분 정수기 물, 즉 각종 미네랄이 거의 없는 물인 것이다.

서서보면)　　소아과 전문의인 김용언 박사, 그가 어린이 환자 보호자들에게 특별히 주목하고 강조하는 것이 있다. 바로 미네랄이다.

**현장음)**　　**김용언 전문의(의학박사)**

**역삼투압 방식의 정수기 물을 계속 먹으면 필요한 미네랄이 결핍될 수가 있어요**

CG)　　특히 태아와 유아에게는 물이 중요하다. 태아는 인체의 95% 이상, 성인은 70%, 그리고 노인은 약 60%가 수분으로 이루어져 있다.

**박사)**　　**김용언 박사 (소아과 전문의)**

**우리 몸은 20~30%의 세포가 70~80%의 물속에 떠있다고 생각하면 되지요. 이 물이 일정량의 미네랄이 굉장히 결핍돼 있다면 어떤 약을 먹는 것보다도 어떤 음식을 먹는 것보다도 중요한 요소가 될 수 있죠.**

역삼투CG)　　역삼투압 정수기는 인공으로 만든 미세한 역삼투막에 삼투

|        |                                                                                 |
|--------|---------------------------------------------------------------------------------|
|        | 압의 반대 방향으로 강한 압력을 가해 물을 통과시키는 방법이다.                          |
| 정수기) | 미네랄과 관련, 특별히 거론되고 있는 것은 이른바 역삼투압방식의 정수기,                  |
| 필터)   | 현재 시중에 나와 있는 정수기의 80% 이상이 역삼투압 방식이다.                         |
| 자르면) | 강제로 물을 통과시켜 정수하는 정수기의 핵심은 필터,                                 |
| 타이트) | 필터는 어떤 구조일까?                                                           |
| 뒤모습) | 그 단면을 전자현미경으로 살펴봤다.                                               |
| 모니터) | 필터의 구조는 극히 치밀했다. 공극의 직경이 0.0001마이크로미터. 나노 크기의 입자도 통과 시키지 않는 구조였다. |
| 받으면) | 이렇게 치밀한 필터 구조를 통과한 정수기 물은 과연 어떨까?                          |
| 수돗물) | 일반 수돗물과 비교해 보기로 했다.                                                 |
| 실내)   | 울산과학대학에 정수기 물과 수돗물의 미네랄 함유 분석을 의뢰했다.                       |
| 관)     | 물속에 함유된 각종 미네랄의 성분과 양을 분석할 수 있는 최첨단 분석기                    |
| CG)     | 분석 결과는 예상을 뛰어 넘는 것이었다. 정수기를 통과한 물은 대부분의 미네랄이 제거됐다. 정수된 물은 증류수 상태였다. |
| **박사)** | **잉글리드 로스버그 박사 (IWA 미네랄 연구팀)** **미네랄이 없는 물은 증류수와 마찬가지이다. 이런 물을 먹으면 안 된다는 것은 몇 세대 전부터 알려져 있다. 몸 밖에서 미네랄을 공급받지 못하면 인간의 몸은 미네랄이 고갈되기 때문이다.** |
| 연대 외경) | (보고)                                                                        |
| 실내))  | 미네랄이 없는 정수기 물은 생명체에 어떤 영향을 끼치는 것일까?                        |
| 쥐새끼들) | 미네랄과 질병과의 관련성을 알아보기 위해 동물 실험을 시도했다.                       |
| 주사기) | 실험 대상 질병은 대표적인 현대 성인병인 당뇨,                                      |

| | |
|---|---|
| 찌르면) | 실험용 쥐에 당뇨를 유발시켰다. |
| 꼬리) | 당뇨가 발병한 실험 대상군, |
| 수치) | 혈당수치가 580을 넘어서는 고(高)위험군이 됐다. |
| 인식표 붙이면) | 이렇게 당뇨가 발생한 생쥐를 세 집단으로 나눈 다음 각기 다른 물을 공급해 보기로 했다. |
| 정수물) | 한 집단에는 정수기 물, 다른 집단에는 당뇨에 효과가 있다는 크롬이 함유된 물, 그리고 나머지 집단에는 미네랄이 풍부한 심층수를 공급했다. |
| **인터뷰)** | **성재신 연구원 연세대 원주의과대학** **실험기간은 한 달 정도 잡고 있고요. 그 다음에 일주일 간격으로 혈당을 측정하게 됩니다. 그러면서 4번 정도 측정하면 과연 우리가 투여한 물질이 혈당강화 효과가 있는지를 어느 정도 예측하게 됩니다.** |
| 들여다보는 둘) | 마시게 하는 물만 다를 뿐, 실험대상 쥐에게는 똑같은 먹이가 공급됐다. |
| 들고 들어오면) | 4 주후, 어떤 변화가 있었을까? |
| 쥐) | 다시 혈당치를 검사했다. 실험쥐의 혈액을 채취, 혈당치의 변화를 살펴보았다. |
| 수치) | 간이 검사만으로도 수치의 차이가 나타났다. |
| 쥐꼬리) | 세 개 집단 모두의 혈액을 채취, 비교 분석을 시도했다. |
| 연구원) | 결과는 확연히 다르게 나타났다. |
| CG) | 역삼투압 정수기 물을 먹은 쥐의 혈당치는 오히려 높아져 있었다. 반면, 크롬이 함유된 물과 미네랄이 풍부한 물을 먹은 쥐의 혈당치는 떨어져 있었다. 차이의 원인은 미네랄이었다. |
| **인터뷰)** | **이규재 교수 (연세대 원주의과대학)** **미네랄이 췌장이나 세포 여러 가지 효소에 영향을 미치기 때문에 당 대사, 그리고 인슐린의 저항성 이런 부분에 긍정적인 영향을 미치기 때문에 혈당 저하가 나타나게 됩니다.** |
| 물병+쥐) | 반면, 미네랄이 전혀 없는 정수기 물은 달랐다. |
| **인터뷰)** | **이규재 교수 (연세대 원주의과대학)** **연구결과에서 보면 증류수 그리고 미네랄이 포함되지 않은** |

|  | 물은 당뇨병에 도움이 안 된다고 볼 수 있습니다. |
|---|---|
| 계곡수 등) | 자연 상태의 맑은 물, 다양한 미네랄이 함유돼 있는 것으로 밝혀져 있다. 미네랄이 함유된 물과 그렇지 않은 역삼투압 정수기 물, 우리 일상생활과는 어떤 연관이 있을까? |
| 막걸리집) | 최근 각광을 받고 있는 전통주류 막걸리, |
| **현장음)** | **"에버리 바디 원투 스리 건배" - 자알 논다.** |
| 마시면) | 막걸리는 이제 단순한 술이 아니라 건강음료로 인식되고 있다. |
| **현장음)** | **막걸리 애호가** **막걸리를 먹고 가는 날은 회사에서 전혀 업무적인 부담을 느끼지 않고 있기 때문에 자주 먹는 편이에요.** |
| 차) | 막걸리 제조에 필수적인 요소는 물, |
| 물통) | 각기 다른 물을 사용해서 막걸리를 빚어보기로 했다. |
| 물줄기) | 천연 자연수와 수돗물, 그리고 정수기 물을 이용 같은 방식으로 막걸리 빚기를 시도했다. |
| 빠른 영상) | 고두밥에 사용되는 쌀과 누룩은 똑같은 것을 사용했다. 막걸리 제조 역시 똑같은 방식을 적용했다. |
| **인터뷰)** | **이범형 연구실장** **명주라고 지금 소개가 되어있고 유명한 술은 물이 좋은 지역에서 만들고 있기 때문에 저희 생각에도 물이 발효과정이라든지 술맛에 가장 큰 작용을 한다고 생각하고 있죠.** |
| 통 세 개) | 발효 과정에서 이미 물에 따른 차이가 나타나고 있었다. |
| CG) | 천연 자연수와 수돗물은 발효가 활발한데 비해 정수기 물의 발효는 더디게 이뤄졌다 |
| 스포이트) | 그렇다면 발효과정에서 발생하는 효모의 상태는 어떨까? |
| 비교 그림) | 미네랄을 함유한 물과 정수기 물의 차이는 확연했다. |
| **현장음)** | **배문철 대리(울산OO탁주(주) 연구실)** **미네랄이 있는 물은 효모가 증식할 수 있는 조건이 좋기 때문에 증식도 빠르고 총 균수도 많을 겁니다.** |
| 막걸리 뜨면) | 마침내 세 종류 막걸리를 빚어냈다. 이들 완제품에 들어 있는 유산균의 분포는 어떨까? |

| | |
|---|---|
| 현미경) | 한국식품연구원에 분석을 의뢰, 유산균 숫자를 세어봤다. |
| CG) | 역삼투압 정수기 물에 비해 미네랄이 함유된 물로 빚은 막 걸리에는 세 배 정도의 유산균이 들어 있었다. |
| **인터뷰)** | **이범형 연구팀장** |
| | **유익한 미네랄이 있을 때는 발효에 아주 좋은 영향을 많이 미칠 것이다. 똑같은 상황이라도 풍미가 좋고 맛이 깊어진 다든가…….  미네랄이 없다고 발효가 안 된다고 볼 수 없지 만 미네랄이 들어가면 발효에 좋은 영향을 미칠 수 있죠.** |
| 컵 받으면) | 미네랄 물과 그것이 없는 정수기 물은 또 어떤 차이가 있을까? |
| 교수 얼굴) | 또 다른 실험을 해보기로 했다. |
| 컵들) | 각기 다른 물을 이용, 콩나물을 길러보기로 한 것이다. |
| 콩) | 콩은 동일한 국산 품종을 준비했다. |
| **인터뷰)** | **강태범 총장 (상명대학교)** |
| | **물에 따라서 ph도 조금 다르고 물이 함유하고 있는 미네랄 종류도 조금씩 다르기 때문에 식물성장에 많은 차이가 있지 않을까 생각합니다.** |
| 콩알 세면) | 정확한 측정을 위해 실험에 사용될 콩의 개수를 일일이 헤아렸다. |
| 들어보면) | 콩나물 기르기에 동원된 콩의 개수는 각 250개 |
| 물 조리개) | 동일한 조건에서 다양한 물을 이용한 콩나물 기르기가 시작됐다. 과연 이들은 어떤 차이를 보일까? |
| 콩나물들) | 일주일 후, 콩나물이 눈에 띌 정도로 자랐다. |
| 화면 분활) | 각각의 물에서 자란 콩나물은 육안으로도 차이가 있었다. |
| 두 개) | 특히 미네랄 물과 정수기 물의 차이는 컸다. |
| **인터뷰)** | **강태범 교수(상명대학교)** |
| | **물의 미네랄 함유량은 콩나물 성장에 영향을 미친다고 생각합니다. 본 실험에서도 칼슘이나 마그네슘 함량이 높은 경우가 콩나물 성장률이 좋은 것으로 나타났습니다. 또 미네랄이 적은 콩나물 성장률이 좋지 않았습니다.** |
| 부으면) | 그렇다면 단순한 성장률의 차이만 있는 것일까? |
| 갈면) | 콩나물에 함유된 비타민C를 비교해보기로 했다. |

| | |
|---|---|
| 흔들면) | 역시 정수기 물에서 자란 콩나물과 미네랄이 함유된 물, 그리고 수돗물 콩나물을 비교해 봤다. |
| 돌리면) | 이들 콩나물 시료를 원심 분리기에 넣고 분석했다. |
| CG) | 예상대로였다. 정수기 물에서 자란 콩나물은 비타민 C 함유량이 가장 낮은 것으로 드러났다. |
| **인터뷰)** | **강태범 교수(상명대학교)** |
| | **물에 따라서 콩나물 성장속도도 다르고 비타민C 함량이 다르다는 것을 느꼈습니다. 그래서 우리가 물을 섭취할 때 신중히 선택해 섭취하는 것이 좋지 않으냐 그런 생각을 해봤고 자연에 가까운 물을 섭취하는 것이 식물이나 사람한테 좋지 않겠느냐 생각해 봤습니다.** |
| 건양대학) | 미네랄이 부족한 물을 오랫동안 마실 경우 어떤 현상이 발생할까? |
| 실내) | 최근 이 병원에는 다양한 증상을 호소하는 환자가 늘고 있다. |
| 환자) | 까닭모를 두통과 불면증 등으로 병원을 찾은 30대의 임효정씨 |
| 교수 옆얼굴) | 가정의학과 유병현 교수는 원인도 뚜렷하지 않은 이런 증상에 대해 미네랄과의 연관성에 주목하고 있다. |
| 자르면) | 임효정씨의 모발을 채취, 미네랄 검사를 실시했다. |
| 두사람) | 검사 결과는 예상대로였다. 임효정씨에게 심각한 미네랄 부족현상이 발견된 것이다. |
| 뇌사진) | 두통이나 불면증의 원인도 미네랄 부족인 것으로 판단됐다. |
| **인터뷰)** | **유병연 교수(건양대학교 의과대학)** |
| | **마그네슘이 상대적으로 칼슘에 비해 상당히 떨어져 있기 때문에 정신적으로 근육통이라든지 두통 이런 통증현상이 나타날 수 있고 담백하고 골고루 색깔이 있는 천연적인 것을 섭취하는 것이 중요하고 미네랄이 풍부한 물을 먹는 것이 훨씬 나을 수 있으며 물은 많이 먹어도 해로울 것이 없습니다.** |
| 집안) | 임효정씨의 일상은 어떨까? |
| 아이) | 채 돌이 지나지 않은 어린 딸을 키우는 임효정씨 |
| 물 받으면) | 그녀 역시 정수기를 설치해두고 있다. 이 물을 그대로 마시 |

기도 하고 음식조리에도 사용한다.

타면) 딸에게 먹이는 분유도 이 정수기 물을 이용하고 있다.

우윳병) 미네랄이 전혀 없는 역삼투압 방식의 정수기 물

먹으면) 이 물로 탄 우유를 먹어도 괜찮은 것일까?

**인터뷰)** **김용언 박사(전문의)**
**어른들은 다른 반찬이나 음식을 통해 보충되지만 특히 우유나 젖을 먹는 어린영아들이나 학동기 아이들이 미네랄이 전혀 없는 물을 먹게 되면 여러 가지 칼슘이나 포타슘, 아연, 철분, 요오드 같은 우리 몸에 필요한 것들이 상당히 결핍되기 쉽습니다. 그래서 신경기능에 이상을 가져온다든지 성장에 지연이 온다든지 성격에 이상을 초래할 수 있습니다.**

우유 먹으면) 임효정씨는 왜 역삼투압 방식의 정수기 물을 고집했던 것일까? 정수기 물의 수질에 대한 믿음 때문이었다.

**현장음)** **임효정**
**수돗물보다는 뭔가를 걸러서 나온다는 기분에······ 수돗물이 들어있는 수조가 깨끗하지 않지요.**

마시면) 수돗물에 대한 불신, 이것이 그녀가 미네랄이 없는 정수기 물을 오랫동안 음용해온 이유였다.

진료실) 어지럼증을 호소하는 또 다른 중년 환자,

모발검사) 미네랄 검사를 해보기로 했다.

봉지) 역시 모발을 채취, 분석을 실시했다.

앉아있으면) 이 환자는 어떤 물을 마셔왔을까?

**현장음)** **미네랄 부족 환자**
**정수기 사용한지 오래 됐습니다. 10년 정도······ 오래 됐어요.**

앉아 있으면) 10여년 이상, 꾸준히 역삼투압 방식의 정수기 물을 마셔온 이 환자, 이것이 그의 증상의 원인이 됐을까?

**인터뷰)** **유병연 교수(건양대 의대 가정의학과)**
**상식적으로 세포 대사들이 그것에 맞춰 가는데 산성화된 물이 들어가면 다 깨지게 되니까 미네랄이나 이런 것들이 기능을 못하거나 깨져 방출되면 이 같은 증상들이 어느 정도 심한 쪽부터 나타나겠죠.**

병원)  인체 내에 필수적인 미네랄이 부족하면 원활한 신진대사와 균형이 무너질 우려가 있으며 이는 더 심각한 질병으로 전환될 수 있다는 것이 전문가들의 대체적인 견해다.

밀고가면)  최근 급격히 늘고 있는 대장암,

수술실 안)  대장암 환자에 대한 수술이 이뤄지고 있다

암 덩어리)  인체 속에 자리 잡은 거대한 암 덩어리,

복도)  이렇게 각종 암 등 심각한 질병도 미네랄과 연관이 있는 것일까?

**인터뷰)**  **이동호 교수(서울대 의과대학)**
**미네랄이 부족한 물은 산화스트레스를 적절하게 제거하지 못하고 세포안의 신호전달체계가 제대로 작동되지 않기 때문에 각종 암이나 성인병에 이를 수 있다는 보고들이 조금씩 나오고 있습니다.**

**인터뷰)**  **잉그리드 로스버그 박사 (IWA 미네랄 연구팀)**
**일반적으로 암 환자들의 대부분이 산성인 경우가 많다. 그리고 인체에 미네랄이 공급되지 않으면 특히 몸의 pH를 조절하는데 가장 중요한 역할을 하는 미네랄인 중탄산염이 공급되지 않아 암 발병률이 높다는 연구가 있다. 즉 중탄산염을 공급하면 pH가 조절되고 그렇지 않으면 위험하다.**

실험실)  미네랄 부족이 암과 성인병 등의 원인이 될 수 있다는 연구결과, 세포 실험을 통해 이를 입증해 보기로 했다.

스포이트)  암은 세포의 건강성과 밀접한 관련이 있다. 즉, 건강하지 못한 세포가 암세포가 되는 것이다.

빨간비이커)  인체 세포조직을 채취, 미네랄이 함유된 물과 수돗물, 그리고 역삼투압 정수기 물에서 배양을 해보기로 했다.

문 열면)  무균 배양실에서 세포를 배양했다.

현미경)  일주일 동안 배양된 세포를 현미경으로 관찰해보았다.

풀샷)  세포들 사이의 차이가 목격되었다.

CG)  붉은 색을 띠는 세포가 건강한 세포, 미네랄 물에서 배양된 세포가 정수기 물에서 배양된 세포보다 훨씬 붉게 나타나고 있다.

| | |
|---|---|
| CG) | 즉 미네랄 물이 역삼투압 정수기 물이 세포에 비해 훨씬 건강한 것으로 밝혀졌다. 미네랄은 세포의 건강과도 밀접한 연관이 있었던 것이다. |
| **인터뷰)** | **잉그리드 로스버그 박사 (IWA 미네랄 연구팀)** |
| | **세포 바깥에 미네랄이 없는 물이 있으면 그 물이 세포에서 미네랄을 빼앗아 간다.** |
| 물 받으면) | 미네랄이 없는 물은 인체에만 영향을 끼치는 것일까? |
| 불 부으면) | 어류의 생존 한계를 관찰해 보기로 했다. |
| 물 표지판) | 수돗물과 미네랄이 없고 pH가 산성인 역삼투압 정수물을 각각 준비, 물고기를 넣었다. |
| 미속) | 그리고 24시간 후 |
| 정지하면) | 놀라운 현상이 목격됐다. |
| 두 화면) | 수돗물의 경우 물고기가 모두 살아 있었던데 반해 정수기 물의 경우, 열 마리 중에서 8마리가 죽고 말았다. |
| **인터뷰)** | **임한규 박사(국립수산과학원 양식과)** |
| | **인체나 물고기가 필요한 그러한 미량성분이나 미네랄이 없이기 때문에 오히려 부정적인 영향을 미칠 수 있고 담수어나 해수어 같은 경우에 물을 먹거나 소변으로 배출하거나 이온을 항상 업데이크해서 몸 안에 항상성을 유지해야 되는이데 역삼투압방식 정수물은 그런 이온성분이 전혀 없기 때문에 오히려 그 안에 사육되는 물고기나 사람이 먹었을 때 인체에 부정적인 영향을 끼치는 수가 있습니다.** |
| 블랙) | (보고서) |
| | 독일 본 대학 수질연구소에서 검사 결과가 나왔다. |
| CG) | 역삼투압 방식으로 정수한 물의 식수 기준 분석에 대한 결과 보고서 |
| 타이트) | 박테리아와 세균 기준치를 초과했다. 무엇보다 심각한 것은 정수기 물이 미네랄이 전혀 없는 산성수라는 사실이었다. |
| 다음CG) | 또한, 정수기 물은 독일 음용수 기준에 미달이며 장기간 섭취할 경우 건강상 문제를 일으킬 수 있다는 보고서였다. |
| **인터뷰)** | **교수(본 대학 위생실험실장)** |

**식수로 가능한 좋은 물은 미네랄이 풍부해야 하는데 물에 미네랄이 너무 빠져 버리면 우리 신체는 필요한 영양분인 미네랄을 섭취하지 못해 위험부담을 안게 된다. (미네랄이 없어) pH가 낮은 물은 식수로 허용되지 않는다.**

| | |
|---|---|
| 부산병원) | 그렇다면 물속의 미네랄은 건강에 큰 영향을 끼치는 것일까? |
| 실내) | 고혈압 당뇨 등 성인병을 앓는 노인들이 장기입원을 하고 있는 부산대 의대 노인요양병원 |
| 식사) | 개인적인 차이는 있지만 대부분 병원식을 먹는 노인들 |
| 정수기물) | 이들이 마시는 물 역시 역삼투압 방식의 정수기 물이다. |
| 할머니 마시고) | 이 물을 바꾸면 혹시 노인들의 건강에 변화가 올 수 있지 않을까? |
| 간호사 피뽑고) | 면밀한 관찰을 위해 노인 환자들의 혈액을 채취, 자료를 만들었다. 그런 다음 물을 바꾸기로 했다. |
| 가지산) | 사시사철 맑은 물이 흐르는 가지산, 잘 발달된 계곡과 폭포로 유명한 산, |
| 생수) | 노인들에게 이 지역에서 생산되는 생수를 공급하기로 했다. |
| 마시는) | 자연 상태의 지하수를 채취한 생수, 정수기 물과 달리 미네랄이 풍부한 물을 선택했다. |
| 또 마시는) | 환자들에게 하루 1리터 이상의 물을 한 달 동안 마시도록 했다. |
| 할배) | 과연 물만 바꾸는 것으로 변화가 생길까? |
| CG) | 혈압의 경우 45명 가운데 27명은 호전 양상이 뚜렷했으며 9명은 변화를 보이지 않았고 약간 증가한 경우는 9명에 그쳤다. |
| CG) | 당뇨병이 심한 28명 중 20명은 혈당이 떨어졌으며 변화가 없거나 약간 증가한 경우는 8명에 불과했다. |
| 인체CG) | 당뇨병이 오래 지속되면 혈관은 포도당으로 꽉 차게 되고 끈적끈적한 혈액은 막히게 된다. 이렇게 되면 실명되거나 만성신부전증, 족부궤양으로 이어진다. |
| 걷는 노인) | 미네랄워터가 혈압과 혈당 조절에 도움이 되는 것으로 나타났다. |
| **인터뷰)** | **김용언 의학박사** |

필요한 미네랄이 들어가서 신체의 여러 가지 대사에 관여합니다. 이것이 안 되고 있다가 미네랄이 풍부한 물을 먹음으로써 저하됐던 그런 기능이 살아나고 또 보충이 되고 원래대로 돌아가니까 당연한 것이죠.

| | |
|---|---|
| 헬스클럽) | (보다가) |
| 걸어오면) | 인체의 건강에 결정적인 영향을 끼치는 물, 그렇다면 운동과 물은 어떤 상관관계가 있을까? |
| 마시면) | 운동에 열중인 이 여성이 연신 마시는 물 역시 역삼투압 방식의 정수기 물이다. |
| 달리기) | 달리기를 하는 이 남성, 그 역시 정수기에서 받은 물을 쉼 없이 마시고 있다. |
| 싸이클) | 운동으로 땀을 배출하면서 인체는 더 많은 수분을 요구한다. |
| 여자 마시면) | 격렬한 운동 중에 연신 마시는 정수기 물, 과연 괜찮은 것일까? |
| 녹색 옷 남자) | 하루 두 시간 이상 꼬박 꼬박 운동을 한다는 20대 이 남성, |
| 마시면) | 그 역시 물통을 손에서 놓지 않는다. 5분에서 10분 간격으로 끊임없이 마시는 물 |
| **인터뷰)** | **"……1.5리터 마신 것 같습니다."** |
| 여성 땀) | 운동으로 땀을 흘릴 경우 많은 수분이 배출된다. 인체는 수분의 균형을 요구하고 따라서 평소보다 더 많은 물을 마시게 된다. |
| 찜질방) | 찜질 등으로 땀을 배출할 때 마찬가지, |
| 땀) | 인체는 수분 보충을 요구한다. |
| 연구실) | 이렇게 빠져 나가는 땀에는 어떤 성분이 포함돼 있을까? |
| 돌면) | 운동과 찜질로 빠져 나가는 땀의 양과 성분을 분석해 봤다. |
| CG) | 땀에는 많은 나트륨과 염소, 칼륨 등이 포함돼 있었다. |
| CG) | 이들 다양한 미네랄이 물과 결합해 녹은 상태로 체외로 배출되고 있었던 것이다. |
| 물 마시면) | 이를 보충하기 위해 운동 중인 이들은 끊임없이 물을 마시고 그 물은 대부분 역삼투압 방식의 정수기 물이다. |
| **인터뷰)** | **정기철 의학박사(OO병원 전문의)**<br>**정수된 물을 마시게 됐을 때 미네랄과 전해질 성분들이 걸** |

러져 없는 물이기 때문에(정수기 물이) 들어오면 충분한 보
충이 안 될 뿐만 아니라 그 물 섭취로 인해 희석이 되어 지
면서 농도가 기존에 있는 것까지도 농도가 줄어들게 됨으로
써 전해질과 미네랄 성분 부족으로 인한 여러 가지 문제점
을 유발할 수 있다고 생각됩니다.

백화점)        최근, 물에 대한 관심이 높아지고 있다

물 바)          이런 세태를 반영하듯 워터 바까지 생겨나고 있다.

진열대)         세계 곳곳의 명수를 모아 놓은 곳, 손님들의 발길이 끊이지
               않는다.

**인터뷰)**       **박환성(워터바 소믈리에)**
               **15개국 나라에서 60여종의 물이 전시되어 있습니다. 보스**
               **라는 제품인데 노르웨이 빙하수 제품입니다.**

마시는 여자)     이제 물은 단순한 음용수를 넘어 건강에 필수적인 요소로
               인식되고 있다.

바텐더 팬)       이렇게 물 전문점까지 생겨나는 것, 그것은 기존의 마시는
               물을 뛰어넘는 새로운 물에 대한 열망의 상징이기도 하다.

**현장음)**       **워터 바 고객**
               **새로운 물맛을 느낄 수 있기 때문에 자주 찾고 있습니다.**

동의보감)        동의보감도 물의 중요성을 강조하고 있다.

내용)           사람의 건강과 수명에 가장 중요한 것이 물이라고 돼 있다.

물줄기)         우리 땅을 적시며 흐르는 물, 건강과 수명을 보장해주는 좋
               은 물은 어떤 물일까?

마을)           전북 순창군 구미리

할머니)         대표적인 장수마을로 소문난 곳이다.

걸어가면)       8순 9순의 노인들의 걸음걸이가 짱짱한 곳,

간판)           무엇이 이 마을을 장수 마을로 만들었을까?

회관)           마을 사람들은 한결 같이 그들이 마시는 물 덕분이라고 증
               언 한다.

**현장음)**       **윤정애(78세) 나는 78세……**
               **최병원(78세) 아프지 않아요. 병든 사람이 안 생겨나고 몸이**
               **건강해서 다 좋아요**

|  | 김미영(80세) (여기)물 먹은 사람들에 한해서는 환자가 없 |
|---|---|
|  | 어요. 그 물 안 먹은 곳에는 환자가 있고 그래요. 물맛이 좋 |
|  | 고 해서 자주 먹어요. |
| 걸어오면) | 마을 사람들이 대대로 마셔온 물, |
| 물통) | 600년간 단 한 번도 마른 적이 없다는 이 물을 장수의 요인 |
|  | 으로 꼽고 있다. |
| 집) | 올해 100세인 안금이 할머니는 아직도 건강하다. |
| 반찬) | 밥상 역시 평범하기 그지 없는데, |
| 물 마시면) | 특이한 것은 미네랄이 풍부한 물을 자주, 그리고 많이 마신 |
|  | 다는 것이었다. |
| **현장음)** | **며느리 이이순(74세) 물을 겁나게(아주 많이) 잡숴요. 보통** |
|  | **다른 사람보다 더 잡수는 것 같아요** |
| 물) | 이 집에서 마시는 물은 마을 뒷산의 계곡물, 이 자연 상태의 |
|  | 물을 간이 상수도로 사용하고 있다. |
| 호스) | 화강암 지대에서 흘러나오는 맑고 풍부한 물, 이 물이 장수 |
|  | 의 비결이었던 것이다. |
| **현장음)** | **아무리 가물어도 계속 나오니까…… 산속에서 나오는 지하** |
|  | **수지요? 그렇죠.** |
| **인터뷰)** | **최무웅 박사(구리시 수질평가위원장)** |
|  | **장수촌 물은 대부분 미네랄이 풍부하지요. 왜냐하면 지하** |
|  | **암반을 통해서 오랫동안 순환을 거쳐서 오기 때문에 미네랄** |
|  | **이 풍부합니다.** |
| 온천) | 이 마을 인근의 한 온천 지하수 약수터, |
| 물통들) | 물의 효능이 서서히 알려지면서 이 물을 마시려는 사람들 |
|  | 이 전국에서 몰려들기 시작했다. |
| 부부 마시면) | 이 물을 마신 이들은 다양한 효험을 봤다고 주장하고 있으 |
|  | 며 물맛 또한 각별하다고 증언한다. |
| **현장음)** | **순창군민** |
|  | **물맛이 어떻습니까? 좋습니다.** |
|  | **자주 오시나요? 하루에 한 두 번씩 옵니다.** |
| **인터뷰)** | **순창군민** |

|  |  |
|---|---|
|  | **지하 깊은 암반을 뚫고 올라왔다고 들었거든요 그래서 좋은 결로 알고 있고……** |
| CG) | 특히 이 온천수에는 칼슘과 마그네슘이 풍부한 것으로 밝혀졌다. |
| 걸어오면) | 칼슘과 마그네슘 등 미네랄이 풍부한 약알칼리성의 이 온천 지하수, 활성산소 억제효과를 입증하는 실험을 시도했다. |
| **인터뷰)** | **이규재 교수(연세대 원주의과대학)**<br>**노화에 관계되는 활성산소를 이 물이 없앨 것인가 하는 그런 실험을 기획하게 됐고 오늘 하게 됐습니다.** |
| 강당) | 이 실험에는 순창군 공무원 60여 명이 참가했다. |
| 피) | 혈액 속의 활성산소량을 측정, 온천 지하수를 마시기 전 후의 상태를 비교해보기로 했다. |
| 마시면) | 참가자 60명 중 30명에는 수돗물을, 나머지 30명에게는 온천지하수를 각각 1.5리터씩 마시게 했다. |
| 시계) | 그리고 30분을 기다렸다. |
| 피뽑고) | 그런 다음 모든 참가자의 피를 다시 뽑아 비교해 보기로 했다. |
| 흔들면) | 어떤 결과가 나왔을까? |
| **설명)** | **이규재 교수(연세대학교 원주의과대학)**<br>**지금 보면 15 정도 유니트가 차이가 나요. 이 만큼 우리 몸에서 활성산소가 없어진 겁니다.** |
| 앉아 있는 공무원들) | 수돗물을 먹은 사람들은 별다른 반응이 없었지만 온천지하수를 마신 30명 가운데 28명은 체내 활성산소가 20%까지 줄어든 것으로 밝혀졌다. 미네랄과 환원력이 활성산소을 제거한 것이다. |
| **인터뷰)** | **이규재 교수(연세대 원주의대)**<br>**활성산소가 학문적으로 다양한 질병의 원인이 되고 노화을 일으키는 그런 부분이기 때문에 이번 실험 결과에서 확인한 환원력이 높은 물을 음용함으로써 우리 몸에서 활성산소를 없앤다는 것은 장기적으로 이런 물의 음용이 질병을 예방하고 장수하는데 도움이 된다는 것을 알 수가 있었습니다.** |
| 실내 세사람) | 미네랄의 역할에 대한 또 다른 실험을 진행했다. |

| | |
|---|---|
| 손가락피) | 미네랄은 혈액에 어떤 작용을 할까? 혈액을 채취한 다음, 20대와 30대 남자 2명에게 각각 미네랄이 풍부한 물을 마시게 하고 20분을 기다렸다. |
| 현미경 보면) | 그리고 다시 혈액을 채취, 적혈구 상태를 관찰해 봤다. |
| CG) | 미네랄 물을 마신 후 뭉쳐 있던 적혈구가 풀리면서 혈액순환이 좋아지는 현상이 뚜렷이 나타났다. |
| 다음CG) | 두 남자 모두 비슷한 반응을 보였다. |
| 정수물 마시고) | 이번에는 남녀 2명에게 역삼투압 정수기 물을 마시게 하고 혈액상태를 관찰했다. |
| CG) | 마시기 전에 비해 적혈구가 엉키기 시작했다. |
| 다음CG) | 역삼투압 정수기 물은 오히려 혈액순환에 좋지 않은 영향을 주는 것으로 드러났다. |
| **인터뷰)** | **김광영 박사(한국물학회 이사)**<br>**환원력이 있는 즉 미네랄이 있는 좋은 물을 마시면 여러 가지 혈장농도를 낮춰주면서 실제 엉켜있던 적혈구에 물이 공급되면서 엉켜있던 즉 연전현상이 풀리는 탈연전현상을 실제 현미경을 통해 관찰해 볼 수 있습니다.** |
| **약수 물줄기)** | **인간의 생명 유지와 건강에 필수적인 물, 유익한 물의 핵심은 깨끗한 수질, 그리고 풍부한 미네랄이다.** |
| **인터뷰)** | **이동호(분당 서울대병원 건강증진센터장)**<br>**미네랄이 없는 물보다 다양한 미네랄을 갖고 있는 물을 섭취하는 것이 우리 몸 안에서 일어나는 다양한 대사활동을 도와주고 촉매하는데 굉장히 도움을 준다고 말씀드릴 수 있겠습니다.** |
| 유리컵) | 현대인들이 믿고 마시는 역삼투압 정수기 물- |
| 여자 마시면) | 미네랄이 전혀 함유되지 않은 물, 이 물은 결코 건강한 물이 아니었다. |
| 아이 마시면) | 이런 물을 마시고 이런 물에 의존해도 괜찮은 것일까? |
| 맑은 물) | 이제 물이 품은 생명과 건강의 비밀, |
| 거리+물잔) | 미네랄의 역설에 주목해야 할 것이다. |

MBC 특별기획 다큐멘터리

**워터 시크릿(Water Secret) - 수돗물의 역습 (2부)**

프롤로그)

수도꼭지)　　　　　문명생활의 상징이 된 수돗물,

벌컥 마시는)　　　　그러나 수돗물의 안전성이 늘 논란이 돼 왔다.

수도배관)　　　　　수돗물의 안전성을 크게 위협하는 요인은 낡은 배관,

수도관 교체공사)　　최근 느리지만 수도배관 교체가 이뤄지고 있다.

실험장면)　　　　　그렇다면 새로운 수도배관은 과연 안전한가?

**인터뷰)**　　　　　**"새 배관도 검증이 된 것으로 사용해야 한다"**

다시마시는장면들)　불안감 속에서도 대다수 서민들이 그대로 이용할 수밖에 없
　　　　　　　　　는 수돗물, 그 수돗물이 우리에게 역습을 가하기 시작했다.

　　　　　　　　　*타이틀) 워터 시크릿 - 수돗물의 역습(逆攻)*

거리)　　　　　　　마시는 물에 대한 시민들의 인식과 실태는 어떨까?

따르면)　　　　　　취재인 간단한 조사를 실시했다.

A)　　　　　　　　일반 수돗물과,

B 따르면)　　　　　국내산 생수,

C 따르면)　　　　　그리고 외국 생수 샘플로 물 맛 비교를 시도했다.

사람들)　　　　　　실험에 대한 시민들의 참여도는 높았다. 그만큼 마시는 물
　　　　　　　　　에 대한 관심이 높다는 반증이었다.

| | |
|---|---|
| 현장음) | **B물이 최고 맛있는 것 같아요.** |
| 현장음) | **A가 맛있고 B와 C는 이상하게 수돗물 맛 나는 것 같아요.** |
| 현장음) | **B는 못 느끼겠고 C는 약간 단맛이 있어요.** |
| 손가락질) | 수돗물에 대한 인식도 함께 조사했다. |
| 현장음) | **수돗물은 설거지 할 때, 내 몸(목욕)을 씻을 때……** |
| 현장음) | **(수돗물은)뉴스에 나왔고…… 찝찝하잖아요. 냄새나요.** |
| 현장음) | **애기가 있다 보니까 (수돗물은)좀…… 안전하지 않지요. 바로 뽑아 쓰는 것도 아니고 물탱크 들어 갔다 나오는 것이니까…….** |
| 마시는 세 여자) | 수돗물의 안전성에 대한 반응은 대부분 부정적이었다. |
| 설문판) | 물 맛은 국내산 생수가 최고 평가를 받았고 수돗물은 꼴찌에 머물렀다. |
| 설문판 아래쪽) | 수돗물에 대한 인식이 부정적인 까닭은 무엇일까? |
| 현장음) | **관 타고 올라가서 다시 집에서 나오는 그 물 자체는 깨끗하이지 않다고 생각하고 있거든요.** |
| 영상) | 조사 결과는 예상을 크게 벗어나지 않았다. |
| 틸 다운) | 수돗물 안전성에 대한 시민들의 인식, 절대 다수가 부정적이었다. |
| CG) | 수돗물이 안전하지 않다는 응답이 무려 (80%)에 이르렀다. |
| 그래프CG) | 서울 시민을 대상으로 한 수돗물 음용수 조사에서는 더 충격적인 사실이 밝혀졌다. 수돗물을 마시는 비율이 고작 4%에 지나지 않았다. |
| 아파트) | 이렇게 수돗물이 불신 받는 원인은 과연 무엇일까? |
| 배관) | 한 아파트 단지의 수도 배관을 살펴보기로 했다. |
| 빨간 배관) | 각 가정까지 수돗물을 공급하는 지하 배관시설, |
| 따라가면) | 녹이 슬어 있는 배관이 목격되었다. |
| 타이트) | 더 놀라운 장면도 볼 수 있었다. |
| 손가락) | 심하게 녹슨 배관, 녹물이 그대로 묻어 나오고 있었다. |
| 수건 빨고) | 이렇게 심하게 부식된 배관 탓에 녹슨 물이 그대로 가정에 공급되기도 한다. |
| 세면대) | 심심찮게 발생하는 수도꼭지의 녹물 사고, 시민들은 당혹 |

스러울 수밖에 없다.

**인터뷰)** **녹물이 많이 나와요. 받아놓고 한 시간 정도 있으면 녹물이 항상 있고 먹을 때마다 걱정도 되고 정수기를 쓰고 있지만 정수해서 다시 끓여서 사용하고 있어요, 식수로……**

아파트) 그렇다면 최종단계 수도꼭지의 수질은 어떨까? 취재진은 20년 이상 된 아파트 세 곳을 무작위로 선정, 수질 검사를 실시했다. 각 가정에서 주방 욕실 베란다 등 다섯 군데 수돗물을 취수했다.

밀고 오면) 수질검사는 울산과학대 종합환경분석센터에 의뢰했다.

조사 영상) 최첨단 기기를 동원, 수돗물의 수질상태를 정밀 분석했다.

결과CG) 대부분의 수돗물에서 철 성분이 기준치 이상으로 검출됐다.

**인터뷰)** **김학성 교수/울산과학대 종합환경분석센터장**
**철 성분이 많이 나오다 보면 인체에 좋지 않는 영향을 미칠 수 있기 때문에 수돗물에 대해 좋지 못한 인상을 가질 수 있는데 그것은 시에서 대책을 세워 노후된 관을 빨리 교체하면 해결이 되지 않겠나…….**

공사장) 수돗물의 철 성분 초과 원인으로 지목되고 있는 것은 수도 배관, 최근 느리지만 낡은 배관 교체가 이뤄지고 있다.

들어 올리면) 수도배관 교체가 이뤄지고 있는 한 현장을 찾았다.

옮기면) 20년이 넘은 낡은 배관

훑어가면) 외관의 상태는 양호한 것처럼 보였다.

구멍) 그러나 배관 내부는 전혀 달랐다. 녹 덩어리가 배관을 메우고 있었다.

배관들) 지금까지 수돗물을 공급했던 대부분의 배관은 주철관, 녹이 슬기 쉬운 관이었다.

자르면) 자세히 살펴보기 위해 낡은 관의 일부를 절단했다.

살펴보면) 내부 부식 상태가 심각한 낡은 주철 배관,

장갑) 작은 충격에도 녹덩어리는 부서지고 녹물은 그대로 묻어 나오고 있었다.

굴삭기) 노후관을 철거한 자리에는 새로운 배관이 설치되고 있었다.

공사) 새로 설치하는 수도 배관은 주철관이 아닌 이른바 에폭시

|  |  |
|---|---|
| | 배관, |
| 엔크린 외경) | 그렇다면 에폭시 배관은 어떤 관일까? |
| 관들) | 열경화성 플라스틱의 일종으로 온도 변화에 강하고 접착력이 좋은 화학물질인 에폭시, 관의 내부는 에폭시로 코팅 돼 있다. |
| 자르면) | 그렇다면 새로 설치하는 에폭시 관은 과연 안전할까? 정밀 조사를 위해 에폭시 관 일부를 절단했다. |
| 들고 있으면) | 매끈한 외관과 내관의 에폭시 관, 그러나 아직 검증이 덜 된 배관이다. |
| **인터뷰)** | **조계현 교수/영남대 신소재공학부** |
| | **사실 에폭시관은 우리나라의 경우는 새로운 것을 좋아하다 보니까 새로운 소재가 나오면 빠른 시간 내에 적용하는 그런 특성을 가지고 있습니다. 그런데 현재 검증이 안됐고 규정 같은 것을 면밀하게 검토해야 되는데 그런 것이 안 된 상태에서 적용하는 것은 문제가 있지 않나 이렇게 판단이 되고요.** |
| 관 두 개) | 전문가의 진단은 사실일까? |
| 연구실) | 노후 주철관과 에폭시 새 관, 모두를 분석해 보기로 했다. |
| 넣으면) | 노후관과 신관 조각을 잘라 전자 현미경을 이용, 먼저 관 내부 조직 상태를 살펴봤다. |
| 손) | 결과는 예상대로였다. |
| 비교영상) | 왼쪽의 노후관은 오른쪽 신관에 비해 조직 파괴가 확연히 드러났다. 심하게 부식된 상태인 것이다. |
| 관) | 이번에는 노후관과 신관이 수질에 끼치는 영향을 살펴보기로 했다. |
| 사람들) | 두 관의 조각을 물에 담궈 변화를 살펴보는 실험, |
| 영상 네 개) | 사용하던 노후관과 새로운 신관 조각을 증류수에 담궜다. |
| 영상 두 개) | 그리고 약 20일간 그 변화를 관찰했다. |
| 연구원) | 20일 후, 물 색깔은 육안으로도 구분이 될 만큼 변했다. 그런데 노후관 신관 모두 물 빛깔이 누렇게 변색돼 있었다. |
| 외경) | 그렇다면 이 물의 수질은 어떨까? |
| 샘플) | 증류수와 신관과 노후관 추출물, 세 종류 샘플로 분석을 의 |

뢰했다.

| | |
|---|---|
| 비이커 타이트) | 정밀 분석 결과, 예상을 크게 벗어나는 자료가 도출됐다. |
| CG) | 노후관은 알루미늄과 철이 기준치를 훨씬 넘어섰고 특히 에폭시 신관은 철이 기준치를 무려 38배나 초과했다. |
| **인터뷰)** | **조계현 교수/영남대 신소재공학부** |
| | **상수도관은 거의 모든 것이 스테인레스 스틸강관으로 가고 있습니다. 처음 가격이 비싸서 잘 적용하지 않지만 장기적인 관점에서 보면 더 합리적이고 경제적인 관이라고 생각합니다.** |
| 자르는 장면) | 에폭시 신관에서 유난히 철 성분이 많이 검출된 것은 관의 제작과정에 문제가 있는 것으로 추측된다. |
| 놓으면) | 에폭시 신관에 대한 또 다른 실험을 시도했다 |
| **현장음)** | **"예. 잘 잘렸어요. 이렇게 자르면 되겠습니다."** |
| 놓인 관들) | 에폭시 신관에는 어떤 유해물질이 들어 있을까? |
| 조각) | 화학물질의 검출 여부를 살펴보기로 했다. |
| 부으면) | 역시 에폭시 신관 샘플을 무작위로 추출, 실험을 시작했다. |
| 핀셋) | 실험의 정확성을 높이기 위해 샘플은 네 종류로 선정했다. 이들을 모두 증류수에 담가 보았다. |
| 비닐 뚜껑) | 그리고 한 달간 일단 추이를 지켜보기로 했다. |
| 색깔 변화) | 시일이 흐르면서 역시 물빛깔이 달라지기 시작했다. |
| 얼굴) | 한 달이 경과하자 물 빛깔이 완전히 달라져 있었다. |
| 누런 물 타이트) | 이 물 속에는 어떤 화학성분이 함유돼 있을까? 정밀 분석 결과, 놀라운 사실을 확인할 수 있었다. |
| CG) | 바로 비스페놀A가 검출된 것이다. 네 종류 샘플 모두에서 주목할 만한 수치의 비스페놀A가 에폭시 신관에서 검출된 것이다. |
| **인터뷰)** | **조계현 교수/영남대 신소재공학부** |
| | **비스페놀A가 에폭시 코팅된 관에서 한 번도 사용되지 않이고 실험을 했는데도 불구하고 인지할 만한 농도가 나왔는데 앞으로 비스페놀A에 대한 문제를 (상수도)관로에서도 점검을 해 봐야 된다고 말할 수 있습니다.** |
| 작업장 안) | 에폭시 신관 조각을 잘라 물에 담근 후 실시한 실험, 여기서 |

검출된 비스페놀A, 혹시 실험 방법에 한계가 있는 것은 아닐까? 제작진은 또 다른 실험을 시도했다. 즉, 에폭시 관을 이용, 실제 수도 배관과 같은 조건을 만든 다음 화학물질 검출을 살펴보기로 한 것이다.

끼우면) 기존의 주철관 사이에 에폭시 관 3개를 연결, 그 속으로 수돗물 원수를 통과시켜 보기로 한 것이다.

뒷모습) 마침내 실험을 위한 장치가 완료되자 이 배관을 통해 수돗물을 통과시키기 시작했다.

배관 따라가면) 이렇게 약 한 달간 수돗물을 순환 통과시킬 것이다.

**인터뷰)** **조계현 교수/영남대 신소재공학부**
**에폭시 코팅된 관 3개를 (수도 배관)중간 중간에 삽입을 해서 약 한 달 정도 (물을) 순환시키면서 코팅된 물질에 녹아 있는 성분들을 분석할 계획입니다.**

배관) 한 달 후 어떤 결과가 나왔을까?

CG) 분석결과는 더욱 놀라웠다. 비스페놀A 수치는 무려 19.62 PPB. 전문가의 분석은 더욱 비관적이다.

**인터뷰)** **조계현 교수/영남대 신소재공학부**
**모든 고분자 물질들은 시간이 지나면 열화 되는 것은 상식적입니다. 시간이 지나면서 비스페놀A 양이 열화된 코팅관의 경우 많아질 가능성이 굉장히 많죠.**

CG) 2개의 페놀과 1개의 아세톤이 반응해 합성된 흰색의 광택의 비스페놀A는 인체에 심각한 악영향을 끼치는 것으로 알려져 있다.

**인터뷰)** **김용언 박사/소아과 전문의**
**발암물질이고 내분비교란물질로 당뇨, 비만, 성 조숙, 불임 이런 것을 일으키는 아주 나쁜 물질입니다. 이것을 계속 음용하면 축적되어 암이나 기형을 일으킬 수 있죠.**

CG) 미국 연구기관의 조사 결과, 한국인의 비스페놀A 배출량은 쿠웨이트에 이어 아시아 2위로 드러났다. 그만큼 한국인의 체내에 비스페놀A가 많이 녹아 있다는 뜻이다.

다음 CG) 비스페놀A 섭취량도 역시 아시아 2위, 왜 이런 조사결과가 나왔을까?

인터뷰)  **김용언 박사/소아과 전문의**
**우리가 먹는 음식물 중에 캔이 많습니다. 통조림, 커피, 탄산음료 등이 캔으로 나오는 것이 많고 캔 내부를 코팅할 때 비스페놀A가 들어갑니다. 이것이 영향이 있다고 볼 수 있고 요즘 수돗물에서도 비스페놀A가 나온다고 하니 그것도 큰 영향이 있다고 생각합니다. 앞으로 이에 대한 역학조사가 반드시 필요합니다.**

강변)  그렇다면 환경 선진국, 독일의 수돗물 상황은 어떨까?

대학 앞)  취재진은 독일 본 의과대학을 찾았다.

만나면)  이 대학에 한국에서 가져간 에폭시 수도관의 분석을 의뢰했다.

물 받으면)  세계적인 권위를 가진 수질 연구기관에서는 한국의 에폭시 신관을 어떻게 분석할까?

바라보면)  역시 수도관을 물에 담근 후 용출수의 변화를 분석하는 것으로 우리와 실험 방법은 크게 다르지 않았다.

인터뷰)  **하리드 파버 박사/본 의과대학 위생실험실**
**(애폭시)배관을 이틀 동안 물속에 담가뒀다가 물을 다른 용기에 담아 실험실에서 분석을 합니다. 결과가 나오면 (자료로)사용할 수 있습니다.**

결과)  환경 호르몬 비스페놀A가 32PPB나 검출됐다. 결코 검출돼서는 안 될 물질인 것이다.

인터뷰)  **윌헤임 에어닝 박사/독일 국립자재연구소**
**어떤 경우에도 에폭시관 사용을 중지해야 합니다. 문제는 기업들이 합성수지 사용을 여전히 선호한다는데 있습니다. 하지만 합성수지 사용에 대한 적절한 조치를 취하지 않으이면 점차적으로 식수가 오염될 것이고 소비자(시민)들이 그 피해를 입게 될 것입니다.**

공사)  그렇다면 독일은 어떤 수도관을 사용하고 있을까? 수도관 교체 공사현장,

땅속 배관)  외관이 푸른색으로 특수 처리된 주철관이었다.

| | |
|---|---|
| 살펴보면) | 중요한 것은 관의 내부, |
| 내부구멍) | 내부 역시 부식방지를 위한 특수처리 된 관, 독일은 사전에 철저히 분석한 이후 배관을 사용하고 있었다. |
| **인터뷰)** | **헤르만 디터 박사/독일 환경정책국 식수연구소장** <br> **에폭시관은 매우 조심스럽게 다루지 않으면 위험성이 크고 특히 높은 온도에서는 식수에서 비스페놀A가 검출됩니다.** |
| 거리) | 그렇다면 독일인들은 수돗물을 어떻게 인식하고 사용하고 있을까? |
| 거리에서 만난 독일인들-생수병) | 대부분 생수병을 들고 있었다. 이들도 생수만을 마시는 것 일까? |
| **인터뷰)** | **베를린 시민(1) 수돗물을 병에 넣어 가지고 다니며 마시는 것을 좋아합니다.** <br> **베를린 시민(2) 우리 도시의 수돗물은 그냥 마셔도 됩니다. 물의 품질은 전혀 의심하지 않습니다.** <br> **베를린 시민(3) 수돗물 분석 자료와 보고서를 봤지만 수질이 매우 좋아 물을 사 먹는 것이 더 이상합니다.** |
| 만나면) | 수돗물을 생수병에 담아 다니며 마신다는 이들, 이것이 사실일까? |
| 들어가면) | 독일의 한 가정집을 찾았다. |
| 수돗물) | 주방에서 쏟아져 나오는 수돗물, 그냥 마셔 보였다. |
| 남자) | 한국에서는 흔한 정수기조차 없는 가정, |
| 일가족 팬) | 어른뿐만 아니라 아이들 까지도 수돗물을 그대로 마시고 있었다. |
| **인터뷰)** | **저는 독일에서 식수관리가 잘 되고 맛도 좋다고 생각합니다. 수돗물을 완전히 신뢰합니다.** |
| 이동) | 수돗물 음용은 일반 가정뿐만이 아니었다. |
| 시설입구) | 독일의 한 노인요양원, |
| 노인들) | 건강이 여의치 않은 노인들이 모여 입원 치료를 받고 있는 시설, |
| 실내) | 노인 환자들도 수돗물을 그대로 마시고 있었다. |

| | |
|---|---|
| 라인강 팬) | 그렇다면 독일의 수돗물은 어떻게 생산되고 관리되며 그리고 공급되는 것일까? |
| 강 타이트) | 유럽의 젖줄 라인강이 역시 수원지다. |
| 팬하면) | 그런데 강변에 둥근 지하 시설물이 보인다. |
| 타이트) | 이곳이 바로 수돗물의 원수(源水)를 취수하는 취수정이다. |
| **인터뷰)** | **페가캄카/뒤셀도르프 정수장 홍보실** |
| | **뒤셀도르프 정수장의 (강변여과수) 채수는 1870년부터 지금까지 (140여 년 동안) 이어지고 있습니다.** |
| ppt화면) | 독일은 라인강물을 그대로 취수하는 것이 아니라 강에서 약간 떨어진 강변 지하에서 취수를 한다. 이른바 강변 여과수인 것이다. |
| 외경) | 그런데 이 과정에서 필수적인 공정이 있다. |
| 세사람 타이트) | 강변여과수를 그대로 수돗물 원수로 공급하는 것이 아니라 철저한 사전 조사를 거쳐 사용여부를 판단한다. |
| 물 오르면) | 각 지역에서 취수한 강변 여과수, |
| 연구원들) | 이 물이 과연 수돗물 원수로 적합한지 전문가들이 철저하게 수질 상태를 조사한다. 이런 엄격한 과정을 거친 다음에야 비로소 수돗물 원수로 공급하는 것이다. |
| **인터뷰)** | **하무트 바텔 박사/움베르트 바덴 환경국** |
| | **자연 상태의 원수를 충분한 강변여과 정화를 거치면서 인체에 유해하지 않은 식수로 만들었을 때 그런 물을 이상적인 식수라 할 수 있습니다.** |
| 외경) | 독일의 강변 여과수 취수 역사는 150여년, |
| 실내 관) | 자연스럽게 강변으로 스며든 지하수에 주목했다. 스며든 강물은 지하를 거치면서 자연적으로 정화가 된다. 이렇게 모여든 지하수, 현대판 우물- 이것이 독일 수돗물의 원수인 것이다. |
| CG) | 취수장은 강변에서 약간 떨어진 모래지층에 위치한다. 오랫동안 지층을 통과한 강물과 빗물이 취수원인 것이다. |
| **인터뷰)** | **로버트 슈만/독일 연방환경수자원 책임자** |
| | **땅은 정화능력을 갔죠, 물이 땅으로 스며들면 흙이 해로운** |

물질을 분해합니다. 그런 곳을 강변 자연정화구역이라고
합니다.

정수장)    이렇게 취수한 강변여과수는 정수장으로 보내진다.

물)    오직 침전과 여과과정만 거치는 정수시설,

실내)    그런데 독일의 정수장은 모두 지하에 건설돼 있다.

사람들)    대기 오염물질로부터 원수를 보호하기 위해서다.

물줌인)    지하 정수장에서 아무런 약품처리도 없이 생산되는 깨끗한
자연의 물, 이것이 바로 독일의 수돗물이다.

**인터뷰)    헤세크/베를린 정수장 홍보실**
**우리는 지금 급수여과시설에 와 있습니다. 이곳에는 20개
의 급속여과 필터가 설치돼 있습니다. 원수에 들어 있는 철
과 망간(미네랄)은 제거되지 않고 살아 있으며 여과장치를
통해 아래로 흘러갑니다. 이 과정이 대략 30분 정도 소요됩
니다. 우리는 오존과 염소 등 어떤 화학성분도 이 원수에 첨
가하지 않습니다.**

들어가면)    자연 정화력으로 깨끗함을 유지하는 강변여과수를 취수,
어떤 화학약품 처리도 없이 최대한 자연과 가까운 물을 공
급한다는 것이 독일 수도정책의 기본,

기계 틸다운)    이것으로 독일 수돗물은 시민의 신뢰를 얻었다.

사람들)    독일 수돗물이 신뢰를 얻은 중요한 요인이 또 있다.

계통도)    독일은 최첨단 장비를 이용, 수돗물의 수질을 실시간으로
감시하고 있다.

뒷모습)    그리고 그 결과는 실시간으로 즉시 공개된다.

들여다보면)    독일 시민 누구라도 현재 수돗물의 상태를 정확하게 알 수 있
는 것이다. 이런 투명행정이 신뢰 획득의 중요한 요인이었다.

물 받으면)    전문가들은 수시로 생산된 수돗물을 마시며 수질뿐만 아니
라 그 맛까지 꼼꼼하게 점검한다.

박모도 마시면)    이렇게 깨끗한 원수를 이용, 자연 정화 방식으로 수돗물을 생
산하고 철저한 관리와 투명한 공개로 신뢰를 얻고 있는 물,

병 두개)    이것이 바로 독일 상수도정책의 기본인 것이다.

**인터뷰)    오또 쉐이프/독일 하수도연합 책임자**

**저희 강변여과시스템은 자연방식입니다. 지하 모래를 이용한 여과기능은 말하자면 자연으로부터 선물 받았다고 할 수 있죠. 때문에 별도로(대규모 화학정화) 여과시설을 지어야 할 필요가 없습니다. 강변여과는 정화효과도 뛰어나고요.**

마시는 노인)      지난 150여 년간, 독일의 수돗물은 시민들이 언제 어디서나 안심하고 마실 수 있는 살아있는 물로 자리매김해 왔다.

생수병)      이는 독일 정부의 철저한 상수도 정책의 결과였다.

강)      수자원을 자연 그대로 보호하고 자연 정화력에 의지한 강변 여과수를 취수, 살아 있는 수돗물을 생산하고 공급한 노력의 결과물이었다.

검룡소)      그렇다면 우리 수돗물의 현주소는 어떨까?

쏟아지는 물줄기)      한강의 최상류 지역, 맑고 깨끗한 물이 흘러 넘치고 있다.

안개와 물)      그 어떤 오염원에도 노출되지 않은 자연의 물,

눈 산)      한강 상류 지역의 수질은 그대로 마실 수 있는 1급수 수준을 유지하고 있다.

이끼와 물)      풍부한 용존 산소량, 다양한 미네랄, 그야말로 살아있는 생수인 것이다.

물방울)      특히 화강암 지질의 특성 덕분으로 우리 수질은 세계적인 수준을 유지하고 있다.

**인터뷰)**      **최무웅 박사**
     **옛날부터 금수강산이라 물 자체도 좋고 원수는 등급으로 보면 1, 2등급의 상(上)등급에 속하는 물이라고 볼 수 있습니다.**

강)      그러나 인간의 간섭에 노출되면서 상황은 급변한다.

탄광찌꺼기)      한강 상류 지역의 폐탄광지대, 빗물과 함께 탄광 찌꺼기가 그대로 흘러내리고 있다.

측정)      폐탄광 침출수의 산출도는 무려 3.8 강산성 물이다.

**인터뷰)**      **김휘중 부소장/강원대 환경연구소**
     **여기서 나오는 침출수 pH(수소이온농도)는 매우 낮기 때문에 이것들이 하천으로 들어가면 낮은 pH에 의해서 하천 생태계가 생존할 수 없게 되죠.**

철광수)      철광산에서 흘러내리는 중금속 오염수,

| | |
|---|---|
| 줌인) | 이 역시 아무런 정화과정 없이 그대로 강의 상류로 흘러들고 있다. |
| 강 중류) | 상수원 보호지역인 남한강 충주댐 상류, |
| 강변 슬러지) | 이곳이라고 해서 사정은 다르지 않다. |
| 수중) | 강바닥에는 상류에서 흘러온 광산 찌꺼기가 두텁게 쌓여 있다. |
| 먼지) | 이 물이 수돗물 원수로 사용되고 있는 것이다. |
| 공장) | 심각한 오염에 노출돼 있는 수돗물 원수, 위협은 곳곳에 산재해 있다. |
| 물줄기) | 빈번한 공장 지역의 폐수 유출 사고 역시 심각한 위협이 되고 있다. |
| 죽은 물고기) | 이렇게 이미 취수원 상류 지역부터 심각하게 오염된 물, |
| 흐르면) | 이런 수질의 물이 우리 수돗물의 원수로 사용되고 있는 것이다. |
| 밭) | 또 다른 심각한 오염원이 있다. 농사에 사용된 농약이 바로 그것이다. |
| 흔들면) | 방치된 숱한 농약병과 농약 잔류물, |
| 비) | 이들 역시 빗물과 함께 흘러 내려 토양과 수질 오염의 또 다른 주범이 되고 있는 것이다. |
| 들어서면) | 대형 축사 역시 상수원을 위험에 빠뜨리고 있다. |
| 비와 두엄) | 방치돼 있는 축산 분뇨, 이들 대부분 역시 비만 오면 아무런 정화장치도 거치지 않고 그대로 강으로 흘러든다. |
| 강줄기) | 상수원 상류 오염은 비단 한강만의 문제는 아니다. |
| 항공) | 낙동강으로 흘러드는 대구 금호천 지류, 이곳 염색공단의 잦은 오염 사고 역시 우리 식수원을 위협해 왔다. |
| 항공물줄기) | 특히 이런 사고가 치명적인 것은 그 사고의 규모가 매우 크다는 점이었다. |
| 물줄기와 댐) | 대형 오염사고는 한 지역뿐만 아니라 광범위하게 그 영향을 끼쳐왔다. 상수원 댐을 통째로 오염시켜 국민들의 불안감을 가중시켜왔던 것이다. |
| 약국) | 또 하나, 우리가 놓치고 있는 심각한 오염원이 있다. |

| | |
|---|---|
| 약박스) | 역시 제대로 처리되지 못한 수많은 항생물질이 그대로 강으로 흘러들고 있는 것이다. 유효기간을 넘긴 약국의 수많은 약품들은 아무런 규제 없이 강으로 버려져 식수원을 오염시킵니다. |
| 인터뷰) | **약사 OOO씨**<br>**의약품을 어떻게 처리해야 된다는 규정이 없어서 보건소에 문의했는데 알약은 쓰레기로 버리고 시럽 등 물약은 하수도에 처리해도 된다고 보건소 환경위생과에서 그렇게 이야기를 하더군요.** |
| 경안천) | 그렇다면 실제로 우리 강물에는 항생물질이 포함돼 있을까? |
| 강물) | 팔당호로 흘러드는 경안천을 찾았다. 수도권과 서울의 수돗물 수질에 직접적인 영향을 끼치는 경안천, |
| 처리장) | 그래서 이렇게 하수 처리장이 늘 가동되고 있다. |
| 흘러가면) | 그런데 조사 결과, 하수 처리를 거친 물에서 항생물질이 검출됐다. |
| CG) | 남한강의 경우 모두 9종류, 북한강에서는 4종류의 항생물질이 검출된 것으로 조사된 바 있었다 |
| 경안천CG) | 특히 경안천의 경우 모두 16종류의 항생물질이 검출됐다. |
| 댐) | 이곳 팔당호에 항생물질이 끊임없이 흘러들고 있는 것이다. |
| 다른 댐) | 우리나라 강에는 예외 없이 대형댐이 들어서 있다. 물의 흐름을 막아버린 대형댐, 이들 댐 역시 수질 오염에 적잖은 원인이 되고 있다. |
| 배) | 팔당호의 수중 상태를 직접 살펴보기로 했다. |
| 뛰어들면) | 그림 보고…… |
| 수중) | 수중 탁도는 한 치 앞도 분간하기 어려울 정도, |
| 손) | 간신히 손으로 더듬어 댐 수중의 퇴적물을 채취했다. 1미터에 이르는 수중 퇴적물, |
| CG) | 분석결과, 퇴적물의 중금속 오염은 매우 심각한 수준, 카드뮴은 토양우려 기준치를 무려 8배나 초과하고 있었다. |
| 주행) | 이들 중금속이 수중 생물에게 끼치는 영향은 어떨까? |
| 조사) | 팔당호 물고기 체내의 중금속을 조사해보기로 했다. |

| | |
|---|---|
| 아가미) | 아가미 조직을 채취, 정밀 분석을 시도했다. |
| 누치) | 만약 물고기 체내에 중금속이 존재한다면 이를 섭취했을 경우 인간의 체내에도 축적될 수 있는 것이다. |
| 모니터) | 팔당호와 한강의 물고기를 조사한 결과 누치에서 심각한 오염현상을 확인했다. |
| CG) | 특히 팔당호 누치의 경우 납이 무려 식품 기준치의 23배나 검출되었다. |
| 잉어CG) | 팔당호 잉어의 경우, 한강 하류 잉어보다 납이 27배나 높게 나왔다. 심각한 중금속 오염상태였다. |
| **인터뷰)** | **김희갑 교수/강원대 환경화학과** <br> **납이나 카드뮴의 농도가 높은 것으로 봐서 그 지역에 사는 주민들이 특히 어린이들이 섭취하게 될 때는 그로 인한 독성(피해)가 있지 않을까 그렇게 생각을 합니다.** |
| 호수) | 상수원 역할을 하고 있는 인공호수, 이들 호수 물의 오염을 가중시키는 또 다른 요인이 있다. |
| 수중) | 기온이 오를 때쯤이면 해마다 발생하는 남조류가 바로 그것이다. |
| 수면) | 특히 남조류가 문제가 되는 것은 그 독성 때문이다. 울산의 상수원인 회야댐의 경우, |
| CG) | 남조류가 조류주의보의 두 배 이상으로 측정되었다. |
| **인터뷰)** | **변정복 소장/울산회야정수장** <br> **댐의 원수가 (녹조발생으로)악화되면 정수처리 비용이 많이 듭니다.** |
| 바가지) | 더 심각한 것은 이 남조류에 대해서는 규제 항목조차 없다는 것이다. |
| 연구실) | 이미 그 독성이 확인된 남조류에 대해 아무런 기준과 규제 항목조차 없는 상태, 이를 어떻게 해야 할 것인가? |
| **인터뷰)** | **천미희 박사/울산과학대 종합환경분석센터)** <br> **녹조가 발생하면 독성문제가 우려되는데 우리나라 먹는 물 수질기준 항목에는 들어가 있지 않습니다. 그래서 만약 녹조가 발생할 경우 독소를 확인할 길이 없기 때문에 기준에** |

|  |  |
|---|---|
|  | **독소와 같은 항목도 넣어서 확인할 수 있는 시스템도 갖춰져야 된다고 생각합니다.** |
| 물기둥) | 울산 지역 상수원인 회야댐의 경우, 도수로를 통해 낙동강 물을 공급받고 있다. |
| 댐줌아웃) | 오염된 낙동강물을 식수로 사용하기 위해서는 필연적으로 거쳐야 할 과정이 있다. |
| 팬하면) | 바로 정수처리가 그것이다. |
| 정수장) | 수돗물을 생산하는 정수장, 맨 첫 과정은 불순물을 가라앉히는 침전과정, |
| 접근금지) | 다음으로는 작은 불순물을 걸러내는 여과과정을 거쳐야 한다. |
| 물) | 이렇게 침전과 여과과정을 거친 물은 다시 활성탄을 통과하는 흡착과정을 거친다. 이것으로 끝이 아니다. |
| 고도정수) | 오염물질을 완벽하게 걸러내기 위해 이온을 이용한 고도정수장치를 거친다. |
| 물방울) | 이런 과정에서 엄청난 정수 비용이 발생한다. 우리의 수돗물은 이렇게 비싼 댓가를 치르고서야 만들어지는 것이다. |
| **인터뷰)** | **엄점용 주무관/울산회야정수장**<br>**고도정수처리공법은 오존이란 아주 강력한 살균력을 가지고 있는 오존 가스를 이용해 물속의 각종 바이러스나 인체 유해물질 특히 중금속도 완전히 산화분해 시키게 됩니다. 그렇게 되면 저분자 유해물질들이 활성탄 흡착으로 인해 다음공정으로는 유해물질이 빠져 나가지 못하게 됩니다.** |
| CG) | 이렇게 고도정수과정까지 거친 수돗물은 각종 미네랄이 살아 있는 좋은 물로 재탄생한다. |
| **인터뷰)** | **최무웅 박사**<br>**수돗물은 좋은 물을 보냈는데 수도꼭지에서 나오는 물은 나쁜 물이 나올 수 있다, 그래서 수돗물 전체를 나쁘다 오염됐다 이렇게 생각하는데 지금부터 2-30년 전에 설치했던 관을 교체하지 않아 그런 것인데 지금은 거의 시도에서 교체를 하고 있습니다.** |
| 아파트) | 그렇다면 일반가정은 수돗물을 어떻게 사용하고 있을까? |

| | |
|---|---|
| 뒷모습) | 전업주부인 32살 김은숙씨는 |
| 썼으면) | 여느 가정과 마찬가지로 수돗물로 설거지를 하고 있다. |
| 꼭지) | 수돗물은 허드렛 물인 것이다. |
| 포도) | 또한 과일을 씻거나 쌀을 씻는 용도로만 사용한 후 그대로 버려지고 있다. |
| 정수기) | 그리고 실제 밥을 지을 때는 정수기 물을 이용하고 있다. 물을 이중으로 사용하고 있는 것이다. |
| **인터뷰)** | **김은숙(32살, 울산시 중구 성안동)** |
| | **애기를 키우다 보니까 수돗물은 배관이 더러울 것 같아서 밥을 할 때는 마지막으로 생수를 넣고 밥을 합니다. 수돗물은 그릇을 씻거나 빨래를 하거나 과일 씻거나 이럴 때 수돗물을 사용하고 있습니다.** |
| 꼭지) | 허드렛용으로만 사용되는 수돗물, 수돗물에 대한 불신이 이런 현상을 초래한 것이다. |
| 물 받으면) | 수돗물에 대한 대안으로 떠오른 것이 정수기다. 최근 폭발적으로 보급되고 있는 정수기, |
| 운동) | 남녀노소 없이 누구나 정수기 물은 깊이 신뢰하고 있다. |
| 아이들) | 정수기 물은 과연 믿고 마셔도 괜찮은 것일까? |
| CG) | 우리나라 대부분의 정수기는 이른바 역삼투압 방식으로 물을 걸러내고 있다. 이 때문에 미네랄이 전혀 없는 물이 되어 장기간 마실 경우 건강에 악영향을 끼치는 것으로 조사됐다. |
| 생수병) | 최근 생수 시장도 폭발적으로 확대되고 있다. 국내 생수뿐만 아니라 외국의 유명 생수까지 수입되어 시장을 장악해 나가고 있다. |
| 유리병) | 수돗물에 대한 불신이 이처럼 새로운 시장까지 창출하면서 서민의 부담은 가중되고 있는 것이다. |
| 배관) | 한 해 우리나라 수돗물 생산과 정수에 드는 비용은 2조원이 넘는다. |
| 녹슨 배관) | 녹슨 배관 탓에 천문학적 예산이 들어간 수돗물이 지금 제 역할을 못하고 있다. |
| 신관) | 역시 엄청난 예산이 투입되는 배관 교체도 환경 호르몬 등 |

에 대한 검증 없이 이뤄지고 있다.

거리)

현대 문명의 또 하나의 상징인 수돗물, 그 수돗물이 지금 우리에게 엄청난 댓가를 요구하며 역습을 가하고 있다!

# 참고 문헌

* 〈세포분자 생물학〉 2차 개정판
* 뉴스타운 2012년 1월 25일
* 동아일보 2012년 7월 19일
* Report : Ingegerd Rosborg, Bengt Nihlgard and Lars Gerhardsson Hair Element Concentrations in Females in One Acid and One Alkaline Area in Southern Sweden.
* 비스페놀A-식약청 물질정보
* 토론회 "비스페놀A 사용규제 필요한가?", 국회 신상진의원실 · 서울환경연합 (2009. 12.)
* Survey of bisphenol A and bisphenol F in canned foods, Food Additives and Contaminants, 19(8), 2002.
* DERIVATIZATION AND GAS CHROMATOGRAPHY LOW-RESOLUTION MASS SPECTROMETRY OF BISPHENOL A, Acta Chromatographica, No. 18, 2007.
* 「통조림 제품 안전성 시험 결과보고서」 한국소비자원, 2011
* 「식품 용기포장재중 내분비계 장애물질에 관한 연구(II)」 경기도보건환경연구원, 2001
* Bisphenol A: Toxic Plastics Chemical in Canned Food, Environmental Working Group, 2007
* Survey of Bisphenol A in Canned Food Products from Canadian Markets, Bureau of Chemical Safety, Food Directorate, Health Products and Food Branch, 2010
* Bisphenol A in canned foods in New Zealand: An exposure assessment, Food Additives and Contaminants, 22(1), 2005
* 통조림 제품 안전성 시험결과보고서, 한국소비자원, 2011
* 한국인 영양섭취기준 개정판, 2010
* http://foodnara.go.kr/calculator/app/z_calc/pop_1.htm
* Vom Saal FS, Belcher SM, Guillette LJ, Hauser R, Myers JP, Prins GS, Welshons WV, Heindel JJ, et al. Chapel Hil Bisphenol A Expert Panel Consensus Statement: Integration of mechanisms, effects in animals and potential impact to human health at current exposure levels. Reproductive Toxicology . 2007, 24, 131-138.
* 2007-01-17 생명과학/KISTI

* C&EN, April 7, 2003, page7

* http://www.reutershealth.com

* 정수기 필터 유통 실태 조사 및 관리방안 2006. 6 (사)한국소비생활연구원

* Guidelines for THIRD EDITION Volume 1 Recommendations

* WORLD HEALTH ORGANIZATION 2004

* 혈액과 물과 공기 주기환, 20008, 배문사

* 자연에 존재하는 칼슘의 파워 주기환, 2008, 배문사

* 물의 사이언스, 뉴턴프레스 2007, 뉴턴코리아

* 물의 과학과 문화, 정동효, 2008, 홍익재

* 강천산온천수 음용이 체내 활성산소에 미치는 영향, 윤영수 주경복 이규재

* Chen K TS, Keaney JF Jr : Beyond LDL oxidation. ROS in vascular signal transduction. Free Radic Biol Med. 35(2) : 117-32, 2003.

* Cross CE, Halliwell B, Borish ET, Pryor WA, Ames BN, Saul RA, McCord JM, Harman D. 1987. Oxygen radicals and human disease. Ann Intern Med 107: 526-545.

* Freeman BA, Crapo JD. 1982. Biology of disease: Free radical and tissue injury. Lav Invest 47: 412-426.

* Fukuzawa K. and Takaishi Y. : Antioxidants. J. Act. Oxyg. Free Rad.. 1 : 55, 1990.

* Harman, D. : A theory based on free radical chemistry. J. Gerontol. 11(3) : 298-300, 1956.

* Houston DK, Johnson MA, Poon LW, Clayton GM (1994): Individual foods and food group patterns of the oldest old. J Nutrition Elderly 13(4): 5-23

* Huang KC, Yang CC, Hsu SP, Lee KT, Liu HW, Morisawa S. et al. : Electrolyzed-reduced water reduced hemodialysis-induced erythrocyte impairment in end-stage renal disease patients. Kidney Int. 70(2) : 391-8, 2006.

* Hu F, Lu R, Huang B, Ming L. 2004. Free radical scavenging activity of extracts prepared from fresh leaves of selected chinese medical plants. Fitoterapia 75: 14-23.

* Kim SM, Cho YS, Sung SK. 2001. The antioxidant ability and nitrite scavenging ability of plant extracts. Korean J Food Sci Technol 33: 626-632.

* Lee IH, Youn JI : Pain relief and  satisfaction by hydrotherapy among urban

elderly. J Korean Soc phys ther. 14(3) : 209-216, 2002.

* Lee KJ, Jin D, Chang BS, Teng  YC, Kim DH. : The immunological effects of electrolyzed reduced water on the Echinostoma hortense infection in C57BL/6 mice. Biol Pharm Bull. 32(3) : 456-62, 2009.

* Lee MY, Kim  YK, Ryoo KK, Lee YB, Park EJ. : Electrolyzed-reduced  water protects against oxidative damage to DNA, RNA, and protein. Appl Biochem Biotechnol. 135(2) : 133-44, 2006.

* Lee SE, Hwang HJ, Ha JS, Jeong HS, Kim JH. 2003. Screening of medicinal plant extracts for antioxidant activity. Life Sciences 73: 167-179.

* Nocco PB : Mineral water as a cure. Veroff Schweiz Ges Gesch Pharm. 29 : 13, 2008.

* Shirahata S, Kabayama S, Nakano M, Miura T, Kusumoto K, Gotoh M, et. al. : Electrolyzed-reduced water scavenges active oxygen species and protects DNA from oxidative damage. Biochem Biophys Res Commun. 234(1) : 269-74, 1997.

* Tsai CF, Hsu YW, Chen WK, Chang WH, Yen CC, Ho YC, et al. : Hepatoprotective effect of electrolyzed reduced water against carbon tetrachloride-induced  liver damage in mice. Food Chem Toxicol. 47(8) : 2031-6, 2009.

* Slater T.F. : Free radical  mechanisms in tissue injury. Biochem. J.. 222(1) : 1-15, 1984.

* Southorn PA, Powis G. 1988. Free radicals in medicine. II. Involvement in human disease. Mayo Clin Proc 63: 390-408.

* Tamasidze A. : Biochemical results of radon  treatment. Georgian Med News. 141 : 91-93, 2006.

* Takeda S, Noji H, Hirose N, Arai Y, Yamamura K, Shimizu K, Homma S, Ebihara S, Takayama M (1998): Nutritional intake by the oldest elderly Japanese. Tokyo centenarian study 6. Nippon Ronen Igakkai Zasshi (Japanese J Geriatrics) 35(7): 548-558

* WHO: Ageing and Health - A global challenge for the twenty-first century(1999): Proceedings of a WHO symposium Kobe, 1999

* Wiseman H. : Dietary influences on membrane function; Importance in  protection against oxidative damage and  disease. Nutri. Biochem.. 7 : 2, 1996.

* Yu BP. 1993. Oxidative damage by free radicals and lipid peroxidation in aging. In Free Radicals in Aging. Yu BP, ed. CRC Press, Boca Raton. p 57-88.

* Freeman et al., 1982; Cross et al., 1987; Southorn and Powis, 1988, Yu, 1993.

* Lee & Youn, 2002; Tamasidze, 2006.

* Shirahata et al., 1997; Lee et al., 2006; Chen et al., 2003; Tsai et al., 2009

* Huang et al., 2006.

* 보양온천 지정과 온천수 음용수를 위한 수질평가 연구, 2011.Nov.24, 김동희 이규재

* 강화 온수리 온천수의 수질평가, 한국물학회지 2011, 성재신, 이규재

* 순창군 강천산 온천수의 수질평가 한국물학회지 Vol.2. No. 1. 2011, 김동희 윤양숙 성재신 이규재

* 온천수 음용이 체내 활성산소에 미치는 영향, 한국물학회지 Vol.2 No. 1. 2011, 윤양숙 주경복 장병수 이규재

* 어류사육과 물, 한국기능수학회지 Vol.1. No.1. 2010, 김동희

* 물은 약인가, 독인가? 리푸씽, 눈과 마음

* 물, 니와 유키에, 1997, 지식산업사.

* 물, 권숙표, 1994, 도서출판 공부방.

* 우리 몸은 두 가지 물을 원한다, 마미야 가즈끼, 2001, 혜인.

* 암 · 당뇨병은 수소풍부수로 극복할 수 있다, 하야시 히데미쯔, 2001, 세경사.

* 약만으로는 병을 고칠 수 없다, 니와 유키에, 1997, 지식산업사.

* 활성산소가 죽음을 부른다, 니와 유키에, 1995, 도서출판 글이랑.

* 정수기와 기능수, 이원복, 2002, 두원.

* 원적외선과 물, 마쯔시다 가즈히로, 1992, 한국원적외선연구소.

* 6각수의 수수께끼, 전무식, 1995, 김영사.

* 물이란 무엇인가, 우에다이라 히사시, 1994, 블루백스.

* 건강의 비밀은 물에 있다, 1999, 퀀텀.

* 과학이 낳은 미래의 물, 야마시타 쇼지, 2000, 지식서관.

* 기적의 생체활성수, 다와라 하지메, 1999, 대산연구소.

* 기적의 물로 암이 낫는다, 다와라 하지메, 1996, 신세대.

* 한국물학회지 Vol. 2, No. 1, 2011

* Korea Journal of Waters 2(1), 32~38 (2011)

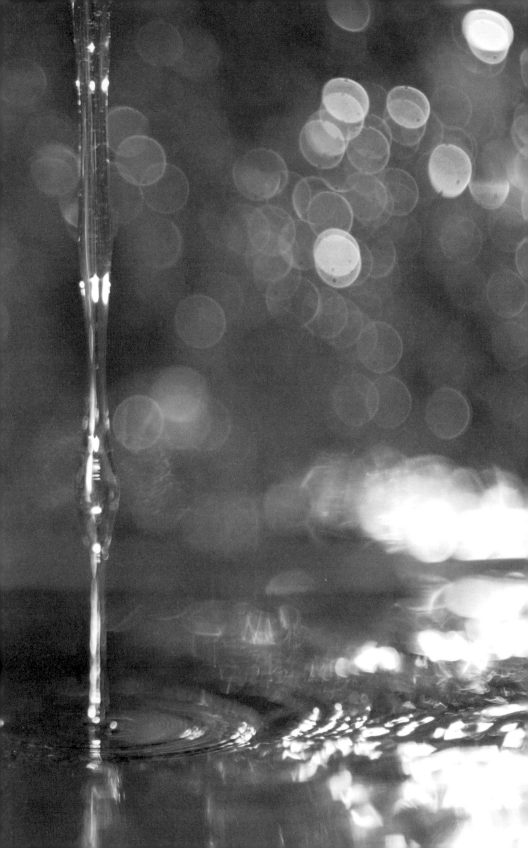